老年长期照护
与康复指导手册

主　审　金卓青
副主审　王　元　朱永斌
主　编　缪荣明
副主编　顾　镤　曹锦兰　吴晓珺　周　菊
　　　　刘　璐　姚明莺　张科香
编　委（以姓氏笔画为序）：
　　　　吉　洁　华秋秋　刘　璐　江蕊芳
　　　　吴　娜　吴艳艳　张　丽　张科香
　　　　张晔芳　周　菊　周相鹃　房中华
　　　　姚明莺　夏　倩　曹建华　曹锦兰
　　　　蒲红燕　缪荣明　瞿　芬

人民卫生出版社

图书在版编目（CIP）数据

老年长期照护与康复指导手册 / 缪荣明主编 . —北京：人民卫生出版社，2019

ISBN 978-7-117-28532-2

I. ①老… Ⅱ. ①缪… Ⅲ. ①老年人 – 护理 – 手册② 老年病 – 康复 – 手册 Ⅳ. ①R473.59-62 ② R592.09-62

中国版本图书馆 CIP 数据核字（2019）第 098641 号

人卫智网	www.ipmph.com	医学教育、学术、考试、健康，购书智慧智能综合服务平台
人卫官网	www.pmph.com	人卫官方资讯发布平台

老年长期照护与康复指导手册

主　　编：缪荣明

出版发行：人民卫生出版社（中继线 010-59780011）

地　　址：北京市朝阳区潘家园南里 19 号

邮　　编：100021

E - mail：pmph @ pmph.com

购书热线：010-59787592　010-59787584　010-65264830

印　　刷：三河市潮河印业有限公司

经　　销：新华书店

开　　本：710×1000　1/16　印张：15

字　　数：286 千字

版　　次：2019 年 6 月第 1 版　2019 年 6 月第 1 版第 1 次印刷

标准书号：ISBN 978-7-117-28532-2

定　　价：45.00 元

打击盗版举报电话：010-59787491　E-mail：WQ @ pmph.com
（凡属印装质量问题请与本社市场营销中心联系退换）

前　言

健康是促进人的全面发展的必然要求，是经济社会发展的基础条件，是民族昌盛和国家富强的重要标志，也是广大人民群众的共同追求。推进健康中国建设，是全面建成小康社会、基本实现社会主义现代化的重要基础，是全面提升中华民族健康素质、实现人民健康与经济社会协调发展的国家战略，是积极参与全球健康治理、履行 2030 年可持续发展议程国际承诺的重大举措。2016年 10 月 25 日，国务院发布《"健康中国 2030"规划纲要》，明确了健康中国的战略目标。

在"健康中国"大政方针指引下，中国的康复医学正在健康发展——康复医学的学科建设、康复医学的临床管理和康复医学服务体系的持续完善，各种类型的康复医疗机构不断涌现，康复医疗的很多传统技术或经典治疗手段结合现代科技进步与时俱进。康复医学工作者以实现为患者提供优质康复医疗服务为目标，帮助患者提高生活质量和早日回归社会。

2017 年我国 65 岁以上人口增速为 5.52%，较 2016 年增长了约 800 万，2018 年我国 60 岁以上老年人高达 2.41 亿。随着年龄的增长，老年人身体功能下降、慢病高发、多病共存、失能失智比例高和各种疾病治疗后的康复等问题凸显。统计数据显示，失能老年人口突破 4 023 万。如何满足老年失能群体的长期照护需求，使他们保持最好的功能状态，生活得更有尊严，是各级医疗及养老机构亟待解决的问题。在长期照护过程中，护理服务是最重要的组成部分，一本专而精的实用指导手册不仅适用于护理人员，也是老年人及家庭照护者的必备。

在无锡市残疾人联合会领导的正确领导与悉心指导下，无锡市残疾人康复中心和无锡市长期照护研究会康复专业委员会牵头组织长期从事照护与康复的专家编写了《老年长期照护与康复指导手册》。全书共 3 章，不仅从宏观角度呈现了国内外长期照护的发展与现状，帮助读者全面了解长期照护，还分别从日常生活、症状分析、疾病诊断、医疗照护管理和康复等方面，系统阐释了老年人常见疾病的症状表现与疾病的自我管理、护理要点和康复手段，给读者提供专业、规范的长期照护实践指导。另外，考虑到老年人多层次、多样化的需求，本书还针对老年人的心理护理、康复护理和临终关怀等问题为各类长照机构管理人员、医护、陪护等人员提供借鉴。

本书内容科学合理、通俗易懂、图文并茂，实用性及指导性强，适合临床护士、医院护理员及家庭护理员在照护工作中参考，并可作为护工培训教材使用。

本书的编者均来自工作在康复医院、社会养老机构第一线的康复和护理专家，在编写过程中，各位编者的家人给予了大力支持与鼓励，在此一并表示诚挚的谢意！

由于编写时间紧迫，且编者知识水平和能力有限，若有遗漏或不足之处，敬请康复、护理同仁、专家、读者不吝赐教！

缪荣明

2019 年 3 月

目 录

第一章

总 论

　　人口老龄化是当今社会面临的重大挑战。全球社会正在进入史上从未经历的人口迅速老龄化时代，也即普遍长寿的时代。这种变化是巨大且影响及其深远。作为不可逆转的客观发展趋势，人口老龄化成为改变未来世界发展的基础性力量，是人类历史上前所未有的一场"无声的革命"。按照联合国定义，老龄社会、高龄社会（深度老龄化）、超高龄社会（超老龄）是以65岁及以上人口占一国、一地总人口比例达到7%、14%、20%来度量。联合国经济和社会理事会的预测显示，从2013年到2050年，全球60岁以上老年人口数量将在8.41亿的基础上翻一番。国际评级机构穆迪在2014年发布报告称，到2015年，全球68个国家包括中国进入老龄社会，年龄逾65岁人口占总人口比例超过20%的超高龄国家有日本、意大利、德国、芬兰和希腊；到2020年，进入超高龄的国家和地区将达到13个，大多为欧洲国家，包括荷兰、法国、葡萄牙、瑞典和斯洛文尼亚；到2030年可能增至34个，中国香港地区、韩国、美国、英国与新西兰也都将步入超高龄社会。2001年，我国65岁及以上人口占总人口比例达到7.1%，标志着中国正式进入人口老龄化国家。2010年，中国65岁及以上人口占总人口8.87%。根据中国老龄工作委员会办公室《中国人口老龄化发展趋势预测研究报告》提供的数据，预计到2020年老年人口将达到2.48亿，占总人口的17.17%，2050年老年人口将超过4亿，占总人口的30%，尤其是高龄老人的比例增加迅速，80岁及以上高龄老年人口到2050年将达到1.14亿。由此可见，老年人的长期照护与康复问题将日益严峻。

（缪荣明）

第一节　长期照护的基本概念和发展现状

　　长期照护（long term care）是指在持续一段时期内给丧失活动能力或从未有过某种程度活动能力的人提供一系列健康护理、个人照料和社会服务项目。

　　长期照护的对象是由于各种原因持续性地丧失活动能力者，而老年人是其中的绝大多数。长照的兴起与人口老龄化有着最直接的关系。老年长期照护是指专门针对老年这一特定的人群，主要为衰老和疾病导致的心理、生理和社会功能障碍引起的生活自理能力不全所提出的心理呵护、慢病康复、生活照料和社会服务，以满足失能或部分失能老年人对健康保健和日常生活的需求。

　　长期照护的服务有如下特点：长期照护的服务内容是以身心功能异常程度为基准，也就是身心功能异常程度必须科学评估，以确定长期照护服务开始、停止时间及提供服务的内容。长期照护服务大多数是由家庭提供，一般老年人大多在其所生长的家庭中获取自己生活所需，当一个家庭成员有长期照护需求时都是由家人提供照护。长期照护服务具有劳动力密集的特点，主要是以日常生活起居的照顾，且护理对象一开始需要长期照护服务，常常终其一生都需要此项服务，故其服务是长期性而且是劳动密集型。长期照护服务的本质是团队的整合性服务体系。长期照护服务需要跨专业的医疗团队服务，需要专业与非专业人员参与合作，需要医疗保健专业人员，如：医师、护理人员、药师、物理治疗师、营养师等人员介入，也需要社会整体环境，如无障碍空间、社会价值观的配合。目前接受长期照护的人群，以老年人居多，老年人通常患有心脑血管、骨骼系统、精神系统等慢性疾病为主，病情皆处于稳定状态，因而长期照护服务以生活照顾为主、医疗照护为辅的特性。

在全球范围内，发达国家的长期照护的发展处在领先地位。他们有着相对完善的法律法规和保险制度，多元化的养老模式，而且长期照护的内容比较全面，对照护对象的界定、评估分级有着严格的体系和制度，另外对长期照护服务的管理及监督机制也很完善。由于各国的国情不同导致其老年长期照护指导模式也各具特色，对各个国家的社会经济发展及家庭生活产生着深远的影响。

日本是亚洲关注和研究老年照护最早的国家之一，日本老年长期照护起步于20世纪80年代，建立了一整套完善的老年长期照护（介护）体系：①职业化照护工作机构；②专业化标准化照护人才教育，包括医师、护士、介护士、营养师、理疗师、义肢装具士等；③建立了规范的流程、标准和质量控制体系，照护的等级按需求分为6级；④有系统的法律保障和保险制度。

美国老年照护采用的是全方位老年服务模式：通过多学科成员组成的照护协作组提供服务，包括内科医师、照护实践医师、注册护士、助理护士、健康助理、社会工作者、生理康复治疗师、生活技能康复治疗师、语言康复治疗师、药剂师、营养师、牧师、司机及其他后勤人员。他们共同评估服务对象的需求，制定出个体照护计划，并以此提供全方位的医疗、照护、康复以及情感支持和相关社会服务。与之相配的有较完善的老年医学和老年照护学教育体系，强有力的保障了老年照护质量和教学研究水平。意大利老年照护服务是世界上开展较早的国家之一。由医师、康复师、照护人员、社会—心理工作者组成的老年服务团队，定期对社区老年进行综合健康和脆弱性评估，并将全部资料实行计算机网络管理，根据老年人生活自理情况决定实施居家还是进入老年长期照护机构。进入长期护料机构的老年人，定期老年综合评估和老年脆弱评估已经成为常态化服务项目，依据评估的结果提供服务，并且对服务项目和强度实施量化管理，合理配置服务资源。规定每个老年人每周最低照护时间，其中医师、护士、社会心理辅导员和养老照护员所提供的服务时间都有相对明确的标准。老年长期照料机构的从业人员均需经过规范的老年医疗、照护和心理等相关的专业教育，并获得资质证书。以专业护理人员为例，护士须接受3年的本科教育，然后通过一级进修，即老年照护专业进修才能从事老年照护协调员工作，包括策划、运行、组织、指导、评估和监督。照护协调员通过二级进修获得老年照护硕士学位后才能胜任老年照护院护士长职务（相当于综合医院的业务副院长），护士长组织协调全面工作，负责人力资源的管理，根据入住老年人的类型采取特定的组织形式，展开工作，监督照护质量。英国于1991年发布了《社区照护白皮书》，现已建成分工明确、条理清晰的老年照护服务体系。其照护模式为基本安全网模式，这种模式下的筹资通常由国家和（或）地方税收以及使用者自付的费用组成，只有少数人可以获得享受公共资源的资格。照护服务内容包括日常生活照护、医疗照护以及社会服务等，其中强调家庭成员的照护。照护对象主要是老年人和失能者。照护服务的质量有严格的控制措施，如英格兰由中央政府出资支持社会护理监察委员会、一般性护理委员会及卓越社会护理研究所进行监管。

中国台湾地区从20世纪80年代早期开始发展正规的社会护理系，这些老年人的正规护理服务由各个地方政府提供。1991年台北市改变护理服务策略，由购买非营利性组织的服务来提供护理，而不再由公共部门直接提供服务。这种"购买者—提供者"的老人居家服务模式已在中国台湾普及。为了促进长期护理体系的发展，中国台湾地区在2007年3月推动"长期护理10年计划"，清晰地规范了享受长期护理服务的资格条件，主要是根据年龄、失能状况和经济状况而定，提供居家服务、日间照顾和机构照顾，而心理健康居家护理和社区康复也被提供，用以维持或促进失能者的身心功能。"长期护理10年计划"的基本目的之一是"属地老年化"，即希望老年人留在自己熟悉的环境中接受护理，而无需入住机构。因此政府优先发展居家和社区服务，并提供补助，由于"长期护理10年计划"的实施，中国台湾地区已成功地建立了老年人的长期护理体制，不论老年人的经济状况如何，提供普惠式服务，扩大了服务范围，应对家庭提供老年人照顾功能的弱化。但是未来的政策防线仍然具有相当争议，因为现行制度的财源来自税收，以及有偿使用民众的支出费用。随着人口老龄化的日益加深，这一制度在财政上将变得不可持续，因此将依靠税收的长期护理制度转变为长期社会护理保险模式的诉求仍是政策争议的焦点。

在中国香港，老年长期照护是福利服务，被称为"安老服务"。政府对社会福利介入时间较晚，其对"安老服务"的积极干预是自1977年开始的。1994年，中国香港启动"长者卡"计划。1997年以来，中国香港的施政报告均把"照顾长者"定为一项策略性施政方针。安老服务基本理念是"老有所养""老有所属"和"老有所为"。宗旨是使长者有尊严地生活，并给他们提供适当的支援，从而提升他们对社区的归属感，并享有一个有保障和有价值的生活方式。围绕上述理念与宗旨，中国香港分别建立了老年社区支援服务、安老院舍服务和长者医疗服务三大安老服务体系。社会福利署于 2000 年开始推行"安老服务统一评估机制",采用国际认可的评估工具,评估长者在护理方面的需要,并编配合适的长期护理服务。家庭仍将在老年人社会福利中承担第一线功能,但会建立完善的长者社区支援服务体系,并辅之以安老院舍服务。中国香港的老年福利服务体系与护理体系紧密联系,难以分开。中国香港的养老护理制度是一个体系,从老年人需要的角度制定制度,在具体管理和执行过程中,实行的是对口、专业化管理,每个领域分别对应着政府相应的管理部门,分工、责任比较明确。安老服务统一评估机制适用申请安老院、护理安老院、护养院、长者日间护理中心,改善家居及社区照顾服务及综合家居服务内的伤残及体弱个案。认可评估员均为专业人士,例如社会工作者、护士、职业治疗师和物理治疗师等,他们需接受使用"长者健康及家居护理评估"的训练并取得认可资格,方可执行评估工作。中国香港养老护理制度从制度设计、机构设置、人才培养筹资模式等均有明确的执行标准。

自 1949 年以来,我国大陆地区的老龄政策经历了以下三个阶段:

1. 家庭供给为主,国家负责赡养城乡"三无"人员(1949—1982 年)。"三无"即无劳动能力、无生活来源、无赡养人和抚养人或者其赡养人和抚养人确无赡养和抚养能力。新中国成立初期,百废待兴,政府主要致力于解决人民群众基本的生活保障问题,老年人服务无论城乡都以家庭为供给主体,国家政策覆盖的服务对象和内容都非常有限。20 世纪 50 年代末,城市"三无"老人的养老问题日益凸显,国家开始推动福利企业和公办福利院的发展,为他们提供救济型的养老服务。到 1964 年,全国的社会福利机构 733 个,近 7.9 万"三无"老人被吸纳到城镇福利院。在农村,对"三无"老人采取了由村庄的生产队提供五保即"保吃、保穿、保医、保住、保葬"的方式。

2. 社会养老与家庭养老相结合,推动社区养老服务(1982—2006 年)。20 世纪 80 年代,随着市场经济体制的改革和计划生育政策的实施,伴随着家庭结构的小型化和核心化,我国开始逐步进入老龄化社会。当国企改革、提前退休和下岗潮袭来时,社区拥塞了大批中年人和老年人,社区服务的需求日益凸显。为了适应这一社会转型,1982 年全国老龄工作委员会成立,初步形成了从中央到地方的老龄工作网络。1983 年民政部提出社会福利社会化的发展思路,推动社会力量举办福利机构,社区推行福利性养老服务。1992 年,中共中央、国务院发布了《关于加快发展第三产业的决定》,"居民服务业"成为我国第三产业的重点发展项目。在此背景下,《中国老龄工作七年发展纲要(1994—2000)》出台,提出"要坚持家庭养老与社会养老相结合的原则","扩大社会化服务范围","扩大老年社会化服务"。1996 年,《中华人民共和国老年人权益保障法》出台,在明确规定"老年人养老主要依靠家庭"的同时,指出要"发展社区服务，逐步建立适应老年人需要的生活服务、文化体育活动、疾病护理与康复等服务设施和网点"。这一阶段国家不仅提出了"社会养老"的原则，并且将应对老年人服务需求包括照料服务的解决思路寄托于社区，较之依靠家庭养老在政策上有了重大转变，也为以后提出居家养老政策奠定了基础。这个时期，市场体制正在冲破计划体制的束缚，教育、卫生领域的产业化、市场化呼声高涨，这也推动"社会福利社会化"浪潮中涌现出一大批个体户和企业自办的敬老院。对于这些民办养老机构，政府既无规划更无管理，致使民办老人院良莠不齐，恶性竞争。1999 年，民政部颁布的《社会福利机构管理暂行办法》，打破了这一被动局面，要求民办老人院向规范化迈进。同时，民政部门开始成为发展社区服务包括养老服务的主体力量，老龄委作为国家应对人口老龄化问题的协调部门，开始发挥作用。

当时城镇老人院和社区养老服务的对象，大部分是 50 多岁提前下岗人员，他们更需要生活、医疗和文体服务，社区社会组织因而有所发展，办起了老人书画会、舞蹈队、体育队等，还形成了多样化的社区志愿者队伍。尽管老年社会化服务做起来了，却缺乏针对失能尤其失智老人的服务，无论社区还是机构，服务的对象大都是健康的中老年人，这与当时高龄老人和失能失智老人总量不高，其服务需求被大量健康中老年人所掩盖有关。卫生部门同期在构建社区卫生服务体系时开展了家庭病床的便民措施，在方便老年人就医、解决住院难的同时开发了家庭护理服务。

3. 居家、社区、机构互配，长照进入政策视野（2006 年至今）。2001 年，我国的人口年龄结构正式进入了老年型，人口老龄化速度加快，失能失智人口逐年快速增长，致使对失能失智人口的长期照护问题逐渐引起国家的重视。2006 年是一个转折点。在此之前，国家的老龄政策是补缺型为主、兼顾普惠型的老年福利政策，在普惠型为老年服务体系建设中，尽管提出"国家、社会、家庭和个人相结合"，不过，对象是社会一般老人而非失能失智者，所以，在"十五"和"十一五"两个规划中，都将"老有所养、老有所医、老有所教、老有所为、老有所学、老有所乐"作为主要目标。2006 年，国务院办公厅转发全国老龄委办公室、发展改革委等十部委"关于加快发展养老服务业的意见"，首次提出"养老服务业是为老年人提供生活照顾和护理服务，满足老年人特殊生活需求的服务行业"。发展养老服务业要按照政策引导、政府扶持、社会兴办、市场推动的原则，逐步建立和完善以居家养老为基础、社区服务为依托、机构养老为补充的服务体系。2011 年，"老龄事业'十二五'规划"明确提出，要发展适度普惠型的老年社会福利事业，并将上述居家、社区和机构三者互配养老服务体系的政策概念修正为"居家为基础、社区为依托、机构为支撑"。同年，民政部发布《社会养老服务体系建设"十二五"规划》，首次提出解决失能、半失能老年群体养老问题是加强社会养老服务体系建设，促进社会和谐稳定的当务之急，并且明确政府的职责就是要在社会养老服务体系建设的规划指导、培育市场、投资带动和示范引导等方面发挥主导作用，同时，鼓励社会力量参与建设和运营，显然，这是国家老年人服务政策转型的重要标志。2012 年底，国家再次修订并颁布《中华人民共和国老年人权益保障法》，规定"国家逐步开展长期护理保障工作，保障老年人的护理需求"。2015 年 9 月，国务院颁发《关于全面建立困难残疾人生活补贴和重度残疾人护理补贴制度的意见》，第一次将长期照护对象界定为"因残疾产生的特殊护理消费品和照护服务支出持续 6 个月以上时间"，且护理补贴"主要补助残疾人因残疾产生的额外长期照护支出"，还提出各类需要长期照护的残疾人都应逐步地纳入政策补贴范围。这是长照政策领域的重要进步。同年，财政部、民政部、教育部等十部委签发了《关于鼓励民间资本参与养老服务业发展的实施意见》，①鼓励民间资本举办养老服务专业机构。2016 年 3 月，中国人民银行、民政部等部门单位，签发了关于"金融支持养老服务业加快发展的指导意见"，②推动金融资源向养老服务领域配置和倾斜。同年 7 月，人力资源社会保障部办公厅出台《关于开展长期护理保险制度试点的指导意见》，选择 15 个城市试点，先行先试，积累经验。截至 2016 年 8 月，全国 26 个省（区、市）出台了高龄津贴补贴政策，20 个省（区、市）出台了养老服务补贴政策，17 个省（区、市）出台了护理补贴政策。自 1982 年至今，中国的老龄事业走过 30 多年，从补缺型到适度普惠型，从家庭养老到社会养老，服务对象从一般老人到失能失智老人，服务内容从养、医、教、学、乐到生活照顾和专业护理，尤其 2011 年以后，将失能失智老年人的照护提上日程，鼓励企业和社会部门参与其中，养老服务业增加值在服务业中的比重有了显著提升。不过，由于政策效果不够明显，被业内人士称为"起步十年，依然起步"，整个社会对现代老年人服务业尤其针对失能失智者的长期照护行业依然十分陌生。与发达国家相比，我国长期照护服务发展相对滞后，具体表现在以下 5 个方面：

1. 职能监管体系不健全 在长期照护服务的监管方面，我国一直处于管理部门定位不明确的状态，即老年长期照护最终是由卫生部门还是由民政部门或是由其他部门来管理，没有明确的职责分工，监管混乱；同时还缺失长期照护服务的人力资格认证机制与服务质量监管机制，监管不到位。

2. 服务机构资源配置严重不足

（1）服务机构数量不足：随着社会经济发展，不同性质、多种形式的老年医疗服务机构和养老服务机构不断涌现，如老年医院、老年康复院、老年公寓、敬老院、托老所、老年服务中心等。然而，介于医疗服务机构和养老机构之间的长期照护服务机构却严重短缺，现有服务资源难以与服务需求相适应，供需矛盾十分突出。相关数据显示，我国长期照护呈现资源总量严重不足、床位利用率低和服务质量差等特点。

（2）服务机构定位不清：老年人长期照护服务应是介于老年医疗服务和养老服务之间的一种服务，服务对象应该是失能的老人。但是由于我国尚未形成"分层管理、无缝衔接"的老年健康服务体系，致使绝大部分老年服务机构功能不明确，定位不清楚。

（3）服务机构缺乏准入标准和管理规范：因老年人长期照护是对失能老人的照护，因此其机构的建设应充分考虑到失能老人的特点，在组织建设、设施设置和人员配置等方面应有相应的标准规范，但现状是管理制度不完善、准入标准缺乏和整理规范不健全。长期照护服务机构所提供的服务分为日常生活照料、医疗护理和特别照顾服务 3 大类，实践中一些机构往往以日常生活照料为主，而日常保健和康复护理等医疗护理、特别照顾服务功能没有得到充分体现。

3. 护理服务人员严重短缺 当前，老年人长期照护服务的一个重要问题是缺少训练有素的护理人员，这对老年人的照护服务非常关键。

（1）缺乏长期照护专业人才：我国几乎没有专业的老年护理人才。在现有的机构和社区长期照护项目中，从事服务工作的人员主要是企业下岗和来自农村的人员。这些人受教育程度相对较低，女性占绝大多数，来到服务工作岗位之前接受相关培训甚少，基本上是边学边服务。即使有相关部门组织一些培训活动，也是不系统和非制度化。目前，从事老年长期照护的护士大都学历低、人数少，且没有接受过老年护理的系统教育，知识老化和知识结构不合理，且只能从事一般的生活和医疗护理，缺乏专业性。

（2）缺乏长期照护的专业培训：许多养老服务机构内部的工作人员和管理人员没有经过相关专业培训，大多数工作人员学历是初中或初中以下，即使大中小城市，一些养老服务机构内超过半数的工作人员的学历水平也仅仅是初中甚至初中以下，大学文化程度或者是专科学校毕业的所占比例极小。由于缺乏相关专业及岗位的技术培训和基本的医疗、护理知识，使一些本不应该死亡的老年人死亡，本不应该残疾的老年人残疾，更谈不上提高服务水平和质量，存在引发纠纷的严重隐患，甚至还会有不良事件发生。

（3）缺乏对从业人员的准入制度：长期照护服务从业人员资格准入制度尚未建立，严重影响并降低了长期照护机构服务的整体水平。民办照护服务机构中大多数从事护理工作的人员为下岗女工或农民工，学历低，难以胜任护理工作。国家和政府主办的老年长期照护机构中从业人员素质较高，但其数量极少，难以满足巨大的长期照护服务需求。因无标准可依和无制度可循，养老机构和长期照护服务机构中的管理人员和护理人员普遍意识不到自身专业的重要性，致使服务队伍素质参差不齐，服务机构的管理缺乏制度化、规范化和科学化。

4. 老年福利政策不完善　我国已经初步搭建了一个基本的老年福利政策框架，但从老年人社会福利事业的客观要求来看，我国老年人社会福利政策法规体系的建设还远远不够，不仅在总体上缺少法律层面的根本保障，老年人社会福利的政策法规体系建设也滞后于经济和社会发展水平，老年人社会福利政策建设缺少配套和衔接体系。此外，老年人社会福利政策落实不到位和不落实现象突出，特别是表现在财政资助、税收减免、用地划拨等方面。

5. 老年长期照护保险未建立　长期照护保险是为老年人提供长期照护的一种有效的筹资渠道，但限于我国相关政策法规的制约，多数省市老年长期照护保险的发展一直停滞不前。

2020 年我国将全面建成小康社会，届时人口老龄化也将进一步加剧，新的社会发展阶段决定了认真设计未来我国的老年长期照护制度的重要性。同时，应建立相应的评估指标体系和服务体系的信息共享机制，并以此为依据来动态调整发展规划，从而确保全面小康社会中的老年人长期照护与整个社会的发展，是全面、协调与可持续的发展。

（缪荣明）

第二节　康复医学的基本概念和发展现状

康复医学（rehabilitation medicine）是临床医学的一个重要分支，是以研究病、伤、残者功能障碍的预防、评定和治疗为主要任务，以改善躯体功能，不仅包括残疾人、老年人、慢性病患者，而且包括急性期和恢复早期的患者以及亚健康人群。由于老龄化的原因，老年人群正逐步成为康复医学的主要对象。个体的老化是生命的一个组成部分，老化本身既非疾病，也非残疾，但它毕竟较多地与身体残损和功能残疾联系在一起。老年人的功能障碍许多是由于老化引起的生理储备下降和多种慢性病相互作用的结果，因而特别需要采用康复的策略和措施。老年康复医学（geriatric rehabilitation medicine）正是针对老年人的功能障碍，增强和维持他们的功能状态而采取的预防、评定、诊断和康复治疗的措施。老年康复医学的研究内容包括老年人的康复功能评定；研究制定老年人常见病及障碍的康复治疗方案；调查研究导致老年人残疾的原因，制定防范措施；老年人康复辅具及康复设备的研制；延缓衰老和功能退化；老年人社区、家庭康复医疗和护理；老年人的康复疗养和护理。

老年康复主要有 3 种类型：①预防性康复。通过健康宣传、知识讲座等宣教方式，帮助老年人养成良好的生活习惯，建立恰当的运动形式，促进老年人身心健康，降低许多慢性病的发病率和致残率；②治疗性康复。采取相关的医疗措施，对已经出现的疾病进行干预治疗，防止患者的功能障碍进一步恶化；③恢复性康复。即狭义上的康复治疗，目的是想办法改善功能障碍和功能丧失。

由于老年人各系统器官的组织结构及功能会随年龄的增长而衰退，疾病的发生、发展和转归均与年轻人不同，因此，老年人康复通常具有以下的特点：

1. **重点在恢复功能** 老年人常见的疾病多是退行性疾病，一般难以治愈。老年康复不以治愈而以尽量恢复功能为主要目的，采取训练、代偿的方法，即便是不可逆转的功能问题，还有适应、环境改造等方法，以达到比较满意的效果，给患者以希望和信心。

2. **追求生命质量** 老年人的医疗保健从来讲究长寿，现代的观点则是要求延长"有活力的预期寿命"，即余下来的寿命以功能性独立为特征的部分，不是让长寿者生活在残疾和痛苦之中。老年康复认为，老年人即使病残在身，实现功能独立、回归社会仍是可能的。正如有的专家所说："现代医学给生命以岁月"，而"康复医学给岁月以生命"。

3. **结合三级预防** 病损、失能和残障代表残疾发展的三个水平，为此可以实行残疾的三级预防策略。在每一级水平采取的康复治疗也是防止其向下一级水平发展，因此康复措施有很强的预防意义，治中有防，防治合一，体现三级预防的策略。

4. **重在参与** 老年人，尤其是患者，在康复治疗中不应当只是消极、被动的角色，整个过程从确定目标、制定计划到评估效果，他们应当和康复人员平等参与。医师、治疗师要十分关注患者的热情，善于运用激励机制。对患者来说，康复过程也就是学习的过程，只有发挥主观能动性，勤于学习，善于学习，才能进入较为理想的境界。为了动员广泛的参与，体现多学科协作的康复小组形式是老年康复的主要工作方法。

老年康复中的注意事项：通过大量的临床试验证实，任何一类疾病，康复介入越早效果越好，且持之以恒，以功能锻炼为核心的康复治疗需要维持一定时间才能获得显著效果，因此，老年人的康复治疗需要长期持续进行。所以应该让老年人回社区或家庭继续做维持性治疗，巩固疗效。同时应从实际出发，根据患者功能障碍的特点、病情、年龄和性别的差异，设定康复目标，选择合理的康复治疗方案，并根据治疗进程对方案及时调整。在康复治疗中，应充分调动老年人治疗的积极性。通过对老年患者宣讲一些疾病相关康复知识，取得老年人积极主动的配合。此外，注意康复治疗安全。康复治疗有适应证和禁忌证，所以应该检测老年人各个脏器的功能，避免发生危险，确保治疗安全。还应高度重视心理调整的问题，注意老年人心理变化，积极采取措施，加强老年人心理调节，尽量达到老年患者处于最佳的心理状态。

就康复医学发展水平而言，美国处在领先地位，欧洲和日本紧随其后，而中国的康复医学虽起步晚但发展迅速，下面具体探讨国内外有关康复医学的研究现状。

1. 美国康复医疗服务　美国作为发达国家的龙头，其康复医学发展也始终处于领先地位，形成了"基本格局稳定，家庭护理增多"的发展规模，截止到 2015 年，美国共有各类康复医疗机构 29 177 家，其中家庭护理机构 12 346 家。

美国的临床康复医疗具有全面性、先进性、协同性、早期化的特点。①全面性。康复医疗机构的全面性与康复治疗的全面性是美国康复医疗服务的特点之一。在联邦政府的支持下，不仅医院设有各类康复医疗科室，还在各地区设有独立的康复医疗中心，中心床位设置一般为 ≤ 200 张床位。美国的康复医疗机构主体形式包括住院康复、门诊康复、社区康复、家庭康复，同时以长期入院、短期入院、日托、夜托为依托与发展方向构成一个从上到下较为完善的康复医疗系统。在具体康复治疗方式上，康复医学与内科、外科、神经内科、骨科等科室相结合，同时在治疗手段方面，将理疗、心理治疗、语言治疗、作业治疗等结合为一个完整的服务链。②先进性。美国医疗器械占据了全球 41% 的市场份额，产品的出口极大地刺激了美国医疗器械的发展。而庞大的市场发展，刺激了器械科技和产品的进步，从而决定了其康复医疗设备的先进性。③协同性。美国的康复医学运行机制以康复医师为中心，康复治疗师，包括物理治疗师、职业治疗师、语言治疗师、心理治疗师和护理人员等，都是在康复医师的领导与指导下共同合作、协调完成康复治疗的过程。④早期化。美国康复医疗服务更倾向于早期康复治疗，提倡"前置介入"，通过对入院患者，即处于急性康复期的患者开展床边康复，保障康复治疗提早介入，帮助患者更快进行恢复。

康复医疗的支付方式。据美国国家卫生统计中心统计，美国全部康复费用每年约为 592 亿美元。20 世纪 80—90 年代，美国康复医疗体系在医疗保险制度的指导下，借助诊断相关分组（diagnosis related groups，DRGs）政策，迎来快速发展期。2002 年后在 DRGs 定额预付的基础上，将"功能状况"作为判断因子，推行基于 FRGs 的预付制，以改善患者功能、确保流畅转诊为首要目标，建立起系统发展、全面覆盖的康复服务体系。

教育培养模式。总体上看，发达国家在康复医疗专业人才的培养上模式大致相同。美国康复医疗教育培养模式相对稳定和系统，对康复医学人才的要求较高。康复治疗师一般在经历4年本科培养后便可执业，但随着康复医疗的发展和居民对康复医疗要求的不断提高，大多数康复机构会选择更高学历的康复治疗师，以便于在临床获得更好的治疗效果。相比于治疗师，康复医生的要求则相对会高一些，除了必须取得博士学位，同样要进行专科医师培训，取得康复医师执照后方可单独执业。

2. 英国康复医疗服务 英国作为福利型国家，康复医学发展历史悠久，发展水平较高。目前英国有1 200万残疾人士，约占人口数的1/5。英国的各级康复机构分工明确，主要以专门康复机构与大医院中的康复科室机构的形式存在。康复工作由康复医师和康复治疗师团队协作完成，康复机构主要由专门康复机构、综合医院中的康复科室、日间康复门诊、社区康复中心、军事康复中心构成。

与美国相比，英国康复医疗服务的提供方式不同，其康复医疗服务有自己的特点。①资源合理配置，英国国家健康体系（National Health Service，NHS）在国家卫生部的统一领导下，合理统筹分配各级医疗机构资源，为居民提供较为完善的康复医疗服务。②学科融合，将各科室与康复医学相结合，如在神经内科、骨科、普通外科等科室派遣了康复治疗师，全科医生与康复治疗师合作进行转诊。③以患者为中心，同整个NHS系统的其他组成部分相一致，康复医疗服务同样坚持以患者为中心，致力于提高患者满意度，如血友病治疗中推广运动治疗方法，有利于提高患者的生活质量；将医院营造为更为温馨舒适的环境，减轻患者压力，设立影院，调节患者心理健康，辅助治疗；对幼儿、老人等特殊患者的康复服务更具反馈性，进行家访以保障患者及时得到康复服务。

康复医疗的支付方式。NHS自1984年成立，为英国合法居民与公民提供了全面的医疗服务，绝大多数英国居民享受免费服务，其资金来源主要来自普通税收，而不是保险支付。因此，康复医疗服务同样享受NHS系统的免费使用原则。

教育培养模式。总体上看，英国康复医疗师的培养模式与其他发达国家无异，康复医师和康复治疗师在经过大学或专业康复学校教育后，取得医学学位；毕业生首先要在国家认可和指定的医疗机构进行4年专业进修，随后通过国家考试，取得康复医师执照后方可从业。

3. 日本康复医疗服务 日本的康复医学起源于二战后，最初服务于退伍受伤士兵以及因患脊髓灰质炎而致残的居民，受康复理念发展的影响，康复医疗服务逐渐扩展为全体伤残人群。受日本社会老龄化影响，有康复需要的老年人日渐增多。虽然相对欧美国家起步晚，但依靠高科技和高投入，以及完善的人才培养体系，日本已成为亚洲国家中康复医学较为发达的国家。

经过多年发展，日本康复医学已处于国际领先地位，拥有专业且完备的康复医疗服务机构，便于患者进行康复治疗。①国民康复意识强，同英国类似，日本的康复医疗也坚持以患者为中心，但值得一提的是，由于普遍的国民康复意识强于他国，康复医师、康复治疗师与护理人员之间配合更为默契。②强调学科融合，无论是门诊康复、综合性医院康复科或康复中心，康复医师必须掌握肌电图等必备的诊疗技术，另外，假肢支具、轮椅等方面的知识与技能也是日本康复医师的必修课。③分工明确，日本康复医师与治疗师职责分明，医师的工作是会诊患者，解决临床诊断与治疗，并做功能评定，确定障碍的程度，而治疗师的工作是根据医生的处方进行相关专业的功能评估及治疗，严格执行医师处方。

康复医疗的支付方式。日本也采取了保险全覆盖的方式，为康复患者提供省钱又省心的康复治疗，同时，康复医疗以"根据康复疗效收费"为准则，一方面有利于医疗效果发挥最大作用，另一方面有利于激发康复专业人员的工作热情，使患者享受高质高效的康复服务。

教育培养制度。日本通过立法确立了完善的康复治疗师培养体系。日本同样设有康复学校或者专业，培养康复专业人员。学校设有专门的康复专业和专门的物理治疗专业，通过 3~4 年的专业学习，培养康复治疗师。在康复医生培养上，学校修业 3 年以上，毕业者同样要经过 3~5 年的毕业后教育，通过国家康复医学会考核，才授以相应的职称。

4. 我国康复医疗服务　1949 年后，我国成立一些荣军疗养院、荣军康复院，制定了残疾军人的定级、抚恤和优待政策。开办了盲、聋哑学校，残疾人工厂及福利院。综合医院开始成立了物理治疗科、针灸按摩科，许多医院学校开设了物理因子治疗学、物理医学课程。20 世纪 50~60 年代国内物理医学的发展为后来的康复医学的发展打下了良好的基础。现代康复医学于 20 世纪 80 年代初进入中国，其里程碑性标志是 1984 年卫生部下文要求全国高等医学院校开设《康复医学》课程，在此文件的指引下，许多有条件的院校纷纷开设了康复医学课程，在医学生中宣传康复医学知识，开始了现代康复医学的扫盲工程。1990 年以后，卫生部在《综合医院管理规范》中规定二级以上医院必须建立康复医学科，是综合医院必须建立的 12 个一级临床学科之一。并提出综合医院康复医学科是在康复医学理论指导下，应用功能评定、物理治疗、传统康复治疗、言语治疗、心理治疗和康复工程等康复医学的诊断治疗技术，与相关临床科室密切协作，着重为疾病的急性期、恢复早期的有关躯体或内脏器官功能障碍提供临床早期的康复医学专业诊疗服务，并为所在社区的残疾人康复工作提供康复医学培训和技术指导。此外，还批准建立了一些独立的康复医院。其后，康复医学在教育、科研方面进展显著，毕业前后康复医学的教育制度日趋完善，逐步确立康复专科医生及专科康复医生的培养及考核制度。随着康复医学的深入发展，方法学已进入到神经学和高级神经功能学。专科化趋势日益明显，目前已形成骨科康复学、神经康复学、心脏康复学、儿童脑瘫康复学、老年人康复学等。

近年来，随着中国高速工业化、城镇化的发展，加之中国快速人口老龄化以及工伤事故、交通事故、自然灾害等因素给康复医学带来了巨大挑战和新的要求，促进了当下康复医学的迅猛发展。2008 年 5 月 12 日四川汶川 8 级地震，面积广达陕西、甘肃，受灾人数众多，中国残联第一时间组织 12 支康复救援队伍，奔赴灾区救治，取得了极佳的效果。然而巨大的社会需求需要提供更先进、完善的康复服务。据统计，2015 年我国 65 周岁及以上人口数为 14 386 万人，占比 10.5%，每年新增 60 岁以上老年人口 1 000 万，其中六到七成有着康复需求；共有残疾人 3 145.7 万人，其中 754.9 万人得到康复服务；此外慢病患者、亚健康人群都需要康复治疗。我国庞大的康复服务需求群体急需更为成熟的康复服务。随着我国经济社会迅速发展，我国人口结构改变，老龄化日趋严重，疾病谱随之发生变化，慢性病占比增加。我国康复服务受众中老年人占比急速增加，这为我国康复医疗机构带来新的挑战。随着在我国市场经济体制不断完善和经济社会水平的不断进步，康复医学所处的内外环境日新月异，国家大力促进我国康复医学的发展，依托于新一轮医药卫生体制改革和社会保障体系的不断完善，我国在人才培养、服务体系建设、社会保障和国民健康素养普及上都取得了一定的成就，但仍然存在不足之处：

1. 康复专业人才匮乏　我国康复医学人才配置相对发达国家仍有较大差距。虽然国家大力促进康复医学发展，在主要医学院校开设康复医学专业，但目前我国康复医师数量仍严重不足，康复医师人数为 0.4 医师 /10 万人；而欧美、日本等发达国家康复治疗师人数一般为每 10 万人口 30~70 人。且我国康复医学人员学历水平整体偏低，从事康复医学工作人员以大中专毕业生为主。

2. 康复医疗资源相对缺乏　2015 年我国康复机构仅 7 111 个，在岗人员 23.2 万人。各类医疗机构康复医学科床位数为 16.2 万张，仅占总床位数的 2.31%；453 家康复医院总资产 120.3 亿元，平均每康复医院总资产远低于平均水平（9 775.09 万元）。万元以上设备总价值为 24.1 亿元，万元以上设备合计 13 714 台；当年医疗卫生机构业务用房面积平均为 10 122m^2/ 机构，其中康复医院业务用房面积为 5 421m^2/ 机构。相对于其他医疗机构而言，康复医疗资源较为匮乏，服务能力较弱，从而使康复服务的开展也面临困难。

3. 医疗保障覆盖范围较局限　有康复需求的居民大多为失能人群，由于自身行为能力受限，无法正常获得劳动报酬，因此比普通居民更需要政府的保障。由于康复治疗和训练往往需要花费大量时间和金钱，极易导致这部分人群因病致贫、因病返贫，医疗保险是作为社会保险的重要组成部分，理应为康复人群的医疗服务提供基本保障。考虑到社会福利"普惠"和"特惠"的伦理学冲突与正义，针对医疗康复项目的医保覆盖进程较为缓慢，截止到 2016 年，共有 20 项医疗康复项目纳入基本医保支付范围，远低于康复医疗的实际覆盖范围。同时，医保支付范围主要针对的是住院费用结算，而非急性康复期的费用无法有效支付，一方面不利于减轻患者负担，另一方面难以起到分级诊疗和康复进社区的作用。

4. 社会对康复医学的认识不足　我国康复医学相对发达国家起步较晚，自康复医学 20 世纪 80 年代引入我国，我国政府大力推进康复医学，部分三甲综合性医院相继设立了康复科室，开展了康复治疗，但公众对康复治疗的意识依然有待提高。目前，康复知识尚未普及，甚至大部分综合性医疗机构的医务工作者对康复知识也不甚了解，不利于我国康复事业的发展。

针对上述问题，我们应当注重提高综合医院老年人康复服务的能力，有条件的综合医院可以为老年人特别是高龄、重病、失能或部分失能的老年人提供挂号、就诊、转诊、取药、收费、综合诊疗等就医便利服务，并在相应窗口明显位置设置"老年人优先"的标志。充分发挥医院志愿者服务作用，为行动不便的老年人提供门诊导诊、出院随访等服务。此外，随着"互联网+"时代的到来，通过"互联网+医"，做到老年患者可以不出门直接与医生进行沟通，不仅方便就诊，而且提高医疗效率，医院将对患者的服务提升到一个较高的水平，最大限度地方便老年患者就医，保障老年人获得更好的就医体验。

加强对全社会老年康复知识的宣传。目前，我国是世界上老年人口最多的国家，已进入人口老龄化快速发展阶段，所以应该使更多的人学习和掌握老年康复知识，不仅仅局限于老年人，患者及其家属缺乏老年康复服务信息，也可以导致某些可以预防和提前干预的伤残发生；又或者在发生伤残后，没有及时进行治疗和康复，导致终身伤残；医院临床医生的康复意识淡薄，没有及时对老年病患者采取康复治疗，亦会导致后期康复治疗效果较差。为此，我们可以开展知识讲座或通过义诊向社会传达老年康复知识。

坚持中西医并重，突出中医药特色，充分发挥中医药在老年康复中的优势和作用，提高中医药服务能力。从临床经验中可以得出，在老年康复科中的患者经常会出现药物不适，尤其是服用多种西药时易发生不良反应。我国传统医学源远流长，自成体系，具有蕴义深邃而又广博的概念和范畴体系。无论是内容深度、广度，还是反映的科学思维水平，都足以与西方现代医学并列。中医学最大特点是：研究对象始终是人，强调精神对生命之特殊意义和作用。它所把握的不是器官实体，而是人体整体功能状态和功能结构关系。因此从本质上说，中医学是"助人抗病"，调动和激发人体"天然自愈力"和"潜在功能"，帮助人体恢复和提高自身免疫和调节能力，从而实现祛病健身的目的。几千年的经验表明，用中医药治疗慢性老年病是有效的。

通过对老年人生理和心理特点的分析，关于新的老年康复产品的设计应注意：产品的功能应符合老年人身体锻炼和康复的需求；产品的操作和控制，根据老年人固有的认知习惯、生活方式和行为模式，应简化操作过程，提高运行效率，为老年用户提供更好的互动体验。

不断拓展老年康复医疗服务新领域。目前，很多医疗机构对老年康复医疗主要是身体的功能恢复，对老年病患者心理方面关注较欠缺。然而康复不仅仅是治疗功能残疾，还在于最大限度地提高患者重返社会及获得幸福感的能力。因此，在今后的老年康复医疗服务中，不仅要为老年病患者提供生活照料和康复治疗，还要为患者提供心理康复，恢复老人的记忆和思维能力，增强老年病患者独立生活的能力，使其能尽快重返家庭和社会。

从国家的宏观政策方面看，2011年3月第十一届全国人民代表大会第四次会议通过的《关于国民经济和社会发展第十二个五年规划纲要的决议》要求应积极应对人口老龄化：建立以居家为基础、社区为依托、机构为支撑的养老服务体系。因此可以断定将来社会康复的基本途径是机构康复、社区康复、上门服务。康复医疗的社区化与家庭化是康复医疗的根本方向，未来80%以上的康复医疗工作将在社区和家庭完成。为满足老年人的康复医学与护理需求以实现"老有所医"。2013年10月14日国务院又印发《关于促进健康服务业发展的若干意见》明确要求加快发展健康养老服务，推进医疗机构与养老机构等加强合作，提高社区为老年人提供日常护理、慢性病管理、中医保健等医疗服务的能力。这一举措必将推动我国康复医学的进一步加快发展。

我国康复医学起步晚、水平低，但中西医结合使之富含东方医学色彩，有很大潜力和发展空间。随着在我国市场经济体制不断完善和经济社会水平的不断进步，康复医学所处的内外环境日新月异，国家大力促进我国康复医学的发展，康复医学将迎来发展黄金期。

（缪荣明 吴晓珺）

第三节　人口老龄化及其流行病学

　　现代社会面临着人口老龄化的严重挑战，老年人口急速膨胀。以美国为例，在 20 世纪初，每 25 名美国人中有 1 名在 65 岁及其以上，到 1994 年每 8 名中有 1 名，到 2030 年将是每 5 名中有 1 名，老年人口将达到 8 000 万。老年人急速增加不只在美国，许多发达国家也是如此，如意大利、日本、德国、瑞典、英国，现今老年人也已占总人口 20% 以上。就是在发展中国家，老年人人口也是增长最快的部分。我国是世界上老龄人口规模最大的国家，也是世界上老龄化速度最快的国家之一。截至 2015 年底，全国 ≥ 60 岁老年人口 2.22 亿，占总人口的 16.1%，其中 ≥ 65 岁人口 1.44 亿，占总人口的 10.5%。我国老龄化有以下 6 个特点：①规模巨大：目前我国老龄人口相当于日本人口（1.9 亿），2025 年相当于美国人口（3 亿），2040 年近 4 亿；②增长迅速 65 岁老年人占总人口的比例从 7% 提升到 14%，大多数发达国家至少用了 45 年的时间（法国 130 年、美国 79 年、瑞典 85 年、英国 45 年），而我国只用了 27 年就完成这个历程；③地区失衡：老龄化程度东部地区明显快于西部；④城乡倒置：老龄化发展分布不均衡，发达国家城市老龄化高于农村，而我国农村老龄化发展趋势比城市更为迅猛。我国农村老年人口比例高于城镇 1.24%，城乡倒置将持续至 2040 年；⑤女性多于男性：>60 岁人口男女性比例为 1：1.058（2015 年国家统计局数据），而女性老年人的 60% 都是 80 岁以上的人口；⑥未富先老：发达国家经济发展与老龄化同步（进入老龄社会时人均 GDP 一般为 5 000~10 000 美元），我国是在尚未实现现代化，经济尚不发达的情况下提前进入老龄社会。人口老龄化的进程对社会经济发展、居民生活方式、健康与疾病流行模式均带来巨大影响。

　　由于增龄所致的生理功能变化，老年人身体各系统功能均呈退行性改变，健康水平和躯体功能下降，失能和残疾的风险增大。而我国快速的老龄化导致老年人的患病、失能、失智和生活质量下降的问题较西方发达国家更为突出。研究表明，我国老年人口的慢性病患病率呈逐年增高的趋势，从 2003 年的 50.1% 上升至 2008 年的 59.5%，而到了 2013 年，≥ 60 岁老年人群中高血压患病率达到了 58.3%，在各年龄组、性别、地区都呈现出上升的趋势。截至 2014 年底，我国失能老年人接近 4 000 万，在老年人群中，居前 3 位的慢性病依次为高血压（65.4%），糖尿病（28.5%）和冠心病（27.5%）；老年共病（老年人在器官老化基础上，由多种诱因激发，出现大于等于 2 个器官急慢性疾病，进而序贯或同时发生功能障碍或衰竭）的患病率在 65 岁的人群中为

55%~98%。

随着老年人口增加，患慢性病及活动受限的自然多了，特别是现代医学的进步，在治疗急性病和挽救生命方面获得成功，却伴随着大量慢性病和功能障碍的增加，例如关节炎、骨质疏松伴骨折、脑卒中、截肢和退行性疾病（如阿尔茨海默病、帕金森）等，这些都是导致老年人残疾的常见原因。

老年人病残常是多发交织，互相作用，加上个体老化的影响，如果得不到及时的康复干预，常常进行性加重。原本是功能独立的老年人得了急性病，可能很快在运动、认知、大小便、饮食等方面变得依赖，并不一定有典型的临床表现，这种现象称为"疾病的功能性表现"。正因症状表现不典型，对老年人患病发生误诊或忽略漏诊的机会较多。发生忽略的原因很多，其中一个重要的原因就是患者、亲属乃至医护人员存在一定偏见，认为老年人的某些症状表现一概是老化的必然结果，他们不了解老化的个体差异，不了解老年人功能障碍及其危险因素乃是可能遏制和逆转的，因而抱消极态度，对患者的主诉和表现不予深究，最终失去康复良机。

（房中华 吉 洁）

第四节 正常老龄化的生理、心理改变

老年人的生理和心理特征的变化是不以主观意志改变的自然过程。对于老人而言，随着年龄的增长，身体的生理功能逐渐退化，与此同时，又面临退休、配偶及亲友离世、儿女疏于照顾等社会问题，随之也会产生心理上的变化。在为老人提供照护与康复服务前，只有深入了解老年人生理和心理的细微改变，才能体会到人到老年后的无奈、无力和无助感，才能在工作中将专业知识和爱心有机结合，帮助、鼓励和关心老年人，使其重新获得有尊严、有关爱、有希望和有乐趣的晚年生活。

一、正常老化的生理改变

老年人的生理特点总体上有：机体各组织、器官功能随年龄增长退化；内环境稳定能力减退；免疫功能减退；组织损伤修复能力减退。（见表1-4-1）

一般来说，人体在发育成熟之后，才会出现老化改变，随增龄老化日趋加重。然而，在同一个机体内，每个组织器官的老化起始时间并不一致。不同的研究资料所获结果也不尽一致。这里仅介绍机体老化过程的一般规律。最早出现老化的组织是动脉血管，一般在10岁左右便开始发生动脉粥样硬化（AS），也有资料指出，AS甚至可能发生于婴幼儿，表现为动脉内膜的脂纹；20岁

时，脑细胞开始减少，50 岁以后脑细胞减少的速度明显加快；30 岁左右开始老化改变的有心、肺功能下降、免疫功能降低、脂代谢紊乱、胰岛素下降等；35~40 岁开始老化改变的有雌二醇（E_2）下降，甲状旁腺激素（PTH）增多，促性腺激素（GTH），促卵泡激素（FSH）和促黄体生成素（LH）升高，生长激素（GH）下降，骨钙开始丢失，肾小球数量减少，肾小球滤过率下降等；50 岁开始老化改变的有睾酮（T）下降，糖代谢紊乱，蛋白质、核酸代谢紊乱，神经递质减少，神经传导速度下降等。以下重点介绍几个主要系统的老化过程。

表 1-4-1　老年人正常老化的生理改变

神经系统	脑组织重量减轻，脑细胞总数减少，表现为认知功能和运动功能减退
心血管系统	血管内膜增厚，血管硬度增加，血管内皮功能受损 心肌细胞萎缩、肥厚、心肌及瓣膜功能减退 心脏传导功能受损 心血管相关的内环境和自主神经系统改变
呼吸系统	气管排痰及排除异物功能减退 呼吸肌肌力减弱；肺组织萎缩；肺呼吸功能减退
消化系统	牙齿松动、脱落，咀嚼肌萎缩，唾液分泌减少，味觉减退 胃黏膜修复能力减弱 小肠吸收能力减弱，结肠蠕动减慢
泌尿系统	肾血管硬化，肾血流减少，肾功能减弱
骨关节系统	行动迟缓，反应慢，肢体协调保护能力差，易跌倒 骨骼有机成分比例下降，脆性增加，易骨折
皮肤	皮脂腺与汗腺萎缩 弹性减退，干燥，色素增加，角化斑出现 头发灰白稀少，生长速度减慢 指甲生长缓慢，甲板变脆
内分泌	内分泌腺体重量减轻，血液供应减少，内分泌腺功能减退
视力	出现老花眼，瞳孔变小，视力减退，分辨颜色有困难，难以适应黑色环境
听力	听力下降，平衡能力受影响

（一）神经系统的老化过程

神经系统老化改变主要有脑重量减轻、神经细胞减少、神经纤维传导速度减慢、神经递质减少等。有资料表明，25 岁时脑重量约 1 400g，60 岁时约减少 84g，80 岁时约减少 140g。脑细胞 20 岁时开始减少，每年约减少 0.8%，

60岁时大脑皮质细胞减少20%~25%，小脑浦肯野细胞减少25%，脑干蓝斑核细胞减少40%，70岁以后多数人出现脑萎缩。神经纤维传导速度每年约下降0.4%，50岁以后约下降10%~25%；神经递质的分泌30岁时开始下降，40岁时去甲肾上腺素（NA）、乙酸胆碱（Ach）、多巴胺（DA）、5-羟色胺（5-HT）等约下降14%；50岁以后，下丘脑、黑质和尾状核分泌单胺氧化酶（MAO）增多，加速了去甲肾上腺素、多巴胺和5-羟色胺的降解，使这些神经递质进一步减少，到60岁时，多巴胺等约下降50%。

（二）心血管系统的老化过程

心血管系统的老化主要表现为AS、左心室壁肥厚、心脏重量增加、心功能减退、心脏内分泌功能下降、动脉压升高、静脉压下降、微循环障碍等。

1. AS的形成 AS最早可表现为婴儿主动脉内膜上的脂纹，10岁左右可出现动脉粥样斑块，30岁左右是AS发展最快的时期，可发生与AS相关的疾病，如果AS随增龄进一步发展，40岁以后则冠心病（CHD）和脑血管疾病（CVD）的发病率就会明显增多。

2. 心脏重量 随增龄心脏重量逐渐增加。30岁时心脏重量约240g，60岁时可达300g。左心室壁厚度亦随增龄而增加。主动脉内膜厚度40岁时为0.25mm，70岁时可达0.5mm。

3. 心功能的改变 心搏出量从30岁起按年均1%的速度递减，到70岁时约下降40%；人体血液总循环时间20~29岁时为47.8s±26.7s，70岁以上者为65.3s±32.4s。老年人心脏和血管的顺应性也明显下降。

4. 心脏内分泌的改变 心脏的分泌一般也随增龄而减退。据报告，心肌细胞分泌的心房钠尿肽20岁时为151pg/ml，60岁时降至120.9pg/ml。心脏内皮细胞分泌的一氧化氮（NO）亦随增龄而减少，NO的下降可导致小动脉持续痉挛，使组织器官供血不足。

5. 微循环的改变 微循环从30岁起便可出现老化改变，主要表现为微血管纤细、纤曲、扭绞、乳头下丛扩张瘀血、血流变慢，有的可见微血栓形成等。

（三）呼吸系统的老化过程

呼吸系统的老化主要表现为上呼吸道（鼻、咽、喉、气管、支气管）的上皮细胞减少、黏膜变薄、腺体萎缩、弹性组织减少、防卫功能下降等，肺泡及肺泡管扩大，肺泡面积减少，肺通气功能降低，残气增多，气体交换能力下降等。

呼吸系统的老化一般始于30岁，30岁时的肺泡面积约为75m^2，70岁老年人下降到60m^2；肺活量（VC）在30岁时男性为3 500ml，女性为2 500ml，每年约减少0.6%，约合15~21ml；最大通气量（MVV）每年约减少0.55%；

而残气量（RV）则随增龄逐年上升；与此同时，动脉血氧分压（PaO$_2$）亦随增龄而降低，年均下降约 0.66%，60 岁以上老年人的 PaO$_2$ 只相当于 30 岁时的 78.9%；运动负荷氧最大摄取量 60 岁老年人仅为 30 岁者的 50%。此外，老年人支气管上皮细胞和浆细胞分泌的 IgA，以及肺 II 型上皮细胞分泌的肺表面活性物质（PS）亦随增龄而减少，从而降低了呼吸系统的防御能力。呼吸系统的组织形态老化和通气、换气功能的降低，是老年人易患某些呼吸系统疾病的重要因素。

（四）泌尿系统的老化过程

泌尿系统的老化主要表现为，肾小球数目减少、肾小管功能减退、肾动脉硬化、肾血流量降低、肾小球滤过率下降、肾脏内分泌功能减退等。

肾小球数目的减少一般从 40 岁开始，60 岁时大约减少 50%。由于肾小球的代偿功能较强，所以，肾小球的滤过率的下降较为缓慢，40 岁时肾小球滤过率为 122.8ml/min，60 岁时约为 90ml/min；肾血流量每年下降约 1%；肾小管重吸收功能 50 岁时开始下降，60 岁时葡萄糖重吸收能力下降约 47.6%；肾脏排泄功能从 30 岁起每年下降约 1%，60 岁时酚红排泄率下降 30%。

（五）免疫功能的老化过程

随年龄增长，机体免疫功能出现一系列的老化改变，主要表现为 T 细胞和 B 细胞的减少；NK 细胞活性下降；淋巴细胞转化率降低；T 细胞分泌白介素 –2，3 和粒细胞巨噬细胞集落刺激因子（GM–CSF）减少；神经白细胞素的活性也有不同程度的降低；血清 IgG，IgA 升高无明显改变，但血清天然抗体滴度下降，自身抗体的水平明显升高，与此同时，外周血液中免疫复合物（CIC）可出现不同程度的升高等。

二、正常老化的心理改变

一个人降生于世，从生长、发育、成熟、衰老到死亡，经过一个漫长的过程。成熟期以后，机体就开始出现老化过程。这是一个自然的生理现象，而不是病理状态。器官结构的老化所引起的心理变化，最主要的就是心理上的补偿，也就是从心理上与衰老的一种斗争。

（一）老年人的几种感觉衰老及其补偿心理

1. 视觉

（1）晶状体调节能力下降，造成屈光不正（老视），出现视物不清，需戴老花镜加以矫正。

（2）光敏度降低，视网膜对外界光线的感受性降低，视力受到影响。因此，老年人看东西需要照度较大的环境。

（3）暗适应能力降低，不仅速度减慢，而且适应水平下降。

（4）辨色力减弱，尤其是蓝色和绿色。

（5）深度视觉减退，判别物体深浅的能力下降。

2. 听觉 老年人的听觉缺陷比视力缺陷更为明显。半数以上的老年人有不同程度的听觉障碍，一般对高频听力丧失较多。

由于上述视听觉的减退，老年人活动受限，交往减少，逐渐局限在家庭的小天地中，易产生孤独、焦虑和抑郁等等不良心理反应，从而影响心理健康。有些老年人当视听严重降低时，容易产生否认心理，而出现猜忌、怀疑，甚至人格的偏执现象。

3. 皮肤感觉 皮肤感觉包括触觉、冷热觉和痛觉均有所减退，老年人因之易于产生碰伤和烫伤。老年人因痛阈的升高，往往造成疾病诊断及治疗的延误。

4. 味觉 随增龄，味蕾不断减少，75 岁以上的老年人的味蕾比 30 岁的年轻人少 1/3，因此老年人味觉迟钝，易出现食欲减退，往往觉得食品淡而无味，炒菜偏咸，做饭易糊。为了增进食欲，帮助消化，应重视老年饮食的色、香、味，并进行适当调配。

5. 平衡觉 老年人的平衡觉明显减退，容易发生跌倒等意外伤害，应注意适当的保护措施。如老年人的活动场所应加扶手和防滑设施，确保老人安全。

（二）心理运动反应能力

老年人因感觉减退，反应迟钝和动作变慢，心理运动的反应时间随老化而延长，但失误较少，反应准确。老年人的简单反应速度与青年人相差不大，反应速度变慢主要表现在对复杂问题需要进行识别并做出相应选择时，决策过程延长。因此，老年人不适宜从事限时和对速度做出反应的工作。此外，年轻时熟悉的动作反应的速度受增龄的影响较小。

（三）认知功能

1. 记忆 老年人记忆的特点是，老年人对于刚刚看过或听过的当时在脑子里留下印像的事物记忆较好（即初级记忆），而初级记忆变成保持时间长的、储存的信息经过加工组织（次级记忆）的能力差。老年人机械记忆能力较差。一般 40 岁开始减退，60 岁以后减退明显。而对于有逻辑联系和有意义的内容记忆较好。如果患有神经系统和心血管系统疾病的老人，记忆力的衰退比较明显。另外，对记忆缺乏信心以及紧张焦虑或悲观抑郁等精神状态都会对记忆效果产生负性影响。相反，有信心、乐观、开朗、沉着镇静可以提高记忆效果。

2. 语言 老年人由于记忆减退和反应缓慢等原因，说话、阅读和书写的速度减慢，词语流畅性减低，因之往往说话不利落，话到嘴边说不出来，说话或写字时找词困难以及提笔忘意等等。语言的流畅性是语言能力的一种表现，随增龄而受明显影响，可作为老化的指标。一般分为口语流畅性、阅读流畅性等两方而的检查，以完成每次任务占用反应的时间和错误次数为指标来评定成绩。

3. **思维**　一般来说，思维老化出现的时间较晚，而自己熟悉的专业有关的思维能力在年老时仍能保持。但是老年人在概念学习、逻辑推理和问题解决方面的能力也有所减退，尤其是思维的敏捷度、灵活性、流畅性、变通性下降。

（四）老年人的学习能力及适应能力

由于器官系统及精神的老化，老年人学习新的知识和接触新事物的能力较年轻时有所降低。社会适应能力也有所降低。值得提出的是，老年人缺乏柔韧性，因之对于操作能力有影响，对事物往往不能进行准确的评判。青年人在个人之间差别也有僵硬性，但在老年人中却是一个普遍的问题。

有人把认知功能、学习能力、社会适应能力等定义为智力。总的来说，与年轻时比较，各方面的能力均有所下降。但老年人的智力不能以成年期为依据往后类推，也不是从量上的衰退过程，应该看成是一个"变化过程"，更应该理解成一个生长过程。其中性别、学历、身体条件、职业等都有影响。

（五）老年期的适应与人格

1. **成熟型**（mature type）　感到自己是有成就的一生，心安理得毫无挂牵。对人生保持乐观积极的态度，乐于参加社会活动及人际交往，生活充实。

2. **安乐型**（comfortable type）　对现状能忍受，但较为消极，对社会和他人不提什么奢望，在享受悠闲自得的生活同时，在物质和精神上期待别人的援助和支持。

3. **装甲型**（armoured type）　用积极的活动和充沛的精力来排除对身体功能降低的不安，但由于有明显的防卫目的，因此对工作有过分的义务感，有强烈的事业心，并由此对年轻人产生嫉妒。

4. **不服老型**　这些人对未达到人生的目标而怨恨、绝望，将其原因归罪于别人，非难别人，自己苦恼，充满了偏见及攻击性，对死亡抱有强烈的恐惧，因之悲观不安，对青年人怨恨和嫉妒，有时甚至表示敌意。

5. **自我厌恶型**　把自己的一生看成失败的一生，把死看成是自己对悲观现实的解脱。

上述的前两种类型的人，能够适应老年期的生活，而后两种人则较困难。每个老年人的人格都是与每个人青年、中年期所形成的生活方式有密切关系，因此，一个人能否顺利地度过晚年，往往是依据人格及生活经历来评价的。

（六）精神能量的丧失

老年期所产生的躯体器官的老化，有的称为身体上的丧失，除此以外，老年人还会产生生活积极性的丧失。有一种提法叫作心理年龄，精神能量高者心理年龄低，而精神能量低者则心理年龄较高。心理年龄低者，看起来年轻，并可延缓躯体的衰老。

生活积极性的丧失，总认为自己老了，不中用了，懒于参加必要的社会活动和工作。这是在一切丧失中最重要的丧失，精神能量的丧失会导致各种疾病和躯体上的衰老。

（七）老年期的性

有关高龄期的性的问题，社会上普遍持消极否定的态度。他们把"性"（sexuality）的问题只理解为性交行为（mating behavior），因之误解为好色。似乎老年人没有性的欲望才是正常的。老年人的婚姻和性观念受社会文化的强烈影响，事实上男性的性反应随年龄的增加而衰退，然而一直到80岁还会保持。更何况性生活不只是生理上的性行为自身的事，还有安慰、相互照料的精神方面的作用。一般来说，性生活的欢乐对老年人有积极的生活意义。

（吉　洁　房中华）

第五节　老年照护与康复的基本原理

关于老年长期照护的原则概括起来就是以照护对象为中心，对老年人实施个性化评估，理解和确认老年人的需求，与老年人及其家庭成员共同协商，为老年人提供有目标、有计划、有针对性、标准化和可持续照护。为老年人提供良好的生活和照护环境，包括照护者积极的态度、物质保障和组织支持，使老年人感到有期望和能实现。尊重老年人对照护的选择权利，维护老年人的尊严，保护老年人的隐私。建立公平与公正，确保老年人与其他人一样享有同样的服务。依据老年人的家庭实际情况，用科学的态度，先进的知识和精湛的技术为老年人实施最佳的医疗和照护干预。积极开展循证医学研究，不断创新和发展照护理论和实践，通过持续教育和研究不断提高照护人员的知识、技术和能力。多学科合作，相互尊重，共同完成老年人的照护需求和实现照护目标。同时还要充分照顾到不同的经济、文化、民族和宗教背景。总之，老年照护强调的是从心理、生物和社会医学角度，全方位促进老年人健康，预防和控制由急、慢性疾病引起的残疾，发挥老年人的日常生活参与和自理能力，在特定的条件下最大限度实现老年机体的最佳功能，让老年人有尊严的度过生命的最后阶段。

老年康复面对的主要是慢性病及其合并症、后遗症的功能障碍问题。它的主要任务是预防、推迟、逆转可能发生或者已经发生的残疾，因此包括不只是逆转特定的伤病引起的残疾，还通过强生训练和常见的肌肉骨骼疾病的早期康复，避免发展为残疾。

老年康复主要原则如下：

1. 老年康复的适应证和禁忌证　广义的康复对象包括通过康复治疗和（或）康复指导可使其功能和能力等得到改善者或只有进行康复治疗才能维持一定的活动能力和自理能力或才能减少并发症者。住院康复对象通常是存在急性或复杂的问题而且能受益于康复治疗的患者或需要熟练的护理服务、定期医师治疗和多科治疗介入的患者预后差的老年患者如严重痴呆、持续植物状态等，即使进行康复治疗也难以取得明显的效果，重点是加强护理、防治并发症，可在对护理者进行适当的护理指导后回家或转入长期护理机构：一般认为病情过于严重或不稳定者（如意识障碍、严重的精神症状、病情进展期或生命体征尚未稳定等），或伴有严重合并症或并发症者（如严重感染、重度失代偿性心功能不全、不稳定性心绞痛、急性肾功能不全等），由于不能耐受、配合康复治疗或有可能加重病情等，不宜和（或）难以进行主动性康复训练，但一旦这些禁忌证稳定、得到控制或好转，则多又成为主动康复的适应证。在不能进行主动康复期间，应重点进行预防性康复，尤其是预防关节挛缩。

2. 明确障碍的种类、程度及已改变的生理反应　在进行康复治疗之前，首先应进行全面评定，明确患者的障碍种类及程度，哪些是疾病或外伤引起的，哪些是衰老引起的；哪些是影响患者目前生活状况、康复效果和预后的主要因素；哪些是可逆的和可治疗的，哪些是优先需要处理的；患者存在哪些潜在的风险（如潜在的并发症、跌倒、病情加重、死亡等）。

3. 清楚老年患者病情的复杂性、康复的困难性　总体而言，老年患者多病及多种障碍共存、有许多预后影响因素、体质差、不能耐受大的活动量、易发生并发症、病情易波动、多种疾病及处理之间易相互干扰、恢复慢、甚至有些患者不能重获已丧失功能和能力，但个体差异很大。所以，在选择康复方案和实施时应非常谨慎。

4. 综合各种因素确定康复目标　应综合考虑患者及家属的想法、康复评定结果及可利用的医疗和社会资源确定康复目标。要充分调动患者的主观能动性也是评价康复潜能的一个指标。康复的主观能动性低的患者比主观能动性高的患者的康复潜能小。

5. 老年康复地点选择路径　选择老年患者的康复地点主要是根据患者的康复潜力及所需康复的复杂性和强度，另外，还要考虑患者病情的复杂性和需要临床处理的复杂性。一般病情稳定，不需要复杂临床处理的可在养老院或门诊进行。

6. 强调任务指向性锻炼、简化康复程序 应采取任务指向性锻炼，老年人多难以耐受大的训练强度，治疗项目复杂不但减少主要训练内容和训练量，而且因为老年人记忆力差，往往难以取得好的效果，所以，必须简化康复程序，活动量遵循"少量多次"的原则，重点进行基本动作训练、尽快恢复生活自理能力、逐渐增强体质。老年人康复"求快（自理快）和实用、不求好（治愈）"，不可为了追求"运动模式"，而人为推迟步行训练开始时间；另外，老年人易出现功能"退化"，失用是其主要原因。

7. 强调预防性康复、避免失用和误用、防止恶性循环 由于疾病和衰老，患者的许多功能和能力已有明显的损害，如进一步出现失用，则很可能使老年人丧失康复的机会。与青年人相比，老年人更易发生失用，失用对老年患者的影响往往更明显、更严重，所以老年人早下床、早活动非常重要；老年人对各种治疗的耐受程度差，治疗过程中一定要小心谨慎，防止误用性并发症。尽量少用药，减少药物副作用。

8. 充分利用辅助器具 辅助器具如支具、拐杖、助行器等有利于老年患者尽早地活动和活动安全等。

9. 注重康复和生活的安全性 老年人对内外环境变化、康复刺激和压力的耐受性和适应能力下降，易发生安全事件。

10. 最大限度地预防、控制影响康复的因素 伴发病、并发症、睡眠、营养、情绪、环境等。

（张 丽 夏 倩）

第二章
老年常见疾病的照护与康复

第一节 脑 卒 中

一、概念

脑卒中（stroke）又称脑血管意外（cerebrovascular accident，CVA），是指突然发生的，由脑血管病变所引起的局限性脑功能障碍，并持续时间超过 24 小时或引起死亡的一组临床综合征），临床表现为头痛、头晕、意识障碍等脑部症状和引起偏瘫、失语、认知障碍等功能障碍。脑卒中包括缺血性卒中（ischemic stroke）和出血性卒中（hemorrhagic stroke），前者包括脑血栓形成、脑栓塞和腔隙性脑梗死；后者包括脑出血和蛛网膜下腔出血。

脑卒中为临床的常见病和多发病，在我国，其发病率、致残率及死亡率较高，在疾病谱中一直处于前三位。据我国 1986~1990 年间流行病学调查，脑卒中发病率为（109.7~217）/10 万，患病率为（719~745.6）/10 万，死亡率为（116~141.8）/10 万；存活者致残率约为 80%，复发率为 41%。随着我国人口进入老龄化，脑卒中发病率呈上升趋势，并且正趋向年轻化，许多患者有不同程度劳动力丧失，给患者、社会和家庭造成沉重负担。随着对脑卒中早期治疗技术水平的提高，特别是急性期及时处理能力的提高，以及患者及家属对疾病的认识提高，降低了死亡率及致残率。同时康复医学的早期介入，使患者各种后遗症的恢复率和十年存活率有明显提高。

二、病因

引起脑卒中的原因是多方面的，一类是无法干预的原因，另一类是可以干预的原因。流行病学调查发现，许多因素为脑卒中发病的高危因素，常见的主要有以下几种：

1. **高血压** 高血压是最重要的脑卒中危险因素，收缩压或（和）舒张压增高都会增加脑卒中的发生风险，且呈线性关系。并且，血压与脑卒中的发病风险呈正相关。

2. **糖尿病** 糖尿病是缺血性卒中的独立危险因素，但不是出血性卒中的危险因素，糖尿病使缺血性卒中的患病风险增加 3.6 倍。高血糖可加重卒中患者的脑损伤程度。

3. **心脏病** 包括心脏瓣膜疾病、冠状动脉粥样硬化性心脏病、心肌梗死、非风湿性心房颤动、二尖瓣脱垂、心脏黏膜瘤和各种原因所致的心力衰竭均会增加脑血管病的发病率，是脑卒中危险因素。有效防治这些疾病可降低脑卒中的发生率。

4. 短暂性脑缺血 与脑卒中史及家族遗传史有关，短暂性脑缺血发生愈频繁，脑卒中风险愈高；有脑卒中史者脑血管病的复发率较一般人群高4倍。

5. 吸烟和酗酒 吸烟可提高血浆纤维蛋白原的含量，增加血液黏度和血管壁损害；尼古丁刺激交感神经导致血管收缩、血压升高。酗酒者脑卒中的发生率是一般人群的4~5倍，特别是容易增加出血性脑卒中的危险。

6. 高脂血症 易引发血液黏稠度增加，使脑动脉硬化速度加快。高胆固醇血症与缺血性脑卒中的发生关系密切。

7. 脑血管畸形。

8. 其他 脑卒中危险因素包括高龄、性别、种族、脑卒中家族史，饮食不当（如盐量、肉类、动物脂肪等摄入量过高）、缺乏运动、肥胖、用药不当的人。这些危险因素有些是可以预防的，在康复工作中及时进行脑卒中三级预防知识的宣教，对可控的危险因素早期加以干预，将可降低脑卒中的发生率、致残率及死亡率。

三、临床表现

1. 脑梗死 症状和体征：脑梗死起病年龄不一。起病极急骤，大多数无任何前驱症状。起病后常于数秒钟或很短时间内发展到高峰。个别患者可在数天内呈阶梯式进行性恶化，系由反复栓塞所致。脑栓塞可仅发生在单一动脉，也可广泛多发，因而临床表现不一。除颈内动脉栓塞外患者一般并不昏迷。一部分患者可在起病时有短暂的意识模糊、头痛或抽搐。因栓塞约4/5发生在脑底动脉环前半部的分布区，因而临床表现是面瘫、上肢单瘫、偏瘫、失语、局灶性抽搐等颈内动脉、大脑中动脉系统病变的表现。偏瘫也以面和上肢为重，下肢相对较轻。感觉和视觉可能有轻度影响。抽搐大多数为局限性，如为全身性大发作，则提示栓塞范围广泛，病情较重。1/5的脑栓塞发生在脑底动脉环的后半部的分布区，可出现椎基动脉系统病变的表现。

2. 脑出血 症状和体征：脑出血起病突然，常无先兆。常见诱发因素有情绪波动、体力劳动、饭后酒后、性生活、用力屏便和气候变化等。患者常突感头痛、头胀，随之呕吐，可很快出现意识和神经功能障碍，并进行性加重。脑叶出血者常表现为癫痫。发病时血压常明显升高。不同出血部位的临床表现如下：

（1）基底节出血：偏瘫或轻偏瘫、偏身感觉障碍和同向性偏盲（"三偏"），均发生于出血灶的对侧。随着出血量增多，患者意识障碍加重，并出现颅内压增高症状，甚至小脑幕裂孔下疝，导致呼吸和循环衰竭而死亡。

（2）脑叶出血：头痛明显。如出血位于脑中央区，有偏瘫、偏身感觉障碍，特别是辨别觉丧失。如出血在枕顶叶，可有同向偏盲。如发生在额叶，可有强握、吸吮反射，排尿困难，淡漠和反应迟钝。如有抽搐多为局灶性并限于偏瘫侧。优势半球出血者尚有失语、失读，记忆力减退和肢体失认等。

（3）丘脑出血：临床表现似壳核出血，但有双眼垂直方向活动障碍或双眼同向上或向下凝视，瞳孔缩小。患者长期处于呆滞状态。如血肿阻塞第三脑室，可出现颅内压增高症状和脑积水。

（4）脑桥出血：发病后患者很快进入昏迷状态。出血常先自一侧脑桥开始，表现为出血侧面瘫和对侧肢体迟缓性偏瘫（交叉性瘫痪）。头和双眼转向非出血侧，呈"凝视瘫肢"状。出血扩大并波及两侧脑桥，则出现双侧面瘫和四肢瘫痪。后者多为迟缓性，少数为痉挛性或呈去脑强直，双侧病理征阳性，眼球自主活动消失，瞳孔为针尖样，对光反应迟钝或消失，此征见于 1/3 患者，为脑桥出血特征症状，系由于脑桥内交感神经纤维受损所致。持续高热（≥ 39℃），乃因出血阻断丘脑下部对体温的调节。由于脑干呼吸中枢受影响，常出现不规则呼吸和呼吸困难。如双侧瞳孔散大，对光反应消失，呼吸不规则，脉搏和血压异常，体温不断上升或突然下降，均示病情危重。

（5）小脑出血：大多数患者有头痛、眩晕、呕吐，伴共济失调，站立时向患侧倾倒，患侧肢体不灵活，但无偏瘫、无失语，有构音障碍。少数患者发病迅速，短期内昏迷，出现脑干受压征、眼肌麻痹和小脑扁桃体下疝或急性脑积水表现。

（6）脑室出血：可是实质性出血破入脑室，也可以是单纯脑室出血。病情多危重，常在发病后 1~2 小时内进入昏迷，出现四肢抽搐或瘫痪，双侧病理征阳性。可有脑膜刺激征、多汗、呕吐、去脑强直。呼吸深沉带鼾声，后转为不规则。脉搏也由缓慢有力转为细速和不规则。血压不稳定，如血压下降、体温升高则多示预后不良。

四、辅助检查

1. **脑梗死** 常规 CT 检查，多数病例发病 24 小时后逐渐显示低密度灶。MRI 可清晰显示早期缺血性梗死，梗死后数小时即出现 T1 低信号，T2 高信号病灶。腰穿检查只在不能做 CT 检查、临床上难以区分脑梗死与脑出血时进行。

2. **脑出血** 头 CT 是确诊脑出血的首选检查；头 MRI 对幕上出血的诊断价值不如 CT，对幕下出血的检出率优于 CT；头 MRA、CTA 和 DSA 等可显示脑血管的位置、形态及分布等，并易于发现脑动脉瘤、脑血管畸形及 moyamoya 病等出血病因。

五、诊断

1. 脑梗死 中年以上高血压及动脉硬化患者突然发病，1 至数日出现局灶性损害症状体征，并可归因于某颅内动脉闭塞综合征，临床上应考虑急性脑梗死可能。CT 或 MRI 检查发现梗死灶可确诊。

2. 脑出血 50 岁以上患者，有长期高血压病史。活动中或情绪激动时突然起病，血压常明显增高，出现头痛、恶心、呕吐等颅内压升高的表现，有偏瘫、失语等局灶性神经功能缺损症状，可伴有意识障碍，高度怀疑脑出血，头部 CT 检查有助于明确诊断。

六、临床治疗

（一）脑梗死

1. 急性期治疗

（1）早期溶栓：在发病后 6 小时以内进行溶栓使血管再通，及时恢复血流和改善组织代谢可以挽救梗死周围仅有功能改变的缺血半暗带组织，防治范围扩大。溶栓治疗是目前最重要的恢复血流措施，重组组织型纤溶酶原激活（re-combinant tissue type plasminogen activator，rt-PA）和尿激酶（urokinase，UK）是我国目前使用的主要溶栓药物。① rt-PA：可与血栓中纤维蛋白结合成复合体，后者与纤溶酶原有高度亲和力，使之转变为纤溶酶，溶解新鲜的纤维蛋白。rt-PA 只引起局部溶栓，而不产生全身溶栓状态。剂量为 0.9mg/kg（最大剂量 90mg）静脉滴注，其中 10% 在最初 1 分钟内静脉推注，其余持续滴注 1 小时。② UK：可渗入血栓内，同时激活血栓内和循环中的纤溶酶原，起到局部溶栓作用，并使全身处于溶栓状态。剂量为 100 万 ~150 万 IU，溶于生理盐水 100~200ml 中，持续静滴 30 分钟。应用溶栓药物期间应严密监护患者。

（2）调整血压：急性期应维持患者血压于较平时稍高水平，以保证脑部灌注，防止梗死面积扩大。除非血压过高（收缩压 >220mmHg 或舒张压 >120mmHg 及平均动脉压 >130mmHg），不予应用降压药物，首先针对导致血压升高的相关因素如疼痛、呕吐、颅内压增高、焦虑、卒中后应激状态等采取措施。出现持续性低血压者，应补充血容量和增加心输出量，必要时可应用多巴胺、间羟胺等升压药物。

（3）防治脑水肿：脑水肿常于发病后 3~5 天达高峰，多见于大面积梗死。严重脑水肿和颅内压增高是急性重症脑梗死的常见并发症和主要死亡原因。当患者出现剧烈头痛、喷射性呕吐、意识障碍等高颅压征象时，常用 20% 甘露醇 125~250ml，快速静滴，1 次 /6~8 小时；心、肾功能不全的患者可改用呋塞米 20~40mg 静注，1 次 /6~8 小时。亦可用 10% 复方甘油、白蛋白等。

（4）控制血糖：急性期患者血糖升高较常见，可能为原有糖尿病的表现或应激反应。当血糖 >11mmol/L 时，应立即给予普通胰岛素治疗，控制血糖于 8.3mmol/L 以下；当血糖 <2.8mmol/L 时，给予 10%~20% 葡萄糖口服或静注。

（5）抗血小板聚集：未行溶栓治疗的患者应在发病后 48 小时内服用阿司匹林 100~325mg/d，但不主张在溶栓后 24 小时内应用，以免增加出血风险。急性期过后可改为预防剂量（100~300mg/d）。不能耐受阿司匹林者可口服氯吡格雷 75mg/d。

（6）抗凝治疗：常用药物包括肝素、低分子肝素和华法林。一般不推荐发病后急性期应用，抗凝药物可预防卒中复发，阻止病情恶化或改善预后。对于长期卧床患者，尤其是合并高凝状态有深静脉血栓形成和肺栓塞趋势者，可应用低分子肝素预防治疗。心房颤动者可应用华法林治疗。

（7）脑保护治疗：应用胞磷胆碱、钙通道拮抗剂尼莫地平、自由基清除剂依达拉奉、脑蛋白水解物等药物和采用头部或全身亚低温治疗，可通过降低脑代谢，干预缺血引发细胞毒性机制而减轻缺血性脑损伤。

（8）高压氧舱治疗：对呼吸正常，呼吸道无明显分泌物，无抽搐以及血压正常的脑血栓形成患者，宜尽早配合高压氧舱治疗。高压氧舱治疗脑血栓形成的机制为：①提高血氧供应，增加有效弥散距离，促进侧支循环形成；②在高压氧状态中，正常脑血管收缩，从而出现了"反盗血"现象，增加了病变部位脑血液灌注；③脑组织有氧代谢增强，能量产生增多，加速酸性代谢产物的清除为神经组织的再生和神经功能的恢复提供了良好的物质基础。

（9）中医中药治疗：丹参、川芎嗪、三七、葛根素、银杏叶制剂等可降低血小板聚集和血液黏滞度、抗凝、改善脑循环。

（10）外科或介入治疗：对大脑半球的大面积梗死，可行开颅降压术和（或）部分脑组织切除术；伴有脑积水者可行脑室引流；颈动脉狭窄 >70% 的患者可考虑颈动脉内膜切除术、血管成形术和血管内支架置入术。

（11）早期康复治疗：如果患者神经功能缺损的症状和体征不再加重，生命体征稳定，即可进行早期康复治疗，目的是减少并发症出现和纠正功能障碍，调控心理状态，为提高患者的生活质量打好基础。如加强卧床患者体位的管理：进行良肢位的摆放、加强呼吸道管理和皮肤的管理以预防感染和压疮，进行肢体被动或主动运动以防关节挛缩和肌肉萎缩等。

2. 恢复期治疗 继续稳定患者的病情，高血压患者控制血压，高血脂患者控制血脂等。恢复期患者的患侧肢体由迟缓性瘫痪逐渐进入痉挛性瘫痪，康复治疗是重要的治疗手段。原则是综合各种康复手段如物理疗法、针灸、言语训练、认知训练、吞咽功能训练、合理使用各种支具，促进患者患肢随意运动的出现，强化日常生活活动能力（ADL）训练，为患者早日回归家庭和社会做好必要的准备。

（二）脑出血

脑出血处理的关键在"防患于未然"，其中控制高血压是预防的核心。对已发生脑出血者，脑出血治疗的目标是控制增高的颅内压，防止脑疝形成；控制血压防止血肿扩大并保证脑灌注；治疗各种并发症和合并症；尽早康复减轻残障。

1. **一般治疗**　卧床休息，密切观察生命体征，保持呼吸道通畅，吸氧，保持肢体的功能位，鼻饲，预防感染，维持水电解质平衡等。

2. **脱水降颅压**　脑出血后48小时脑水肿达高峰，维持3~5天后逐渐降低，可持续2~3周或更长。脑水肿可使颅内压增高，并致脑疝形成，是导致患者死亡的直接原因。积极控制脑水肿、降低颅内压是脑出血急性期治疗的重要环节。可选用：① 20% 甘露醇 125~250ml，快速静滴，1次/6~8小时，疗程7~10天。②呋塞米 20~40mg 静注，2~4次/天。③甘油果糖 500ml 静滴，3~6小时滴完，1~2次/天，脱水降颅压作用较甘露醇缓和，用于轻症患者、重症患者病情好转期和肾功能不全者。

3. **调控血压**　脑出血后血压升高，是机体对颅内压升高的自动调节反应，以保持相对稳定的脑血流量，当颅内压下降时血压也随之下降。因此，脑出血急性期一般不予应用降压药物，而以脱水降颅压治疗为基础。但血压过高时，可增加再出血的风险，应及时控制血压。当血压 ≥ 200/110mmHg 时，应采取降压治疗，使血压维持在略高于发病前水平或 180/105mmHg 左右。收缩压 180~200mmHg 或舒张压 100~110mmHg，暂不用降压药物。

脑出血患者血压降低速度和幅度不宜过快、过大，以免造成脑低灌注；血压过低者，应进行升压治疗以维持足够的脑灌注。急性期血压骤然下降提示病情危重。脑出血恢复期应将血压控制在正常范围。

4. **止血和凝血治疗**　仅用于并发消化道出血或有凝血障碍时，对高血压性脑出血无效。常用 6–氨基己酸、对羧基苄氨、氨甲环酸等。应激性溃疡导致消化道出血时，可用西咪替丁、奥美拉唑等药物。

5. **外科治疗**　壳核出血量 >30ml，小脑或丘脑出血 >10ml，或颅内压明显增高内科治疗无效者，可考虑行开颅血肿清除、脑室穿刺引流、经皮钻孔血肿穿刺抽吸等手术治疗。一般认为手术应在发病后 6~24 小时内进行。

6. **亚低温疗法**　亚低温疗法是在应用肌松剂和控制呼吸的基础上，采用降温毯、降温仪、降温头盔等进行全身和头部局部降温，将温度控制在 32~35℃。局部亚低温治疗是脑出血的一种新的辅助治疗方法，可减轻脑水肿，减少自由基生成，促进神经功能缺损恢复，改善患者预后，且无不良反应，安全有效。初步的基础与临床研究认为，脑出血发生后越早应用亚低温越好。

7. 康复治疗 早期将患肢置于功能位。患者生命体征稳定、病情不再进展，应尽早进行肢体、语言功能和心理的康复治疗，以恢复其神经功能，提高生存质量。

七、照护

1. 用药护理 患者常联合应用溶栓、抗凝、脑代谢活化剂等多种药物治疗。

护士应熟悉患者所用药物的药理作用、用药注意事项、不良反应和观察要点，遵医嘱正确用药。

（1）溶栓和抗凝药物：应严格掌握药物剂量，观察有无黑便、牙龈出血、皮肤瘀点瘀斑等出血表现，监测出凝血时间和凝血酶原时间。密切观察症状和体征的变化，如患者原有症状和体征加重，或出现严重头痛、血压增高、脉搏减慢、恶心呕吐等，应考虑继发颅内出血，立即停用溶栓和抗凝药物，协助紧急头颅 CT 检查。观察有无栓子脱落所致其他部位栓塞的表现，如肠系膜上动脉栓塞引起的腹痛、下肢静脉栓塞所致皮肤肿胀、发红及肢体疼痛和功能障碍，发现异常应及时报告医生处理。

（2）甘露醇：选择较粗大的静脉给药，以保证药物能快速静滴（250ml 在 15~30 分钟内滴完），注意观察用药后患者的尿量和尿液颜色，准确记录 24 小时出入量；定时复查尿常规、血生化和肾功能，观察有无药物结晶阻塞肾小管所致少尿、血尿、蛋白尿及血尿素氮升高等急性肾衰竭的表现；观察有无脱水速度过快所致头痛、呕吐、意识障碍等低颅压综合征的表现，并注意与高颅压进行鉴别。

（3）降压药应用：有高血压的患者要坚持服用降压药，高血压患者患脑卒中的风险明显高于无高血压的患者，长期持续的高血压，可加速动脉硬化，在突然增高血管内压力时，血管破裂发生脑出血，后果非常严重，所以要坚持服用降压片，并监测血压。

2. 氧疗护理 氧气是生命所必需的物质，由于各种原因，如果组织得不到足够的氧或不能利用氧，组织的代谢、功能都可能发生异常改变，这一过程就称为缺氧。此时我们就需要有针对性地进行氧疗。那么，我们又该如何做到有针对性呢？这就需要我们从不同的角度先对缺氧症状予以划分，方可做到有的放矢。缺氧有轻度缺氧：无发绀，呼吸困难不明显，神志清楚，一般不需要氧疗；中度缺氧：发绀明显，呼吸困难明显，神志清楚或烦躁，需要氧疗；重度缺氧：发绀显著，呼吸困难有严重三凹征，神志不清，呈昏迷或半昏迷，出现低氧血症需立即氧疗。

高压氧舱治疗：对呼吸正常，呼吸道无明显分泌物，无抽搐以及血压正常的脑血栓形成患者，宜尽早配合高压氧舱治疗。

高压氧舱治疗脑血栓形成的机制为：

（1）提高血氧供应，增加有效弥散距离，促进侧支循环形成。

（2）在高压氧状态中，正常脑血管收缩，从而出现了"反盗血"现象，增加了病变部位脑血液灌注。

（3）脑组织有氧代谢增强，能量产生增多，加速酸性代谢产物的清除，为神经组织的再生和神经功能的恢复提供了良好的物质基础。

加强氧疗的科普教育自始至终贯穿整个氧疗护理全过程，安全指导要强化患者的安全用氧意识。氧气本身不会燃烧，但它是助燃气体，使用时注意防热、放火、防油、防震，严禁在病区内吸烟。使用氧气筒时随时查看氧气的压力，小于 5Mpa 时应换瓶，以免充气时发生危险。

3. 饮食护理

（1）体位选择：选择既安全又有利于进食的体位。能坐起的患者取坐位进食，头略前屈，不能坐起的患者取仰卧位将床头摇起 30°，头下垫枕使头部前屈。此种体位下进食，食物不易从口腔中漏出，又有利于食团向舌根运送，还可以减少向鼻腔逆流及误吸的危险。

（2）吞咽方法的选择：空吞咽和吞咽食物交替进行；侧方吞咽：吞咽时头侧向健侧肩部，防止食物残留在患侧梨状隐窝内，尤其适合偏瘫的患者；点头样吞咽：吞咽时，配合头前屈、下颌内收如点头样的动作，加强对气道的保护，利于食物进入食管。

（3）对不能吞咽的患者，应予鼻饲饮食，鼻饲时抬高床头 30°~45°，检查胃管植入长度，接注射器于胃管末端，抽吸有胃液，或者有负压，确定在胃内注入少量温开水润滑鼻饲管，鼻饲液温度 38~40℃为宜，一次鼻饲量不超过 200ml，时间间隔不少于 2 小时，注入食物或水时避免注入空气，避免推注速度过快、避免鼻饲液过冷过热。新鲜果汁与奶液应分别注入，避免产生凝块，每次用注射器抽吸鼻饲液时，应反折胃管末端，防止导管内容物反流或空气进入造成腹胀，鼻饲注入完毕后应再次注入少量温水，冲净，避免食物积存于管腔中变质腐败，造成鼻饲管堵塞或者胃肠炎，将胃管末端反折并用纱布包好，妥善放置好，防止食物反流及鼻饲管滑脱，洗净注食器，放好备用，鼻饲后 30 分钟内禁止翻身、拍背、吸痰等操作。

（4）食物的选择：选择食物前应给予吞咽障碍的评估，简单的就是"洼田饮水实验"：嘱患者取坐位，将 30ml 温水递给患者，让其"像平常一样喝下"，记录饮水情况：Ⅰ.可 1 次喝完，无呛咳；Ⅱ.分 2 次以上喝完，无呛咳；Ⅲ.能 1 次喝完，但有呛咳；Ⅳ.分 2 次以上喝完，且有呛咳；Ⅴ.常常呛住，难以全部喝完。情况Ⅰ，若 5 秒内喝完，为正常；超过 5 秒，则可疑有吞咽障碍；情况Ⅱ也为可疑；情况Ⅲ、Ⅳ、Ⅴ则确定有吞咽障碍。

食物种类上选择：

1）应限制动物脂肪，如猪油、牛油、奶油等，以及含胆固醇较高的食物，如蛋黄、鱼子、动物内脏、肥肉等，因为这些食物可使胆固醇浓度明显升高，促进动脉硬化；可采用植物油，如橄榄油和菜籽油烹饪，因其中所含不饱和脂肪可促进胆固醇排泄及转化为胆汁酸，从而达到降低血中胆固醇含量，推迟和减轻动脉硬化目的。每日烹调油少于半两。

2）饮食中应有适当蛋白质，常吃些蛋清、瘦肉、鱼类和各种豆类及豆制品以供给身体所需要的氨基酸。一般每日饮牛奶及酸牛奶各一杯，因牛奶中含有牛奶因子和乳清酸，能抑制体内胆固醇的合成，降低血脂及胆固醇的含量。饮牛奶时可将奶皮去掉。豆类含豆固醇，也有促进胆固醇排出的作用。一周至少吃两次鱼。

3）要多吃新鲜蔬菜和水果，如橙子，橘子，青菜，蘑菇等因其中含维生素C和钾、镁等。维生素C可降低胆固醇，增强抵抗力。

4）可多吃含碘丰富的食物，如海带、紫菜、虾米等海产品，碘可减少胆固醇在动脉壁沉积，防止动脉硬化的发生，增强血管的致密性，防止出血，钾、镁对血管有保护作用。

5）每日食盐在6g以下为宜，因食盐中含有大量钠离子，人体摄入钠离子过多，可增加血容量和心脏负担，并能增加血液黏稠度，从而使血压升高，对中风患者不利。

6）忌用兴奋神经系统的食物，如酒、浓茶、咖啡及刺激性强的食物如辣椒等。此外，少喝鸡汤、肉汤等高汤，对保护心脑血管系统及神经系统有益，且禁忌暴食。

选择患者喜爱的营养丰富易消化的食物，注意食物的色、香、味及温度，为防止误吸及食道黏膜烫伤，便于食物在口腔内的移送和吞咽，食物应符合：柔软，密度与性状均一；不易松散有一定黏度；能够变形，利于顺利通过口腔和咽部；不易粘在黏膜上。故可将食物调成糊状或通过烹调时勾芡，使食物易于形成食团便于吞咽。

4. 心理护理　因偏瘫、肢体及失语和语言功能障碍，恢复速度慢、需时长，日常生活需依赖他人照顾，可使患者产生焦虑、抑郁等心理问题，进而影响疾病的康复和患者生活质量。首先护理人员应掌握患者的心理变化，精神上给予同情，同时对他们的生活上要给予更多的照顾，把生活用品放在伸手可及处，病房内的设备也要尽量满足部分患者的独立性，给患者提供轮椅，走廊及卫生间设扶手，地面干燥无水，有些脑卒中患者会有情绪上变化，护理人员一定要多给予理解和帮助，多关心患者，鼓励其表达自己内心的感受，避免任何刺激语句及伤害患者的行为，要耐心倾听患者的主诉，不要打断患者的谈话，不可表现出厌烦情绪，对患者的健忘和唠叨要给予理解，能办到的事尽量帮助其完成，失语的患者可以为其提供笔和纸，鼓励其写出他的感受和要求。同时护理人员也要多与患者和家属沟通，耐心解答患者和家属提出的问题，解除患者思想顾虑，减轻患者及家属的思想负担，鼓励患者和家属主动参与治疗、护理活动。鼓励亲友按时探视，以减轻老人的孤独感，并告知亲友探视时不要说一些令其兴奋或者不快的事情，以免引起其情绪波动。

八、康复

（一）康复评定

1. 躯体功能评定

运动功能：包括以下几个方面，可根据患者身体情况加以选择。

（1）肌张力及痉挛：可采用临床肌张力分级和改良 Ashworth 痉挛量表评定。

（2）肌力：可采用徒手肌力检查法；有条件也可以作等速肌力测定。

（3）平衡：可采用平衡量表（如 Berg 平衡量表、Minetti 能力量表）评定，有条件可以用平衡测试仪检测。

（4）步行能力：主要通过临床观察患者在步态周期中不同时相的表现进行分析，也可以用"站起走"计时测试、6 分钟或 10 分钟步行测试评定；有条件可以采用步态分析系统测试。

（5）整体运动功能：如 Brenstrom 体功能恢复分期、Fugl-Meyer 运动功能评定。

2. 认知功能评定
筛查量表：简明智能状态检查（MMSE）、蒙特利尔认知评估量表（MoCA），彻查量表：洛文斯顿作业疗法认知评定成套测验（LOTCA）、韦氏智力量表（W1S）。

3. 运动功能评定
MMT 徒手肌力检查法（主要用于周围神经损伤检查）、Brunnstrom 法、Ashworth 分级量表、关节活动度评定、Berg 平衡量表法、步态分析。

4. 感觉功能评定
以健侧为标准，对深感觉、浅感觉进行评级评定。

5. 言语功能评定
西方失语症成套测验（WAB）、汉语失语症成套测评（ABC 法）、汉语标准失语症测评表（中康 CRRCAE）。

6. 构音障碍评定
构音器官检查、构音检查。

7. 吞咽功能评定
筛查：临床综合评估、饮水试验（water swallow test）、电视 X 线透视吞咽功能研究（videofluoroscopic swallowing study，VFSS）、纤维光学内镜吞咽功能检查（fiberopticendoscopic examination of swallowing，FEES）。

8. 心理精神功能评定 观察法、访谈法、主观标尺法、心理测验法、ZUNG 自评量表、汉密尔顿焦虑、抑郁量表。

9. 生活质量评定 改良 Barthel 指数、功能独立性评定量表（FIM）。

由于脑卒中时脑损伤的原因和性质不同，其临床表现可以为 TIA 发作、腔隙性梗死、脑出血、脑梗死、脑栓塞、蛛网膜下腔出血等，由于损伤的部位和范围大小不同，可以表现为颈内动脉综合征、大脑中动脉综合征、大脑前动脉综合征、椎基底动脉综合征等，由于大脑两半球功能的不对称性，不同侧的（特别是不同侧的皮质）损害，临床在言语功能和认知功能的损害上也是不同的。因此，在评定脑卒中损伤时应尽量予以全面的考虑。

康复评定时，不仅要考虑患者的身体，还必须考虑患者的心理状态和家庭及社会支持的具体情况。这对于患者出院后康复计划的安排和最终康复后果的判定是十分重要的。

（二）康复治疗

1. 适应证和禁忌证

（1）适应证：无特殊禁忌的脑血管意外患者。

（2）禁忌证：生命体征不稳定，如发热（体温 >38℃）、血压波动大、症状继续进展的患者。

2. 康复治疗目的和原则

（1）治疗目的：①急性期的治疗目的：主要是诱发肢体的随意运动，预防继发性损害（如压疮、呼吸道感染等），防止出现异常运动模式。②恢复期的治疗目的：促进运动功能恢复，改善肢体的选择性运动，抑制不正常的联合反应，改善步行能力，提高手的精细功能和预防可能出现的肩关节半脱位、肩手综合征（复合性区域性疼痛综合征）、关节僵硬等合并症。具体包括：改善功能，最大限度地恢复或改善患者的运动、认知、言语等功能；提高生活自理能力，尽可能恢复或改善患者的日常生活活动能力，提高患者的生活自理能力；提高患者的生活质量，使患者重返社会。

（2）治疗原则：①早期开始：对生命体征稳定、症状无进展、神志清醒的患者，即可开始治疗。对昏迷患者或住在重症监护病房的患者，只要没有发热、瘫痪没有进展、血压稳定，也可以开始肢体的被动活动或通过物理因子干预。②综合治疗：除了药物治疗之外，主要采取物理治疗、作业治疗、言语治疗、心理治疗、康复护理、康复生物工程，以及中医治疗（包括针灸、中药）。③循序渐进：治疗项目由少到多，治疗时间逐渐增加，治疗强度逐渐加大；治疗中外界给予患者的帮助逐渐减少，患者的主动参与逐渐增多。④持之以恒：从发病开始，康复即介入，直至患者的功能达到最大程度的恢复。

3. 不同病期的康复治疗

（1）急性期：病后数日，以急诊抢救为主。如果患者神志清醒，病情无进展，应尽早康复治疗。①预防并发症：可采取定时翻身（一般每 2h 翻身一次）或使用翻身床、交替充气气垫床等措施来预防压疮；保持呼吸道通畅，预防呼吸道感染；经常活动肢体，预防深静脉血栓形成等。②预防关节挛缩、变形：按摩可促进血液淋巴回流，减轻肢体水肿；被动活动瘫痪的肢体可以维持肌张力和关节活动范围；抗痉挛体位的摆放可预防异常模式的发展。例如，仰卧位时的抗痉挛体位：上肢肩稍上抬前挺，上臂外旋稍外展，肘腕伸展，掌心向上，手指伸展并分开；下肢骨盆和髋前挺，大腿稍向内收并稍内旋，患侧大腿外侧放置垫物以防下肢外旋，膝关节稍垫起微屈，踝关节 90°，足尖向上。

（2）恢复期：急性期后，患者生命体征稳定，意识清楚，即可进行功能训练，恢复期一般可分为迟缓性瘫痪期、痉挛期和改善期。①迟缓性瘫痪期：即 Brunnstrom Ⅰ 期，治疗重点是恢复或提高肌张力，诱发肢体的主动运动。②痉挛性瘫痪期：即 Brunnstrom Ⅱ、Ⅲ 期，治疗重点是缓解肌痉挛、控制异常的运动模式，促进分离运动的出现。③运动控制改善期：即 Brunnstrom Ⅳ、Ⅴ 期，治疗重点是进一步降低肌痉挛，恢复正常的肌张力，促进肢体的选择性运动，改善运动的协调和运动的控制。运动控制的训练根据正常的运动发育规律，由简到繁、由易到难地进行，以翻身→坐→坐位平衡→双膝立位平衡→单膝立位平衡→坐到站→站位平衡→步行的顺序循序渐进进行。

4. 康复措施与方法

（1）早期或迟缓性瘫痪期

1）正确体位的放置：采取抗痉挛体位，定时翻身。

2）保持关节活动范围：对有肢体瘫痪的患者，四肢关节应由被动运动、主动－辅助运动逐渐过渡到主动运动。早期肢体的被动运动可以 10~15 分钟/次，2~3 次/天。意识清醒的患者可以用健侧手握住患侧手来带动患侧肢体完成主动－辅助运动；完成主动运动时应避免诱发肢体的病理模式或利用协同运动来。

3）诱发肢体的随意运动：可采用 Brunnstrom 技术、Bobath 技术、Rood 技术、PNF 技术以及运动再学习技术中具有诱发肢体随意运动的方法。

4）床上运动：如果病情允许，可以进行桥式运动（由双桥到单桥）、床上翻身训练（健侧向患侧，患侧向健侧）、床上坐起及坐位平衡训练（由静态平衡至动态平衡）。

5）体位转移训练：如果病情允许并已经掌握了床上坐起及坐位平衡能力，可以进行床－椅转移、坐－站转移及站立训练（由靠斜床站立、扶持站立到独自站立）。

6）其他的物理因子治疗：①直流电碘离子导入疗法：一般采用眼枕或额枕法，电流强度 1~5mA，20 分钟 / 次，1~2 次 / 天，10 天一个疗程。②功能性电刺激疗法：电极放在瘫痪肢体的运动点上，频率为 20~30Hz，电流强度为患者最大耐受量，20~30 分 / 次，1~2 次 / 天，10 天一个疗程。③经颅电刺激疗法：主电极放在双侧乳突，辅电极放在双侧合谷穴。45 分 / 次，1 次 / 天，10 次一个疗程。

7）高压氧治疗：不能独自坐的患者可以入单人舱，可以独自靠坐 1.5 小时的患者可以入多人舱。

8）中医治疗：可采用针灸、按摩等方法。

（2）恢复期或痉挛期：除了继续迟缓性瘫痪期的治疗之外，重点实施以下治疗：

1）抑制痉挛肌群的肌张力：采用抗痉挛体位、系列夹板、Bobath 技术、治疗球等。

2）增强患肢运动功能的训练：可以采用 Rod 技术、PNF 和运动再学习技术。训练的重点躯干是屈伸和旋转功能，上肢是肩胛带和肩关节的活动、肘的屈伸控制；下肢是屈伸膝活动、踝背伸控制、伸髋屈膝活动以及伸髋屈膝踝背伸的控制。

3）平衡控制训练：包括坐位静态和动态平衡、坐位到站立位的动态平衡、站立位的静态和动态平衡能力控制训练。具体方法可以使用平衡训练板、治疗球（Bobath 球）、平行杠内训练。有条件的还可以借助于平衡训练仪训练。

4）步态训练：包括原地单腿支撑、交替单腿支撑、原地迈步，平行杠内行走、室内、室外行走、上、下楼梯训练。有条件时可利用减重步行训练系统。

5）其他的物理因子治疗：包括水疗法、温热疗法、痉挛肌电刺激等应用时可以根据具体情况适当选择。

6）作业治疗：重点在上肢功能的训练、日常生活活动能力的训练以及感知和认知功能的训练。①上肢功能的训练法包括肩、肘关节活动的控制，前臂旋前旋后的训练，手的精细动作和协调性、灵巧性训练。②日常生活活动的训练包括训练穿脱衣服、如厕及沐浴的指导和训练，以及自助具的应用（如餐具、梳洗修饰、穿着、洗澡等自助具）。③对某些患者经积极的康复治疗，腕手、踝足的功能仍没有完全恢复，可佩戴适当的支具，如固定式休息位低温热塑腕手夹板、功能位低温热塑腕手夹板、休息位低温热塑踝足夹板和活动式前臂夹板等。④对有偏盲的患者，先让患者了解自己的缺陷，然后进行双侧活动的训练，例如，将物体放在两侧，让患者通过转头，将有效部分的视野作水平扫描，以补其不足，或用拼板拼排左右结构的图案，用文字删去法多次训练患者，使患者认识到因视野缺损而漏删的部分文字。

7）言语治疗：包括失语症和构音障碍的治疗。①个性化训练：由治疗师对患者进行一对一的训练。②集体治疗：把有类似言语障碍的患者分为一组，由治疗师进行训练。③自主训练：患者接受一段时间的治疗并掌握了一些交流技巧后，布置任务让患者自己训练。④家庭治疗：由治疗师设计治疗方案，指导家属对患者进行治疗，定期复查。⑤交流辅助工具：对于严重言语障碍患者，经过系统的言语训练仍无法改善言语功能，可以通过辅助交流工具，如交流板进行交流。

8）心理治疗：有抑郁或焦虑症的患者，给予针对性的心理辅导或咨询。

9）传统中医康复：包括中药、针灸、中医按摩等方法。

（3）后遗症期：发病2年以后进入后遗症期。

1）继续进行恢复期的各项康复训练，以进一步改善功能或防止功能的减退。

2）充分利用残余功能，尽可能改善患者的周围环境条件以适应残疾，争取日常生活在最大限度内自理。对功能恢复很差者，重点是发挥健侧肢体的代偿功能。

3）对有工作潜力的、尚未退休的患者，酌情进行职业康复训练，使患者尽可能回归社会。

4）适时使用必要的辅助器具（如手杖、步行器、轮椅、支具）以补偿患肢功能。

5）如果有可能，对家庭和居住的小区环境做必要的改造。

6）重视职业、社会、心理康复。

（4）其他症状的处理

1）面肌运动障碍：中枢性面瘫是一侧皮质脑干束受损的病损，对侧眼眶以下的面肌瘫痪，一般经过面肌按摩、主动运动训练、电疗法或针灸等处理可望得到恢复。

2）吞咽困难：由真性或假性延髓麻痹所致，以后者多见。表现为吞咽肌麻痹引起的饮水或进食误入气管而发生呛咳。患者宜采取坐位进食，并进行吞咽动作训练，亦可配合针灸治疗，严重者鼻饲管进食。

5. 注意事项 脑卒中患者在康复训练中的主要危险因素有脑血管意外复发、心血管并发症、跌倒致软组织损伤或骨折、继发肺栓塞、手法不当引起肩关节半脱位等，在康复中要予以监护和防范。同时要使患者保持平稳的情绪，训练过程中要适当休息，避免过度疲劳。

（张科香　曹锦兰）

第二节 帕金森病

一、概念

帕金森病又称特发性帕金森病，也称为震颤麻痹，是中老年人常见的神经系统变性疾病，也是中老年人最常见的锥体外系疾病。该病的主要临床特点：静止性震颤、动作迟缓及减少、肌张力增高、姿势不稳等为主要特征。帕金森综合征即震颤麻痹综合征，主要由脑动脉硬化，多发性脑梗死，长期应用抗精神病药物、感染、中毒等多种原因所致的以运动减少、肌张力增高、静止性震颤为主要临床表现的锥体外系疾病。本病起病缓慢，逐渐进展。

二、病因

特发性帕金森病（idiopathic Parkinson's disease）病因至今未明。目前的研究倾向于与年龄老化、遗传易感性和环境毒素的接触等综合因素有关。

1. **年龄老化** 帕金森病主要发生于中老年人，40岁以前发病少见，提示老龄与发病有关。研究发现，自30岁以后，黑质多巴胺能神经元、酪氨酸氧化酶和多巴脱羧酶活力降低，纹状体多巴胺递质水平随年龄增长逐渐减少。然而，仅少数老年人得此病，说明生理性多巴胺能神经元病变不足以致病，年龄老化只是本病发病的促发因素。

2. **环境因素** 流行病学调查结果发现，帕金森病的患病率存在地区差异，人们怀疑环境中可能存在一些有毒的物质，损伤了大脑的神经元。

3. **遗传易患性** 近年在家族性帕金森病患者中曾发现，共同核素基因的Alalpha-53THr突变，但未被证实。

4. **家族遗传性** 医学家们在长期的实践中发现帕金森病似乎有家族聚集的倾向，有帕金森病患者的家族其亲属的发病率较正常人群高一些。

目前普遍认为，帕金森并非单一因素，多种因素可能参与其中。遗传因素可使患病易感性增加，只有在环境因素及衰老的相互作用下，通过氧化应激，线粒体功能衰竭，钙超载、兴奋性氨基酸毒性作用、细胞凋亡、免疫异常等机制才导致黑质多巴胺能神经元大量变性丢失而发病。

三、临床表现

帕金森病的症状体征主要包括：

1. **静止性震颤** 为帕金森疾病最常见的症状，表现为双手震颤，静止时明显，紧张时加重，睡眠时消失，有节律性。

2. 运动迟缓 为帕金森疾病最典型的特征，帕金森病为神经递质功能紊乱引起多巴胺和胆碱能亢进的疾病，胆碱功能亢进会导致行动迟缓，反应迟钝，感觉障碍。

3. 肌张力增高 帕金森患者四肢僵硬，屈肌和伸肌张力均会增高，即铅管样增高，面部、颈部、躯干部等肌张力增高，患者表现为走路时身体前倾、面部呆板。

4. 姿势步态异常 帕金森患者走路时身体呈前屈前倾样，步幅较窄，呈小碎步步态。

5. 情绪异常 产生焦虑、抑郁、暴躁等情绪。

6. 痴呆 晚期患者记忆力下降、认知功能和执行功能减退。

7. 其他 胃纳差、大便秘结、头晕、体位性低血压等症状。

四、辅助检查

1. 一般常规及脑脊液常规检查无异常。

2. 高效液相色谱法（HPLC）和高效液相色谱－电化学法（HPLC-EC）检测患者脑脊液和尿中 HVA 含量降低，放免法测定脑脊液生长抑素含量降低。

3. 颅脑 CT、MRI 无特征性改变。

4. 功能显像检测（DA 受体功能显像，DA 转运体功能显像，神经递质功能显像）单光子发射计算机体层扫描（SPECT）及正电子发射体层扫描（PET）对诊断早期帕金森病甚有帮助。

5. 基因检测在少数家族性帕金森病患者中有一定意义，但因尚未确定致病基因，基因分析受到很多因素影响。

6. **药物试验** 包括左旋多巴试验、美多巴弥散剂试验、阿朴吗啡试验。

五、诊断

帕金森病主要需与其他原因所致的帕金森综合征相鉴别。帕金森综合征是一个大的范畴，包括原发性帕金森病、帕金森叠加综合征、继发性帕金森综合征和遗传变性性帕金森综合征。症状体征不对称、静止性震颤、对左旋多巴制剂治疗敏感多提示原发性帕金森病。

1. 帕金森叠加综合征 帕金森叠加综合征包括多系统萎缩（MSA）、进行性核上性麻痹（PSP）和皮质基底节变性（CBD）等。在疾病早期即出现突出的语言和步态障碍，姿势不稳中轴肌张力明显高于四肢，无静止性震颤，突出的自主神经功能障碍，对左旋多巴无反应或疗效不持续均提示帕金森叠加综合征的可能。尽管上述线索有助于判定帕金森叠加综合征的诊断，但要明确具体的亚型则较困难。一般来说，存在突出的体位性低血压或伴随有小脑体征者多提示多系统萎缩。垂直注视麻痹，尤其是下视困难，颈部过伸、早期跌倒多提示进行性核上性麻痹。不对称性的局限性肌张力增高，肌阵挛，失用，异己肢现象多提示皮质基底节变性。

2. 继发性帕金森综合征 此综合征是由药物、感染、中毒、脑卒中、外伤等明确的病因所致。通过仔细地询问病史及相应的实验室检查，此类疾病一般较易与原发性帕金森病鉴别。药物是最常见的导致继发性帕金森综合征的原因。用于治疗精神疾病的神经安定剂（吩噻嗪类和丁酰苯类）是最常见的致病药物。需要注意的是，有时候我们也会使用这些药物治疗呕吐等非精神类疾病，如应用异丙嗪止吐。

其他可引起或加重帕金森样症状的药物包括利血平、氟桂利嗪、甲氧氯普胺、锂等。

3. 特发性震颤（essential tremor，ET） 此病隐袭起病，进展很缓慢或长期缓解。约三分之一患者有家族史。震颤是唯一的临床症状，主要表现为姿势性震颤和动作性震颤，即身体保持某一姿势或做动作时易于出现震颤。震颤常累及双侧肢体，头部也较常受累。频率为 6~12Hz。情绪激动或紧张时可加重，静止时减轻或消失。此病与帕金森病突出的不同在于特发性震颤起病多为双侧症状，不伴有运动迟缓，无静止性震颤，疾病进展很慢，多有家族史，有相当一部分患者生活质量几乎不受影响。

4. 其他遗传变性性帕金森综合征 往往伴随有其他的症状和体征，因此一般不难鉴别。如肝豆状核变性可伴有角膜色素环和肝功能损害。抑郁症患者可出现表情缺乏、思维迟滞，运动减少，有时易误诊为帕金森病，但抑郁症一般不伴有静止性震颤和肌强直，对称起病，有明显的情绪低落和快感缺乏可资鉴别。

六、临床治疗

1. 物理治疗 进行针灸、按摩等手段，促进康复，另外针对合并症治疗，亦可广泛使用中药内服、外用；以及理疗：利用水疗、光疗、生物反馈等有针对性促进康复。

2. 营养疗法 多吃水果蔬菜，确保营养的平衡，根据自身的病情合理调节饮食，保持营养充分，增强体质。

3. CNS 靶向因子修复体系 是一种巩固、综合、整体、系统的全新疗法。能够全面激活、修复神经细胞，内外兼治双向作用，快速根除神经系统疾病，彻底攻克了神经科疾病难题，是目前唯一能临床康复治疗神经系统疾病的特效疗法。

4. 临床康复 用护理和药物等手段，预防各种合并症发生，亦可进行一些治疗性临床处理，减轻症状，促进功能恢复。

5. 心理治疗 针对心理不同阶段如否认、愤怒、抑郁、反对独立要求适应等各个阶段的改变制订出心理治疗计划，可以进行个别和集体，家庭、行为等多种方法。

七、照护

1. 避免诱因

（1）遗传因素：研究发现帕金森在一些家族中呈聚集现象，约10% 帕金森患者有家族史，呈不完全外显的常染色体显性遗传。

（2）环境因素：这是帕金森患病的一个重要因素。特别是农药、金属和工业溶剂。最近，人们还注重了遗传与环境因素交互作用对发病产生的影响。

（3）脑力劳动：脑力劳动也是引起帕金森的病因。推测帕金森的发病与长期精神紧张、体力活动少和高脂饮食可能有关。所以，避免过度紧张，积极参加体育锻炼，合理膳食和适量饮茶，可能有助于预防或推迟帕金森的发病。

（4）年龄老化：帕金森主要发生于中老年，40岁前发病少见，随着年龄增长帕金森患病率逐渐增高，但老龄只是帕金森的促发因素，不是唯一因素。

（5）中毒因素：最常见的就是一氧化碳中毒，就是我们常见的煤气中毒，这在北方较多见。患者多有中毒的急性病史，以后逐渐出现弥漫性脑损害的征象，包括全身强直和轻度的震颤。

（6）药物因素：假如在生活中长期的服用抗精神病的药物，就有可能产生类似帕金森病的症状，停药后完全消失。

（7）感染因素：一般患有脑炎的患者会在患病期间出现帕金森病，如甲型脑炎，多在愈后有数年潜伏期，逐渐出现严重而持久的帕金森综合征。

2. 饮食护理 饮食治疗是帕金森综合征的辅助治疗方法之一，目的在于维持老年人较佳的营养和身体状况，并通过调整饮食，使药物治疗达到更好的效果。并结合老年人实际情况，饮食喜好，来注意饮食的配比结构，饮食上应给予高热量、高维生素、低盐低脂、适量优质蛋白的易消化饮食。

（1）经常适量吃奶类和豆类：奶类含丰富的钙质。钙是骨骼构成的重要元素，因此对于容易发生骨质疏松（骨质疏松症由多种因素所致，它的基本病理机理是骨代谢过程中骨吸收和骨形成的偶联出现缺陷，导致人体内的钙磷代谢不平衡，使骨密度逐渐减少而引起的临床症状）和骨折的老年帕金森氏病患者来说，每天喝1杯牛奶或酸奶是补充身体钙质的极好方法。但是由于牛奶中的蛋白质成分可能对左旋多巴药物疗效有一定的影响作用，为了避免影响白天的用药效果，建议喝牛奶安排在晚上睡前。另外，吃豆腐、豆腐干等豆制品也可以补充钙。

（2）限量吃肉类：由于食物蛋白质中一些氨基酸成分会影响左旋多巴药物进入脑部起作用，因此需限制蛋白质的摄入。每天摄入大约 50g 的肉类，选择精瘦肉、禽肉或鱼肉。1 只鸡蛋所含的蛋白质相当于 25g 精瘦肉类。肉类食物可以分配在早、晚或午、晚餐中，但是对于一些患者，为了使白天的药效更佳，也可以尝试一天中只在晚餐安排蛋白质丰富的食物。

（3）多吃谷类和蔬菜瓜果：通常每天吃 300~500g 的谷类食物，如米、面、杂粮等。从谷类中主要能得到碳水化合物、蛋白质、膳食纤维和 B 族维生素等营养，并能获取身体所需的能量。碳水化合物通常不影响左旋多巴的药效。每天大约吃 300g 的蔬菜或瓜果类，1~2 只中等大小的水果，从中获得维生素 A、B 族维生素、维生素 C、多种矿物质膳食纤维等。

（4）尽量不吃肥肉、荤油和动物内脏：用植物油烹调食物，有助于防止由于饱和脂肪和胆固醇摄入过多给身体带来的不良影响。饮食中过高的脂肪也会延迟左旋多巴药物的吸收，影响药效。

（5）多饮水、多食用富含纤维素和易消化的食物：由于本病合并自主神经功能紊乱，同时老年人消化功能多有减退，胃肠蠕动乏力、痉挛，容易出现便秘等症状，加之肌张力增加，能量消耗增加，应指导老年人均衡饮食，不偏食，细嚼慢咽，食物品种应多样化，多食富含纤维素和易消化的食物，多吃新鲜蔬菜、水果，摄入充足的水分。充足的水分能使身体排出较多的尿量，减少膀胱和尿道细菌感染的机会。充足的水分也能使粪便软化、易排，防止便秘的发生。由于饮水不足和用药上的原因，有的患者会出现口干、口渴、眼干的症状，可以尝试每天比前一天多喝半杯水的方法，逐渐增加饮水量至每天 6~8 杯。

（6）建立良好的用餐习惯：进食宜少量多餐，忌食过冷、过热的食物，进食时应提供隐蔽的环境，进食、饮水尽量保持坐位。选择合适的食物种类、形态、数量及进食方式、速度等。对咀嚼、吞咽功能障碍者，进食时以坐位为宜，应选择易咀嚼、易吞咽、高营养、高纤维素的食物。指导老年人进餐前回想吞咽步骤，进餐时嘱其将口腔多余的唾液咽下，咀嚼时用舌头四处移动食物，一次进食要少，并缓慢进食，进餐后喝水，将残存食物咽下，防止吸入性肺炎。对于疾病晚期，吞咽困难、饮水呛咳的老年人给予鼻饲饮食，少量多餐，并做好口腔护理。

（7）对于伴有糖尿病的老年人，应给予糖尿病饮食；伴有冠心病及高血压的老年人，以高糖、高维生素，适量蛋白质饮食为宜，应限制动物脂肪和食盐的摄入。

3. 生活护理 帕金森综合征的老年人由于肌肉强直、运动迟缓、姿势步态的异常，在日常生活中带来诸多不便，需要给予更多的指导和帮助。

（1）指导其穿容易穿脱的拉链衣服及开襟在前、柔软宽松的棉质衣服。拉链与纽扣可用尼龙粘链代替。尽量穿不用系鞋带的软底鞋子。穿、脱衣服困难时，可给予协助和帮助。

（2）洗浴时在浴盆内或淋浴池地板上铺防滑垫，可在浴盆内放置一把矮凳，以便让老年人坐着淋浴。刮胡子使用电动剃须刀，刷牙杯以纸杯或塑料杯为宜。

（3）不要催老年人快吃快喝。喝冷饮可选用有弹性的塑料吸管，喝热饮用有宽把手且质轻的杯子。进餐时在碗或盘子下放防滑垫。用餐时动作要缓慢，防止呛咳、误吸或烫伤，无法进食者应帮助其进食。选择餐具时最好选用金属餐具。

（4）严密观察病情，监测生命体征，做好各种护理记录。保持皮肤清洁，勤换被褥衣服，勤洗澡，对于长期卧床老年人应协助床上擦浴，每天 1~2 次。卧床老年人使用气垫床，保持床单位清洁干燥，定时翻身、拍背，对于晚期帕金森综合征老年人，应加强皮肤护理，被动活动肢体，防止压疮及坠积性肺炎的发生。同时应加强肌肉关节按摩，防止和延缓骨关节的并发症。保持病室的整洁、通风，温湿度适宜。注意增、减衣物，以免受凉、感冒，加重病情。对生活不能自理的老年人，应主动帮助擦净口水，做好口腔护理。

（5）加强巡视，严格交接班，主动了解患者需要，及时给予帮助；对于下肢行动不便者、起坐困难者，应配备高位坐厕、高脚椅、手杖等，床边置有护栏、室内或走廊设置扶手等必要的辅助设施，呼叫器置于老年人床边，生活用品如水杯、纸巾、毛巾、便器等固定放置于患者伸手可及处，方便拿取。

（6）鼓励老年人增加身体活动，由于步态不稳，注意活动时加强安全防护，保证其生活环境中无障碍物，地面及厕所要防滑，走路时持拐杖助行，外出活动或沐浴时应有专人陪护，避免跌倒等危险的发生，夜间大小便避免下床，以防意外发生。

4. 用药护理 因为老年人的新陈代谢能力和对疾病的防御能力比青年人要低很多，所以在对于任何疾病的治疗上，都不能盲目。不然很容易在治疗过程中，给患者的身体带来其他伤害。因此应遵循以下原则：

（1）坚持剂量滴定（小剂量达到满意疗效），以避免产生药物的急性副作用。

（2）近期和远期疗效并重。

（3）兼顾疗效和潜在不良反应。

（4）避免突然用药。

（5）个体化原则。

用药护理注意事项：

（1）告知老年人本病需要长期或终身服药治疗，使其了解常用药物的种类、用法、服药注意事项等。

（2）指导老年人定时坚持服药，不能擅自加减药或停药。应按时给药，注意用药剂量、时间。使用左旋多巴制剂等药物治疗时往往有"开关"现象和"剂末"现象，常引起胃肠道的不适，多数老年人会有恶心、呕吐、厌食、食欲缺乏及多动、嗜睡等反应，苯海索（安坦）的服用常引起口干、无汗、排尿不畅等反应，金刚烷胺可引起头痛、幻觉、精神错乱，剂量大时甚至会发生抽搐，所以老年人不可自行随意加量、减量或停服、漏服，以免影响疗效和加重病情。

（3）密切观察老年人肌强直、震颤及运动功能改善的程度，同时注意观察药物的疗效、副作用极其出现副作用的时间和症状等，以便更好地制订相应的护理措施，同时为调整用药提供参考。还应定期复查心电图、肝肾功能、血清电解质等。

5. 氧疗护理　如进行高压氧治疗。

（1）入舱前的护理：对患者在入舱前进行沟通工作，消除患者因不了解治疗的方法，而产生的恐慌心理。主动与患者交流，真诚的说服患者，让其积极配合治疗进行。对患者进行相关的舱内治疗须知工作教导，让患者学会正确的操作。在入仓前不能携带任何的可能引起威胁的物品。比如；打火机或电子产品，增强患者的安全观念教育。在入舱前还要查看患者的衣物，不能让患者穿着容易引起电火花纤维衣服，当患者进行初次治疗时，还要对其鼻子使用1%的麻黄素点滴，对有鼻塞的患者也要进行点滴，以防患者在进行治疗时发生耳气压伤。告知患者该如何戴面罩吸氧以及调压，让其知道该如何预防各种压伤。对患者进行加压时正确的动作指导，保障加压时的输液通畅，还要检查患者是否存在穿刺部位红肿，以及漏液的现象。

（2）治疗中护理：在患者治疗中，当加压开始时告知患者，指导患者进行相应的调整工作，在头两场的加压阶段护理人员还要相应的询问患者是否耳部感到疼痛，认真观察患者的各项体征，若出现有呼吸困难和咳嗽等相关症状应立刻停止治疗，等患者恢复到正常的状态后再进行治疗。当压力稳定在一定阶段时，要检查患者的面罩佩戴情况，若是患者出现烦躁和恶心等症状时，让患者取下面罩，呼吸新鲜空气。注意舱内的环境，保持温度和湿度适应患者的状态，时常的进行通风换气。

（3）出舱后护理：在患者进行治疗后，一般会出现耳塞或耳痛现象，这是正常的，我们通常不对此项症状做具体治疗。告诉患者在治疗后要保证足够的休息，这样才能使其身体恢复到正常的状态。配备专业的护理人员进行定时的巡查，及时发现患者的各项问题。帮助患者锻炼肢体的运动能力，指导其合理的用食。

6. 心理护理 帕金森病是一种缓慢进展的过程。疾病早期，患者有一定的劳动能力，生活能够自理，震颤也不显著，患者自己往往不太介意，心理上也没有太大的顾虑。随着病情的进展，劳动能力逐渐丧失，生活自理能力显著下降，患者逐渐变得精神、情绪低落，出现焦虑、抑郁等情绪，终日忧心忡忡，唉声叹气，兴趣索然，对工作、学习、家庭、前途丧失信心，常有自责和自卑观念，认为自己丧失了劳动能力已变成废人。随着病情加重，患者变得表情呆滞、精神冷漠，呈"面具脸"语调单一，谈吐断续，与人沟通能力下降，有些患者了解到本病最终的不良结局，更会产生恐惧甚至绝望心理。到疾病后期阶段，患者生活完全不能自理，可产生悲观厌世的心理。

（1）对于帕金森病患者来说，家庭的关怀尤为重要。通过对家属的心理指导和沟通，让家属了解疾病的临床表现，可以更好地理解、关心老年人，在精神上给予支持，生活上给予帮助，主动为老年人营造和谐、温馨的家庭氛围，及时帮助老年人缓解不良情绪，让他们的心情得到舒缓。家属决不能表现得不耐烦甚至厌恶。

（2）由于运动功能障碍，生活不能完全自理，疾病预后差，对社会及家庭造成负担，老年人易产生恐惧心理，尤其是治疗效果不明显时，老年人易产生消极、悲观情绪，而对治疗失去信心，不愿与人交往，不愿意配合治疗护理等，此时应做好和家属沟通工作，积极支持老年人，在心理上给予最大安慰。要关心、体谅老年人，最大限度地满足老年人的需求，使其感觉到社会和家庭的温暖。与老年人建立良好的护患关系，多进行安慰解释，使他们全身心放松，愉快地接受治疗，增强对疾病治愈的信心。

（3）个别老年人还会产生自杀念头，常无明显诱因处于隐袭发展中，往往被忽视，故应引起重视。针对这些情况，医护及家属应密切配合，关心老年人，耐心细致地做思想工作，诚恳热情地介绍疾病的基本情况，治疗原则和护理要点，并强调只要治疗护理恰当，这种疾病仍可取得良好疗效，多数能够达到生活自理甚至能恢复较轻工作，从而消除老年人的悲观情绪，增强战胜疾病的信心。

（4）伴有"面具脸""搓丸样"动作和慌张步态等症状时，常常会引起老年人自卑心理，使其不愿与人多交谈，此时应主动与其交谈，讲解有关疾病方面的知识，增强他们的信心。对表情淡漠、情绪低落、反应迟钝、自制力差、无自信心、悲观厌世，有的表现为情绪焦虑、易猜忌、固执、恐惧、恼怒等的老年人，在护理工作中要多巡视病房，加强安全防护，做好各项生活护理。主动询问病情，了解老年人的思想动态，耐心倾听，积极解决老年人提出的各种困难，在生活上给予更多的关心，鼓励老年人表达自己的感受，及时制订预防措施。

（5）护理人员要加强自身的心理学修养，讲究语言艺术。在临床护理工作中要深入细致，认真观察病情变化及患者的心理活动，掌握患者心理特征的形成和心理活动的规律，有的放矢地进行心理护理。

7. 康复护理

（1）早期进行康复锻炼，鼓励老年人多活动，多做手指和腿部的运动，可防止肌强直，生活尽量自理，以锻炼未侵犯脏器的功能，预防继发性功能低下。对长期卧床的老年人，要适当做深呼吸，并协助更换卧位，每4~6小时叩背1次，防止肺部感染。

（2）早期症状轻者指导其主动进行肢体功能锻炼及四肢各关节做最大范围的屈伸、旋转等活动，以预防肢体挛缩、关节固定、强直的发生，如可进行坐下、起立、翻身、转动颈部、关节屈伸等功能训练，鼓励其参与各种形式的活动，如散步、打太极拳、握健身球、按摩、写字、读报、整理家务等，活动时不宜急躁，活动时间每次不宜超过45分钟。症状重者，可协助各肢体功能的锻炼，如做肌肉、关节的按摩等，同时根据病情的发展、转归做一些康复理疗，有利于促进机体的血液循环和疾病的好转。

（3）加强姿势步态训练，行走时身体要直立，双眼平视，上下肢体保持协调。迈步时尽量保持身体平衡，脚步迈稳，有意识地摆动上肢，以加大步幅。

八、康复

（一）康复评定

1. 身体功能评定 身体功能评定包括肌力、关节活动范围、肌张力、协调性、上肢和手指功能、平衡能力、呼吸能力、构音功能、吞咽功能、步行能力等。

（1）肌力评定可进行肢体力量评定，多用徒手肌力检查法（manual muscle testing，MMT）评定，对肌张力增高的患者则需同时配合肌张力评定。

（2）关节活动范围（range of joint motion，ROM）评定可用关节量角器进行测量。

（3）肌张力评定一般用Ashworth量表评估。

（4）平衡试验不扶持下：①单足站立；②双足站立；③双足站立，且重心转移；④双膝跪立；⑤手足支撑。上述姿势保持3秒为正常；否则就为异常。

（5）协调试验

1）上肢：①30秒内能按动计数器的次数。②1分钟内能从盆中取出的玻璃球数。③1分钟内能插入穿孔板内的小棒数。④1分钟内在两线间隔1mm的同心圆的空隙内能画出圆圈的个数和画出线外的次数。⑤1分钟内在两线间隔1mm的直线图空间能画出直线的条数和画出线外的次数。

2）下肢：①闭眼状态下双足跟与足尖并拢能站立的时间。②睁眼状态下单足能站立的时间。③睁眼状态下前进、后退、横行分别行走10m距离所需的时间。④闭眼状态下，前进、后退、横行分别行走 10m 距离所需的时间。⑤睁眼状态下，在 20cm 宽的两直线内行走，计算 10 秒内的步行距离和足出线的次数。

（6）呼吸功能测定可进行肺功能评定。

（7）构音评定与发音有关的唇、舌、颜面、咽喉的运动评定。

（8）吞咽评定可通过唾液吞咽测试或吞咽造影录像检查来完成。

2. 日常生活活动能力评定 包括移乘（使用轮椅、行走）、生活自理（进食、更衣、洗澡等）交流及家务劳动（做家务、购物等方面），通常使用 Barthel 指数或 FIM 评估法。

3. 认知功能评定 可进行记忆力、注意力评定。

4. 心理评定 可用汉密尔顿焦虑或抑郁量表进行评定。

5. 综合评定

（1）韦氏帕金森病评定法：帕金森病的康复综合评定量表很多，常用的有修订韦伯斯特量表。从手动作、强直、姿势、上肢协调、步态、震颤、面容、言语和生活自理能力九个方面评分，采用 4 级 3 分制，0 为正常，1 为轻度，2 为中度，3 为重度。每项累加总分为 27 分，1~9 分为早期残损，10~18 分为中度残损，19~27 分为严重进展阶段。

表 2-2-1　韦氏综合评定量表

临床表现	生活能力	记分
1. 手动作	不受影响	0
	精细动作减慢，取物、扣扣、书写不灵活	1
	动作中度减慢、单侧或双侧各动作中度障碍，书写明显受影响，有小写征	2
	动作严重缓慢，不能书写，扣扣、取物显著困难	3
2. 强直	未出现	0
	颈、肩部有强直，激发症阳性，单或双侧腿有静止性强直	1
	颈、肩部中度强直，不服药时有静止性强直	2
	颈、肩部严重强直，服药仍有静止性强直	3
3. 姿势	正常、头部前屈 <10cm	0
	脊柱开始出现强直，头屈达 12cm	1
	臀部开始屈曲，头前屈达 15cm，双侧手上抬，但低于腰部	2
	头前屈 >15cm，单双侧手上抬高于腰部，手显著屈曲、指关节伸直、膝开始屈曲	3

续表

临床表现	生活能力	记分
4. 上肢协调	双侧摆动自如	0
	一侧摆动幅度减小	1
	一侧不能摆动	2
	双侧不能摆动	3
5. 步态	跨步正常	0
	步幅 44~75cm，转弯慢，分几步才能完成，一侧足跟开始重踏	1
	步幅 15~30cm，两侧足跟开始重踏	2
	步幅 <7.5cm，出现顿挫步，靠足尖走路转弯很慢	3
6. 震颤	未见	0
	震颤幅度 <2.5cm，见于静止时的头部、肢体、行走或指鼻时手有震颤	1
	震颤幅度 <10cm，明显不固定，手仍能保持一定控制能力	2
	震颤幅度 >10cm，经常存在，醒时即有，不能自己进食和书写	3
7. 面容	表情丰富，无瞪眼	0
	表情有些刻板，口常闭，开始有焦虑、抑郁	1
	表情中度刻板，情绪动作时现，激动阈值显著增高，流涎，口唇有时分开，张开 >0.6cm	2
	面具脸，口唇张开 >0.6cm，有严重流涎	3
8. 言语	清晰、易懂、响亮	0
	轻度嘶哑，音调平、音量可，能听懂	1
	中度嘶哑，单调、音量小、乏力、呐吃，口吃不易听懂	2
	重度嘶哑，音量小，呐吃、口吃严重，很难听懂	3
9. 生活自理能力	能完全自理	0
	能独立自理，但穿衣速度明显减慢	1
	能部分自理，需部分帮助	2
	完全依赖照顾，不能自己穿衣进食、洗刷、起立行走，只能卧床或坐轮椅	3

（2）帕金森病病情程度分期评定法：目前国际上较通用的帕金森病程度分级评定法，是对功能障碍水平和能力障碍水平的综合评定，是日本学者在 Yahr 分级评定的基础上按日常生活能力分为三期。一期日常生活无须帮助；二期日常生活需部分帮助；三期日常生活需全面帮助。

表 2-2-2　帕金森病病情程度分期评定法

分期	日常生活能力	分级	临床表现
一期	日常生活不需帮助	I	仅一侧障碍，障碍不明显，相当于韦氏量表总评 0 分
		II	两侧肢体或躯干障碍，但无平衡障碍，相当于韦氏量表总评 1~9 分
二期	日场生活需部分帮助	III	出现姿势反射障碍的早期症状，身体功能稍受限，仍能从事某种程度工作，日常生活有轻重度障碍，相当于量表总评 10~19 分
		IV	病情全面发展，功能障碍严重，虽能勉强行走、站立，但日常生活有严重障碍，相当于量表总评 20~28 分
三期	需全面帮助	V	障碍严重，不能穿衣、进食、站立、行走，无人帮助则卧床，或在轮椅上生活，相当于量表总评 29~30 分

（二）康复治疗

1. 康复治疗原则

（1）综合治疗原则：目前尚无有效方法阻止帕金森病病理过程的进展，故临床需合理、综合应用各种治疗措施。尤其继发性患者应积极治疗原发病，药物治疗结合各种功能训练，消除焦虑不安、恐惧、抑郁、消极的不良情绪，才能获得较满意和长期的疗效。

（2）节约能量原则：帕金森病患者容易产生疲劳，应采用多种代偿策略，避免抗阻运动，掌握松弛方法，减少疲劳发生。

（3）维持治疗原则：帕金森病是进行性疾病，药物及康复治疗只能改善症状、提高生活质量，但不能改变最终结局，故需给予长期维持治疗。患者及家属需同时参与训练，学会正确的躯干及四肢运动、颜面运动、行走，才能尽可能地延缓病情发展，延长病程。

2. 康复治疗目标

（1）合理选用运动疗法、作业疗法和理疗，减轻和控制症状，推迟左旋多巴类药的应用，延缓病情的发展。

（2）改善关节活动度，特别是伸展方面，预防挛缩和纠正不正常姿势。

（3）通过功能锻炼，学会松弛训练，预防或减轻失用性肌萎缩及无力，维持或改善耐久力以及躯体允许范围的功能，提高肢体运动以及平衡、协调功能，改善步态。

（4）教会代偿策略，指导患者掌握独立安全的生活技巧，防止和减少继发性损伤。

（5）帮助患者和家属调整心理状态。

（6）维持或增加肺活量及言语、吞咽能力，通过作业疗法，尽量保持或提高日常生活活动能力，促进患者回归家庭和社会。

3. 康复治疗方法

（1）松弛训练：肌强直和肢体僵硬、姿势异常为帕金森病的典型症状，通过缓慢而有节奏的前庭刺激，或有节奏的技术，尤其是本体感觉神经肌肉促进法（proprioceptive neuromuscular facilitation，PNF 技术），可使全身肌肉松弛。具体方法如下：

1）振动或转动法：患者坐在振动的椅子上，或坐在转动的椅子上，或在垫上支持位置完成缓慢节奏的转动，可以降低肌张力，改善肌强直。

2）PNF 法：要求由被动到主动、由小范围到全范围进行有节奏的运动。

①患者仰卧位，双上肢交叉抱在胸前或伸直，双髋、膝关节屈曲位，头、肩部缓慢转向左侧，屈曲的双下肢转向右侧，然后再做相反动作。此动作可使肩、躯干、下肢的肌肉松弛。

②仰卧位，双侧肩外展约 45°，屈肘 90°，一侧肩外旋，头转向该侧，对侧肩内旋，然后再做相反动作。如此反复数次，此动作可使颈、肩、上肢的肌肉松弛。

③俯卧位，伸髋下被动练习反复屈伸膝关节，可使下肢的肌肉松弛。

3）深呼吸法：可采用腹式呼吸的方法，细呼深吸，并可配合呼吸动作默念"吸"、"呼"

4）意念放松法：在安静的环境中，反复默念"静"、"松"，促进身体放松。

（2）姿势矫正训练：帕金森病患者的训练强调姿势训练和旋转运动，在训练中通过有节奏的相互交替运动，同时使用语言、听、触觉刺激，增强感觉，有助于患者提高运动意识。

1）矫正颈部姿势：帕金森病患者的颈部往往呈前倾姿势，加重后可表现为明显驼背，应训练患者最大幅度的仰头、低头。低头时下颌尽量触及胸部，仰头至双眼垂直注视天花板；下颌前后运动时，下颌前伸保持 6~10 秒，然后内收 6~10 秒；左右转头、摆头时，头部缓慢地向左右肩部侧靠，尽量用耳朵去触到肩膀，或用下颌触及肩部。

2）矫正脊柱后凸：在上肢，利用 PNF 技术双侧对称对角屈曲模式，训练患者双肩屈曲上举、外展、外旋，结合扩胸运动，同时配合呼吸，可促进上肢及躯干伸展；利用体操棒在肩后伸时夹脊、挺胸，此动作还可由治疗师配合将体操棒缓慢后拉并维持 10 秒，重复 10~20 次，均可纠正脊柱后凸。

3）矫正下肢屈曲、内收挛缩：利用 PNF 技术双下肢对角伸展模式，强调髋、膝伸展，重点训练髋外展、内旋以及膝伸展，配合垫上长腿坐位下牵伸腘绳肌，可纠正下肢屈曲、内收挛缩。

（3）关节活动度（ROM）训练：目的是维持或增加患者主动与被动的关节活动度，尤其是伸展性关节活动度。需尽早开始进行 ROM 训练，强调整体运动功能模式，包括躯干、肩、骨盆等成分的训练，主要部位为膝、肩、肘、手指等关节，尤其注意防止肘膝关节屈曲挛缩，可配合作业疗法进行。具体做法如下：

1）在肘膝位支撑下，重心分别向前、向后、向左、向右移动，使肩、肘、髋、膝得到锻炼；还可采用三点支撑，将空出的一侧上肢分别向各个方向抓取物品。

2）坐位下外展双肩、屈肘，用手掌触摸头枕部，再弯腰伸肘触摸对侧足尖，左右交替进行；坐位下，双手置于巴氏球上，双上肢带动球向各个方向滚动，或将球踢向各个方向，要求踢后尽量伸直膝关节；坐位下推磨砂板、拔插木钉，或擦玻璃、擦拭家具表面等。

3）立位下双上肢平推墙面，下肢分别向前、向后、向侧方迈步；面墙站立，双上肢沿墙壁尽量摸高；直立位下扩胸、挺胸、肩外展、伸肘等，还可借助棍棒体操、投掷、骑自行车、上下楼梯等活动，改善肢体的关节活动度。

（4）平衡训练：在跪位、坐位和直立位较慢的重心转移可帮助患者发展躯体的稳定性，防止跌倒发生。如跪位下重心前后、左右移动；在垫上用臀向前、向后"行走"；坐在巴氏球上晃动躯干；坐位下双侧交叉伸腿、击掌；坐位下上下肢反向运动；立位下沿直线行走、交叉侧步移动；立位下双足分开与肩同宽站立，重心缓慢向左右、前后移动，尽量配合躯干和骨盆的旋转，同时双上肢也随之大幅度的摆动，这样不仅能训练平衡，同时还有助于放松紧张的上肢和躯干肌肉。训练中应强化患者对自身姿势异常及平衡问题的意识，采取预防跌倒的有效措施，如穿平底鞋、防滑鞋，爬楼时扶栏杆、坐在浴凳上洗澡、厕所便器旁安装护栏等。

（5）语言训练：帕金森病属运动减少型构音障碍，言语障碍主要表现为声音低沉、说话缓慢，语音短促、缺乏韵律，重音减弱，辅音不准，偶尔伴刺耳音。针对上述障碍可进行如下训练：

1）唇舌、软腭的训练：交替下颌张闭嘴，噘唇及后缩唇，舌前伸、后缩、上抬、下压、环绕等，尽快重复动作，随后练习发音；可用细毛刷等物直接刺激软腭，或用冰块、冰棒快速擦软腭，数秒后休息，刺激后发"a"元音，或发"pa、da""si、shu""ma、ni"，每次发声后休息 3~5 秒。

2）发音启动训练：先在颏舌骨肌、下颌舌骨肌处进行按摩，或打哈欠放松喉部声带，然后在呼气时嘴张圆发"h"音的口形，然后发"a"，或做发摩擦音口形，最后把元音、辅音连起来发"h-a"、"s-u"，可帮助患者发声。

3）持续发声训练：一口气尽可能长时间的发元音，持续15秒以上，并由发单元音逐渐增加到发两个或三个元音。

4）音量、音韵控制训练：指导患者持续发"m"或"n"音，随后"m"音与元音"a，i"等一起发，逐渐缩短辅音，延长元音；指导患者朗诵诗词、顺口溜等，或配合唱歌来改善单调音，同时可提高患者兴趣。

（6）面部动作训练：颜面部需配合吞咽、表情等训练，如对着镜子做微笑、皱眉、眨眼、噘嘴、鼓腮、露齿和吹哨等表情动作，治疗师对面部肌肉进行按摩、牵拉等；吞咽训练要求患者咀嚼面包、饼干等固体食物，均有助于改善面容僵硬现象。

（7）头颈、躯干、上肢及下肢活动训练：

1）头颈训练：头向左右转动、侧斜，头、下颌、颈部先同时后缩再前伸，可按节拍进行。

2）躯干训练

①背部伸展训练：坐在治疗床边两手伸直向后，手可平按在床上，同时挺胸、挺腹再放松。还可让患者练习抛接网球、两手在背后交替抓、松体操棒等。

②背部旋转训练：仰卧位或俯卧位下两上肢伸直，一侧上肢上举同时带动该侧躯干向对侧旋转，复原，再向另一侧旋转，交替做8~10次，两下肢及下半身需保持不动；坐位，治疗师站在患者身后，交替在其左右出示扑克牌，要求患者转身并识别扑克牌。

③腰椎屈曲训练：平卧位，练习仰卧起坐；直立位，两下肢下垂，弯腰前屈，两上肢、手触及膝关节以下部位后恢复直立，重复做8~10次。还可练习坐位或直立位弯腰拾球等。

④腰椎旋转训练：直立位，双足与肩同宽，两上肢下垂或叉腰，躯干左右旋转，交替做8~10次。

⑤躯干侧屈运动：直立位，双足与肩同宽，两上肢下垂或叉腰，躯干左右侧屈，交替做8~10次。

3）上肢训练

①上肢上举、外展：两手指交叉相握，掌心向外，两上肢垂直举过头顶，掌心向上，两手分开、双上肢伸直掌心向下外展，回位，重复4~8次。两侧上肢平伸外展90°，一侧上肢上举、内收，与对侧手掌相击，回位，交替4~8次。

②两上肢左右交替屈伸、拍打对侧肩部：双掌向内，双上肢一侧屈肘向

前，随后拍打对侧肩部，另一侧屈肘向后，交替 4~8 次。

③前臂旋前、旋后训练：患者屈肘 90°，一手旋前、一手旋后，然后来回翻转。两手交替抓牌、翻牌、推滚筒、套圈等，都有助于改善前臂的旋前与旋后。

4）手的训练

①双手交叉握拳、对指、抓放训练：一手握拳、一手松拳，交替进行 8~10 次。十指分别指尖相对并互相敲击，或一手拇指点对侧示指、中指、无名指、小指，然后交叉进行，反复 8~10 次。还可抛接网球、沙包等练习手的抓握。

②手精细动作训练：训练患者临摹练习本中的大字，改善小写征；练习捡豆、打字、洗扑克牌、系鞋带、扣纽扣等，均可提高手的灵活性，控制和减少上肢震颤。

5）下肢训练

①伸髋运动：仰卧位，双膝屈曲，抬臀并保持 5~10 秒，复原，休息 5~10 秒，反复 8~10 次，此动作又名"半桥运动"。俯卧位，双膝伸直，双下肢同时后伸髋并保持 8~10 秒，复原，休息 5~10 秒，反复 8~10 次，如力量弱者可两侧下肢交替进行。

②下蹲运动：双下肢屈膝、下蹲，双手扶在双膝按压后站起，可进行 8~10 次。一侧下肢向前跨一大步，屈膝，另一侧下肢后伸，足跟离地，双手按压屈曲一侧下肢的膝关节，伸膝站起，肢体还原，左右交替进行 4~8 次。

（8）步态训练：步行涉及患者身体姿势、下肢协调运动及平衡控制能力，帕金森病患者步态训练重点是增加步幅及支撑面，改善重心移动、停止和转身，加快启动速度，强调交替摆臂动作，防止跌倒。步态模式的节奏可用口令、音乐或节拍来调控。

1）矫正异常步行姿势：应尽量指导患者高抬脚、增加髋屈曲度，必要时在前面设置 5~7.5cm 高的障碍物，让患者跨步行走，同时配合双手尽量大摆动及喊号子。"仿鹅步"行走，可强调膝关节的伸展，迈大步行走。佩戴颈围可抑制头颈前倾，但时间不宜长；行走时一侧上肢挎包，可抑制躯干向对侧倾斜。

2）改善上、下肢协调性训练：治疗师和患者各执体操棒或手杖一端，按节拍引导患者双上交替摆动、转弯、在行进中停止等动作。患者直立位，一侧肩和上肢向前摆，另一侧向后摆，反复进行，并可逐渐增加幅度。

3）步行训练：患者背靠墙站立，向左、向右进行侧向行走或交叉侧步行走，面墙直立，双手平伸支撑在墙面上，进行前后方迈步，无支撑下原地踏步步行训练，治疗师要在旁边保护防止跌倒。为发起迈步运动，可采用 PNF 中的节律性发动技术（rhythmic initiation），即先帮助患者进行数次被动迈步，然后让患者用手牵拉与足相连的绳子进行数次主动辅助运动，再试让患者自己主动迈步，成功后通过在小腿前方轻微施加阻力来强化迈步。还可练习跨障碍行走。

4）应对"僵冻现象"：帕金森病患者在起步和行进中，出现"僵冻现象"时，全身直立站好在获得平衡后再开始步行。行走时首先将足跟着地、足趾背屈，然后足尖着地，行走时配合节拍或节奏感明显的音乐亦有助于预防或改善僵冻现象。

（9）呼吸训练：呼吸运动强调深呼吸，以腹式呼吸为主，强调吸气时扩胸鼓腹、呼气时两手按压胸廓两侧、瘪腹配合呼吸运动，要求患者在呼吸中体会躯干挺直的感觉。还可练习吹蜡烛、吹气球等提高呼吸功能。

（10）日常生活活动训练：多在中后期进行，以作业疗法训练为主，主要是激发患者兴趣，纠正前倾姿势，增加关节活动范围，改善手功能，提高日常生活活动能力。如捏橡胶泥、拉锯、拧螺丝、写毛笔字、编织等作业都可训练手的功能和增加关节活动范围。同时还要进行穿衣裤、穿鞋袜、系鞋带、洗脸、梳头、进食等日常生活技能的训练，建议患者改穿宽松、容易穿脱的衣服或防滑的鞋子，使用辅助具如长柄梳子、防滑垫等。教会患者能量保存技术，如坐在浴凳上洗澡可避免过早乏力出现。

（曹锦兰 张晔芳）

第三节 阿尔茨海默病

一、概念

阿尔茨海默病（alzheimer disease，AD）即老年性痴呆，是一种进行性发展的神经退行性疾病，临床表现为认知和记忆力功能不断恶化，日常生活能力进行性减退，并有各种神经精神症状和行为障碍。

二、病因

该病可能是一组异质性疾病，在多种因素（包括生物和社会心理因素）的作用下才发病。从目前研究来看，该病的可能因素和假说多达30余种，如家族史、女性、头部外伤、低教育水平、甲状腺病、母育龄过高或过低、病毒感染等。下列因素与该病发病有关：

1. 家族史 绝大部分的流行病学研究都提示，家族史是该病的危险因素。某些患者的家属成员中患同样疾病者高于一般人群，此外发现先天愚型患病危险性增加。进一步的遗传学研究证实，该病可能是常染色体显性基因所致。最近通过基因定位研究，发现脑内淀粉样蛋白的病理基因位于第21对染色体。可见痴呆与遗传有关是比较肯定的。

2. 某些躯体疾病 如甲状腺疾病、免疫系统疾病、癫痫等，曾被作为该病的危险因素研究。有甲状腺功能减退史者，患该病的相对危险度高。该病发病前有癫痫发作史较多。偏头痛或严重头痛史与该病无关。不少研究发现抑郁症史，特别是老年期抑郁症史是该病的危险因素。最近的一项病例—对照研究认为，除抑郁症外，其他功能性精神障碍如精神分裂症和偏执性精神病也有关。曾经作为该病危险因素研究的化学物质有重金属盐、有机溶剂、杀虫剂、药品等。铝的作用一直令人关注，因为动物实验显示铝盐对学习和记忆有影响；流行病学研究提示痴呆的患病率与饮水中铝的含量有关。可能由于铝或硅等神经毒素在体内的蓄积，加速了衰老过程。

3. 头部外伤 头部外伤指伴有意识障碍的头部外伤，脑外伤作为该病危险因素已有较多报道。临床和流行病学研究提示严重脑外伤可能是该病的病因之一。

4. 其他 免疫系统的进行性衰竭、机体解毒功能削弱及慢性病毒感染等，以及丧偶、独居、经济困难、生活颠簸等社会心理因素可成为发病诱因。

三、临床表现

1. 记忆障碍 患者多为隐袭起病，早期易被患者及家人忽略，主要表现为逐渐发生的记忆障碍，当天发生的事不能记忆，刚刚做过的事情或说过的话不记得，熟悉的人名记不起来，忘记约会，忘记贵重物品放何处，词汇减少，早期出现经常性遗忘主要表现近记忆力受损，随后远记忆力也受损，使日常生活受到影响。

2. 认知障碍 是本病特征性的临床表现，掌握新知识、熟练运用及社交能力下降，并随时间推移而逐渐加重，逐渐出现语言障碍，不能讲完整的语句，口语量减少，找词困难，命名障碍，交谈能力减退，阅读理解受损，但朗读可相对保留，最后完全失语，计算力障碍常表现算错账，付错钱，最后连最简单的计算也不能，严重出现视空间定向力障碍，穿外套时手伸不进袖子，铺台布不能把台布的角和桌角对齐，迷路不认家门，不能画最简单的几何图形，不会使用最常用的物品如筷子，汤勺等，但仍可保留运动的肌力和协调。

3. 伴随的思维、心境、行为等精神障碍 往往是患者就医的原因，精神症状包括抑郁、表情淡漠或失控、焦躁不安、兴奋和欣快等，主动性减少、注意力涣散、白天自言自语或大声说话，恐惧害怕单独留在家里，部分患者出现片段妄想、幻觉状态和攻击倾向等，有的怀疑自己年老的配偶有外遇妄想和古怪行为，如怀疑子女偷他的财物，把不值钱的东西当作财宝藏匿起来，可忽略禁食或贪食，多数患者有失眠。

4. 检查时发现患者表现 坐立不安、易激动、少动、不修边幅、个人卫生不佳，一般视力、视野保持相对完整，步态一般正常，后期可出现小步、平衡障碍等，5% 患者可癫痫发作和帕金森综合征。

四、辅助检查

1. 影像学检查 头 CT 或 MRI 可见皮质性脑萎缩和脑室扩大，海马和杏仁核萎缩为最特征改变；PET 可显示病变区葡萄糖代谢明显下降。

2. 脑电图检查 脑电图呈非特异性改变，仅见慢波活动增多，以双侧额颞区明显。

五、诊断

美国国立神经病语言障碍卒中研究所 AD 及相关疾病协会（NINCDS-ADRDA）的诊断标准：A 加上一个或多个支持性特征 B、C、D 或 E。

核心诊断标准：

A. 出现早期和显著的情景记忆障碍，包括以下特征。

1. 患者或知情者诉有超过 6 个月的缓慢进行性记忆减退。

2. 测试发现有严重的情景记忆损害的客观证据：主要为回忆受损，通过暗示或再认测试不能显著改善或恢复正常。

3. 在 AD 发病或 AD 进展时，情景记忆损害可与其他认知功能改变独立或相关。

支持性特征：

B. 颞中回萎缩 使用视觉评分进行定性评定（参照特定人群的年龄常模）或对感兴趣区进行定量体积测定（参照特定人群的年龄常模），磁共振显示海马、内嗅皮质、杏仁核体积缩小。

C. 异常的脑液生物标记 β 淀粉样蛋白 1-42（AB1-42）浓度降低，总 Tau 蛋白浓度升高，或磷酸化 Tau 蛋白浓度升高，或此三者的组合。将来发现并经验证的生物标记。

D. PET 功能神经影像的特异性成像 双侧颞、顶叶葡萄糖代谢率减低。

E. 直系亲属中有明确的 AD 相关的常染色体显性突变。

排除标准：

病史：突然发病；早期出现下列症状：步态障碍、癫痫发作、行为改变。

临床表现：局灶性神经表现，包括轻偏瘫、感觉缺失、视野缺损；早期椎体外系症状。

其他内科疾病，严重到足以引起记忆和相关症状：非 AD 痴呆、严重抑郁、脑血管病、中毒和代谢异常，这些还需要特殊检查。与感染性或血管性损伤相一致的颞中回 MRI 的 FLAIR 或 T2 信号异常。

确诊 AD 的标准：

如果有以下表现，即可确诊 AD：既有临床又有组织病理（脑活检或尸检）的证据，与 NIA-Reagan 要求的 AD 尸检确诊标准一致。两方面的标准必须同时满足。

既有临床又有遗传学（1号、14号或21号染色体的突变）的 AD 诊断证据；两方面的标准必须同时满足。

六、临床治疗

（一）对症治疗目的是控制伴发的精神病理症状

1. 抗焦虑药　如有焦虑、激越、失眠症状，可考虑用短效苯二氮䓬类药，如阿普唑仑、奥沙西泮去甲羟（安定）、劳拉西泮（罗拉）和三唑仑（海乐神）。剂量应小且不宜长期应用。警惕过度镇静、嗜睡、言语不清、共济失调和步态不稳等副作用。增加白天活动有时比服安眠药更有效。同时应及时处理其他可诱发或加剧患者焦虑和失眠的躯体病，如感染、外伤、尿潴留、便秘等。

2. 抗抑郁药　AD 患者中约 20%~50% 有抑郁症状。抑郁症状较轻且历时短暂者，应先予劝导、心理治疗、社会支持、环境改善即可缓解。必要时可加用抗抑郁药。去甲替林和地昔帕明副作用较轻，也可选用多塞平（多虑平）和马普替林。近年来我国引进了一些新型抗抑郁药，如 5-羟色胺再摄取抑制剂（SSRI）帕罗西汀（赛乐特）、氟西汀（优克，百优解）；舍曲林（左洛复）。这类药的抗胆碱能和心血管副作用一般都比三环类轻。但氟西汀半衰期长，老年人宜慎用。

3. 抗精神病药　有助控制患者的行为紊乱、激越、攻击性和幻觉与妄想。但应使用小量，并及时停药，以防发生毒副反应。可考虑小剂量奋乃静口服。硫利达嗪的体位低血压和锥体外系副作用较氯丙嗪轻，对老年患者常见的焦虑、激越有帮助，是老年人常用的抗精神病药之一，但易引起心电图改变，宜监测 ECG。氟哌啶醇对镇静和直立性低血压作用较轻，缺点是容易起锥体外系反应。

近年临床常用一些非典型抗精神病药如利培酮、奥氮平等，疗效较好。心血管及锥体外系副作用较少，适合老年患者。

（二）益智药或改善认知功能的药

目的在于改善认知功能，延缓疾病进展。这类药物的研制和开发方兴未艾，新药层出不穷，对认知功能和行为都有一定改善，认知功能评分也有所提高。按益智药的药理作用可分为作用于神经递质的药物、脑血管扩张剂、促脑代谢药等类，各类之间的作用又互有交叉。

1. 作用于神经递质的药物　胆碱能系统阻滞能引起记忆、学习的减退，与正常老年的健忘症相似。如果加强中枢胆碱能活动，则可以改善老年人的学习记忆能力。因此，胆碱能系统改变与 AD 的认知功能损害程度密切相关，即所谓的胆碱能假说。拟胆碱治疗目的是促进和维持残存的胆碱能神经元的功能。这类药主要用于 AD 的治疗。

2. 脑代谢赋活药物 此类药物的作用较多而复杂，主要是扩张脑血管，增加脑皮质细胞对氧、葡萄糖、氨基酸和磷脂的利用，促进脑细胞的恢复，改善脑细胞功能，从而达到提高记忆力目的。

七、照护

阿尔茨海默症是一种进行性发展的致死性神经退行性疾病，临床表现为认知和记忆功能衰退、抽象思维和计算损害、人格和行为改变等。阿尔茨海默症常常在一个人 50 岁以后发生，开始不容易被发现，发展缓慢，最早期往往是以逐渐加重的健忘开始，最终导致无力进行日常生活和人格的持续变化。按照病情的发展，可大致分为三个阶段：

第一阶段：健忘期

这期的表现是记忆、定向、感知、语言、计算、思维分析、判断和完成复杂步骤等能力的减退，在个人爱好、读书、参与社会活动上花费的时间减少、易疲劳、眩晕、心悸、食欲减退、兴趣及主动性下降、情绪不稳、淡漠或抑郁等。但尚且还可以保持过去熟悉的工作或技能，保持独立的生活能力，常被误认为神经症或正常的老化而忽视治疗。

第二阶段：混乱期

这个时期，第一阶段的症状明显加重，突出的表现是视空间辨认障碍明显加重，很容易迷路；穿衣变得很困难，甚至把裤子当上衣穿；不认识朋友或亲人的面貌，也记不起他们的名字；不能和别人交谈。甚至出现行为和人格的改变，如原来一丝不苟、谨慎细心的人变得不修边幅、缺乏耻辱和道德感、自私并常做些反常的举动。以自我为中心，不关心周围的人和事，不注意卫生。常常抑郁焦虑、嫉妒妄想，性格孤僻，激动易怒等。

第三阶段：极度痴呆期

患者身体大多数功能丧失，生活不能自理，如吃饭、穿衣、洗澡均需人照顾，便尿失禁。晚期患者完全卧床，生活全靠别人照顾。目前，对阿尔茨海默症患者的治疗尚无特效疗法，且患者住院时间短，大部分时间需在家中疗养，因此患者的护理及提高照料者的护理水平至关重要。需要通过良好的护理，来减轻阿尔茨海默症状及并发症，提高阿尔茨海默症患者的生活质量。

1. 护理方法

（1）心理护理：阿尔茨海默症患者常常产生焦虑，如坐立不安、来回走动等。对于经常出现焦虑的患者，要给患者足够的照顾，保证居室安静，安排有趣的活动，也可以指导患者听一些轻松、舒缓的音乐。对于表现抑郁的患者，如常出现呆滞、睡眠障碍、疲倦等，要耐心倾听患者的叙述，不强迫患者做不情愿的事情，对患者多说一些关爱的语言。劝导患者增加活动，如递给他梳子，说："你的头发很漂亮，梳一下吧。"让他做决定。如果能对他们展示你的想法和想做的事情，他们会和你一起做。如：一起吃饭、下棋、读报等。而有激越症状的患者，如常为小事发火，甚至出现攻击行为等。应该尽量避免一切应激源，如病房环境应尽量按患者原有的生活习惯设置等。患者出现激越行为时，应分析产生激越的具体原因，不能用禁止、命令的语言，更不能将其制服或反锁在室内，这样会增加患者的心理压力使病情加重。在有激越行为的患者中，试图将注意力转移到患者感兴趣的方面，可有效地减少激越行为的发生。对阿尔茨海默症患者发生的一些精神症状和性格变化，如猜疑、自私、幻觉、妄想，家人及医护人员应理解是由疾病所致，要宽容、给予爱心。用诚恳的态度对待患者，耐心听取患者的诉说，尽量满足其合理要求，有些不能满足的应耐心解释，切忌使用伤害感情或损害患者自尊心的言语行为，使之受到心理伤害，产生低落情绪，甚至发生攻击性行为。

（2）语言训练：阿尔茨海默症患者均有不同程度的语言功能障碍，护理人员要有足够的耐心，利用一切护理、治疗的机会，主动与患者交流，如利用写有单词、短语的卡片和图片等来进行训练。同时分辨失语类型，如命名性失语，主要为遗忘名称，护理时要反复说出名称，强化记忆；运动性失语，主要为发声困难，护理时要给患者示范口型，一字一句面对面地教。鼓励患者读书、看报、听广播、看电视，接受来自外界的各种刺激，对于防止智力进一步衰退具有重要作用。当然也应注意适度用脑，比如劝患者在工作一段时间后到室外活动一下，以转换兴奋中心。

（3）用药护理：阿尔茨海默症患者多同时患有许多伴随疾病，需要服用多样药物，而患者又常忘记吃药、吃错药，或忘了已经服过药又过量服用，如果疏忽，会引起漏服、少服、用药过量，甚至中毒等。所以，所有口服药必须由护理人员按顿送服，不能放置在患者身边。患者服药过程，必须有护理人员帮助，以免患者遗忘或错服。对于经常出现拒绝服药的患者，除要监督患者把药服下外，还要让患者张开嘴，检查是否已经将药物咽下，防止患者在无人看管的情况下将药物吐掉或取出。中、重度痴呆患者服药后常不能诉说其不适，护理人员要细心观察患者服药后的反应，及时反馈给医生，以便及时调整给药方案。对于卧床患者，吞咽困难的阿尔茨海默症患者，不宜吞服药片，最好将药片掰成小粒或研碎后溶于水中服用。

（4）安全护理

1）跌倒：阿尔茨海默症多伴有椎体外系统病变，表现为扭转痉挛、震颤麻痹，以及各种各样的行动失调，站立、行走都会出现困难，所以常常容易跌伤。加之老人骨质疏松，极易骨折。所以病房内、浴池、厕所地面要干燥、无积水，不要让老人做其难以承担的事情。患者上、下床及变换体位时动作宜缓，床边要设护栏；上、下楼梯、外出散步一定要有人陪伴和扶持。

2）自伤：阿尔茨海默症患者心理脆弱，丧失自理能力，为了不给家人增加负担，很容易发生自伤、自杀事件，而有的患者则会受抑郁、幻觉或妄想的支配，而下意识地出现自伤、自杀行为。护理人员及家人要进行全面照顾，严密观察，随时发现可疑动向，及时排除患者可能自伤、自杀的危险因素，保管好利器、药物等。

3）走失：阿尔茨海默症患者因记忆功能受损，尤其是中、重度痴呆患者，定向力出现障碍，应避免患者单独外出，同时家属要在患者衣兜内放置"名片"，写清患者姓名、疾病、家庭住址、联系电话号码等，一旦患者迷路，容易被人发现送回。

（5）饮食护理：对于阿尔茨海默症患者，要选择营养丰富、清淡可口的食品，荤素搭配，食物要温度适中，无刺，无骨，易于消化。对吞咽困难者，食物易呛入气管，固体食物则易阻塞，所以，食物要以半流质或软食为宜。应给以缓慢进食，不可催促，每次吞咽后要让患者反复做几次空咽运动，确保食物全部咽下，以防噎食及呛咳。对少数食欲亢进、暴饮暴食患者，要适当限制食量，以防止因消化吸收不良而出现呕吐、腹泻。患者进食时必须有人照看，以免呛入气管导致窒息或死亡。一日三餐应定时、定量，尽量保持患者平时的饮食习惯。

饮食种类方面，应品种多样化以清淡、低糖、低脂、低盐、高蛋白、纤维素的食品为主，如蔬菜、水果、干果、瘦肉、奶和蛋类、豆制品及动物脑髓。五谷杂粮能保证老年人纤维素的来源，多食粗粮可防止便秘。应少食糖及高胆固醇食品，如动物肝脏、鱼子等。患者不可吃刺激性食物，忌烟酒、咖啡、浓茶，少食油煎、油炸食物。对气血亏虚的患者，应选用益气生血的食物，如胡萝卜、菠菜、花生、大枣、龙眼肉、鸡蛋、羊肉等。若伴有腰膝酸软、潮热盗汗，为肾精亏虚，应食用黑芝麻、黑豆、枸杞、桑葚、牛奶、龟肉、海参等。

（6）起居护理：起居应有规律，保证充足、高质量的睡眠，特别是精神兴奋型患者更应注意。大多患者喜卧多寐，常白天休息，夜间吵闹，或者常常卧床不起。这样会导致出现许多并发症，加重痴呆症状，加快缩短其寿命，应调整患者睡眠。可以白天多给患者一些刺激，鼓励患者做一些有益、有趣的手工活动及适当的体育锻炼。晚上，要为患者创造良好的入睡条件，周围环境要安静、舒适，入睡前用温水泡脚，不要进行刺激性谈话或观看刺激性电视节目，不要给老人饮浓茶、咖啡、吸烟，失眠者可给予小剂量的安眠药，衣着宜适中，室温宜偏凉。夜间不要让患者单独居住，以免发生意外。每人应保证有 6~8 小时的睡眠。对卧床不起患者，要经常清洁口腔，定时给患者洗澡，洗头，要勤换衣服。在痴呆患者中时常出现大小便失禁，排便要及时处理，清洗干净，保持皮肤的清洁干燥，以防感染。

（7）预防感染：痴呆患者肺炎的发病率很高，痴呆症患者的死亡大多因并发肺炎而死亡。尤其对于卧床不起患者，在身体各方面功能下降，营养不良，大小便失禁，生压疮时，就很容易并发肺炎。所以要尽可能避免上述情况的发生，一旦并发感染应及时治疗。要预防压疮。所谓压疮是指由于局部血液循环障碍而使皮肤及皮下组织坏死。预防压疮的发生，首先要对卧床不起患者，给予卧气垫床，2~3 小时变换一次体位，注意观察皮肤，保持皮肤清洁；但不能使用酒精、清毒剂清洗，最好用温水洗。局部可以用棉垫、枕头、泡沫软垫枕于臀部、肋部等容易发生压疮的部位。

（8）专人看护：痴呆症老人在卫生、饮食、大小便、起居等日常生活方面自理能力退化，经常会发生意想不到的意外，比如随手抓东西吃、不会穿衣、哭闹等。家人应尽可能地安排专人看护。正常的生活状态对阿尔茨海默症患者非常重要，但是患者却大多没有时间概念，所以，专人看护，可以做到让患者按时起床、睡觉、进餐，使之生活正常，保证足够的休息和睡眠时间。

患者因为智力退化，说话做事常与年龄不相适应，甚至无理取闹。对此，要从心理抚慰的角度做好护理，随时化解老人的要求，避免心情抑郁导致病情加重。中、重度痴呆症患者往往做事无意识，有时还会产生幻觉，发生自杀事件，非常危险。因此对中、重度痴呆症患者要尽可能做到全天候专人看护，避免危险发生。

（9）生活技能的训练：患者因动作缓慢、行动困难，智能障碍，导致生活难以或不能自理。依患者痴呆程度差异而进行不同程度的个别护理，不但能观察病情，还可通过肌肤接触，交流情感，给患者身心舒畅的感觉，也可唤起老人已养成的清洁习惯。帮助或指导患者进行清洁时，应考虑到患者自尊和害羞心理，理解患者自己动手的困难。护理人员应耐心帮助患者将身边常用物品整理放置在固定位置，并拿走周围环境的危险物品和不必要的物品。保持整洁，不要轻易改变房间布局，尽量不放置患者未见过的物品，以防辨认房间困难。痴呆患者衣服穿着混乱亦较常见，甚至忽略季节变化，因而要随气候的变化注意衣服的增减。大部分患者站立不稳易摔跤，宜穿长袖和长裤衣服。帮助患者脱衣服时，最好让患者坐或卧位。并设法恢复患者穿脱衣服的能力，如强加指责会更使患者混乱不堪。可把衣服依顺序先后排好，让患者反复练习。厕所应有醒目的标志使患者易辨认，定时提醒患者如厕或予便器；每 3~4 小时或尿布脏时及时更换；必要时以人工或训练诱导患者建立便意感。要对肢体或身体其他部位有功能障碍者，予以相应护理，以解决生活自理困难。

（10）锻炼延缓衰老：护理工作的根本目的就是要帮助阿尔茨海默症患者维持和恢复身体逐渐减退的功能。适当的用脑锻炼和体力活动，可以有效延缓阿尔茨海默症患者的智力和身体功能衰退。从早期药物治疗开始，就应该辅以康复训练。

护理人员要利用一切机会帮助患者用脑健脑，以延缓症状加重。如通过让患者排列数字顺序、物品分类、简单计算等进行思维训练；开展一些具体有趣的活动，如听音乐、猜谜语、讲故事、跳舞等引导患者多用脑，提高语言和记忆能力。

通过身体锻炼可以提高患者体质，促进血液循环，增加脑部血液供给，从而间接起到延缓衰老的作用。对于患者可以自理的活动，如穿衣、进食、上厕所、洗澡等，尽量让患者自我完成，以维持各种功能；对于一定程度上已经丧失了活动能力的患者，如果病情允许，适当让他们做一些洗碗、扫地、递东西等简单家务，使他们的头脑中建立新的条件反射。除了这些简单活动外，适当的体育锻炼可以醒脑开窍，舒筋通络，活血化瘀，且对稳定情绪、调节饮食也十分有益。具体活动项目应根据患者自身特点、兴趣、爱好来选择，如散步、慢跑、气功、太极拳（剑）等都是适合老年人活动的项目。对行动不便的患者，应有人搀扶进行锻炼，也可选用玩健身球、握握力器、打算盘、写字等活动项目。对卧床的患者可让其在床上进行主动收缩全身或部分肌肉的练习。通过一系列不间断的训练，使患者的生活技能和智力能得到提高。

阿尔茨海默症目前尚无根治的办法，因此只有通过护理干预来改善患者的生活质量。护理工作者要付出较大的爱心、耐心、细心和毅力，同时还需要照护者正确地理解阿尔茨海默症的特点，采取积极态度，使阿尔茨海默症患者能生活在一个充满亲情与关爱的环境中，避免歧视和虐待老人的情形发生。对于大多患者而言，实施正确的精心护理比药物治疗更重要。

八、康复

1. 康复评定

（1）简易精神状态评定：神经内科和康复医学科普遍采用一种简易的精神状态测定量表，主要用于阿尔茨海默病早期的筛选，简便易行，耗时 5~10 分钟，可减少长时间检查引起患者疲劳和注意力分散。一共 30 项，回答正确得1 分，分数在 27~30 分正常；分数 <27 分提示认知功能障碍。此量表痴呆诊断的敏感性较强，但易受到受试者受教育程度的影响，对文化程度高者有可能出现假阴性，而对文化程度低及受方言影响者有可能出现假阳性。

（2）蒙特利尔认知评估量表：蒙特利尔认知评估量表（Montreal Cognitive Assessment，MoCA）是一个用来对轻度认知功能异常进行快速筛查的评定工具。它评定了许多不同的认知领域，包括注意与集中、执行功能、记忆、语言、视空间技能、抽象思维、计算和定向力。完成 MoCA 检查大约需要 10 分钟。本量表总分 30 分，如果受教育年限≤ 12 年则加 1 分，≥ 26 分属于正常。

（3）7 分钟神经认知筛查量表：7 分钟神经认知筛查量表由线索回忆、类聚流畅性、时间定向及画钟测验组成，耗时约 7 分钟，诊断阿尔茨海默病具有较强的敏感性及特异性。

（4）画钟测验：画钟测验分 2 种：一种要求受试者在空白纸上画 1 幅几点几分的钟，反映执行功能；另一种是要求受试者模仿已画好的钟，反映结构能力；总分 16 分。能区分 83% 的阿尔茨海默病患者，并能区分 92% 的伴有和不伴结构损害的阿尔茨海默病患者。

（5）Alzheimer 病评估量表（ADAS）：Alzheimer 病评估量表属于综合认知筛查量表，包括认知行为测验（ADAS-cog）和非认知行为测验。认知行为测验包括定向、语言（口语理解和表达、对测验指导语的回忆、自发言语中的找词困难、指令理解、命名 12 个真实物品与 5 个手指）、结构（模仿圆、2 个交错的四边形、菱形、立方体）、观念的运用、阅读 10 个形象性词语后即刻回忆 3 次的平均数与 12 个形象性词语的再认。共 11 题，耗时约 15~20 分钟，满分 70 分。未经治疗的中度患者每年 ADAS-cog 总分下降 7~10 分，但此量表对极轻度和极重度的患者不够敏感。

2. 康复治疗

（1）康复治疗原则：阿尔茨海默病为进展性疾病，康复治疗应遵循以下原则：

1）早发现、早治疗。

2）综合治疗：利用各种有效的手段配合药物对患者进行全面、多样化的综合治疗，最大限度发挥残存的功能和技巧，改善记忆力、认知、语言等功能。

3）家庭训练和医生指导相结合，提高生活自理能力。

4）改造和帮助患者适应环境，减少痴呆的影响。

5）及时掌握患者的心理需求，对其给予更多的心理支持及精神支持，鼓励其增加社会活动，减少独自活动。

（2）康复治疗目标

1）通过综合治疗，维持或改善记忆力、认知、言语等功能，尽量保持或提高日常生活活动能力。

2）预防和减少继发性损伤、意外的发生。

3）帮助患者和家属调整心理状态，促进患者回归家庭和社会。

（3）康复治疗方法：认知康复是提高智能的训练，通过训练使患者重获较有效的信息加工和执行行动的能力，以减轻其解决问题的困难和改善其日常生活能力。

• 记忆力训练 通过训练，以正常或损害较轻的功能代偿受损或损害较重的功能，从而达到改善或补偿记忆障碍的目的，主要包括内辅助法、外辅助法、环境适应三方面。

1）内辅助法：重点要利用并强化仍保留在记忆中的信息，同时要考虑记忆障碍的特异性。其中助记法是内在性训练策略，环境适应与使用辅助记忆工具是外在性训练策略。

①助记法（mnemonic devices）：利用残留的外显记忆进行康复，可称为助记法。

图片刺激法：将患者喜爱的环境和相关人物做成图片作为刺激物，每次训练由两张图片开始，呈现 1~4 秒，即刻或一定时间内再认（30 分钟、1 小时、2 小时、4 小时、8 小时），连续 3 天可达到 90% 以上正确率者，再增加一张图片刺激。

联想法：患者将要记忆的信息在脑海中与其熟悉的事物联系在一起，又称关联法。如将与患者要进行交流但想不起他们名字的人物照片作为刺激物，每次训练由 3 张照片开始，并配以视觉联想描述和听觉联想（可通过人名和联想人物的特征或与之相关的某些活动）。又如训练患者买菜时，将买菜信息在患者大脑中形成一个其熟悉的市场，随后回忆到市场上的各种蔬菜，再回忆市场周围的景物、道路，为购物做准备。

图像法：也称为视觉意向，将要记忆的信息在脑中形成一幅图画来帮助记忆。如要记忆单词 "courage 勇气"，可想象为 "在一个弯弯的月亮下，一个小伙子向一位姑娘表白：our– 我们这个 age– 年代，追女孩子需要勇气"。

语义细加工法：通过编一个简单句子或故事，将记忆信息不断表达出来，从而提高患者记忆。

首词记忆术：又称关键词法，将要记住的每个词或每个短语的第一个字编成自己熟悉或好记的成语或句子，其原理就是进行重新编码，简化信息。

复述法：反复无声或大声地复述背诵要记住的信息，可以在长时记忆中产生与短时记忆材料相对应的编码，通过信息反复重复强化记忆。

提示法：提供言语或视觉提示，如 "上午学画画"，让患者记住 "上午"。训练前问患者上午有何安排，通过回忆 "上午" 帮助患者联想到 "学画画"。

倒叙法：将事件的各个步骤倒回去想，找出遗漏的物品或回忆某件事。如找不到入户门的钥匙时，先想上一次进门的情形，是家人开门或自己开门，如自己开门，进门后马上做些什么，常有助于想起放钥匙的地点。

数字分段法：有效地帮助记忆数字，如记忆电话号码 13547985357 可分为1354、7985、357 来记忆。

②无错误性学习（errorless learning technique，EL）：无错误学习是一种消除学习中不正确反应的康复训练技术，贯穿于整个学习过程中。学习者从容易辨别的项目开始，通过逐渐增加作业难度让其不经历失败。训练时为避免犯错误，直接给学习者正确答案或让其执行很容易、不可能出现错误的任务。这个训练技术原理是激活了正确反应，抑制了错误反应的激活及其对正确反应的竞争，促进认知功能的改善。

③书面材料的学习，主要是 PQRST 法

P（preview）——预习要记住的内容；

Q（question）——向自己提问与问题有关的问题；

R（read）——为回答问题而仔细地阅读料；

S（state）——反复陈述阅读过的资料；

T（test）——用回答问题的方式来检验自己的记忆。

2）外辅助法：指利用身体外部的辅助物或提示来帮助记忆的方法，是一类代偿技术，适用于年轻、记忆障碍不重、其他认知障碍较少的患者。

①储存类工具：笔记本、时间安排表、计算机等。在患者能读能写时应用，大小要便于随身携带；日程表要求活动变化少，便于掌握。例如记忆笔记本，首先患者在需要时主动拿起并打开笔记本，患者能够查阅笔记本中有关的内容，找到正确的页码以及录入相关的信息。通过训练，使患者养成随身携带、定时查阅和录入笔记本的好习惯。

②提醒类工具：适用于伴时间、空间定向障碍者，如定时器、报时手表、手机、闹钟、日历、标志性张贴等。如用闹钟、大地图、大数字和路线标记指导患者常去的地方和时间、顺序，随时提示患者。

③电子辅助记忆设备：电子辅助记忆器 NeuroPage 是一个简单易用的无线电寻呼系统，包括一组连接在普通计算机上的微型计算机，并通过调制解调器和寻呼公司相连。由家属或照料者提供一天或一周中患者所需要的记忆帮助，将患者回忆或提示输入计算机。在确切的日期和时间，NeuroPage 进入用户的数据库，决定并传送回忆的信息，且只有患者需要或同意的信息才被传递。

3）环境适应：该方法目的是减轻记忆负荷，适用于记忆障碍较重的患者。通过尽量简化环境，满足日常生活的需求。

①安排环境：将房间贴上标签，或将各种物品分类、按固定的地点规律摆放等。

②改造家居物品或环境：如使用定时电灯、电水壶，钥匙用链拴在腰带上等。

• 注意力训练：包括注意广度训练、注意的维持与警觉训练、注意的选择性训练、注意的转移性训练、注意的分配训练、对策训练等。

1）注意广度训练：在同一时间内给患者快速呈现一定数量的数字、字母、图片或木块等，让患者说出呈现物品的数量，进而说出具体是什么，数量是多少。

2）注意的维持与警觉训练

①视觉：划删训练，要求将图纸上的某个数字、字母或图形划去，可适量增加训练的时间与量。如在纸上连续打印成组的字母或数字，如 KBLZBOY，让患者用铅笔删去术者指定的字母如"B"。反复进行数次，成功后可通过缩小字体、增加字符行数、区分大小写等增加难度，从而提高患者注意力。

②听觉：播放一串数字，治疗师示范给患者在听到数字"3"时按键或敲桌子，然后要求患者每听到"3"或"7"时做出上述反应。

③反应时训练：反应时是指刺激作用于机体后到明显的反应开始所需要的时间。治疗师预先向患者说明刺激是什么，以及他要做的反应是什么，计时器记录从刺激呈现到受试者的反应开始的时间间隔。例如训练患者对手指的认知，治疗师说"左手食指"后要求患者迅速的出示左手食指，记录患者出现反应的时间。通过不断训练，可使其反应时间明显缩短。

3）注意的选择性训练

①视觉注意选择：在划删训练中加入干扰，将有错误码选择的作业放在其中。

②听觉注意选择：从有背景声音（可以是乐音或噪声）的录音中听出指定的数字、字母或声音。

4）注意的转移性训练：为患者准备两种不同的作业，如拼图及画画，当治疗人员发出指令"转换"的时候，患者要停止拼图而改为画画。

5）注意的分配训练：技能训练以及多种技能的协调性训练是注意分配的主要内容。某种任务达到一定的熟练程度后，加入另一种活动同时进行。任务形式可以是听觉－听觉任务、视觉－视觉任务、听觉－视觉任务，如要求患者一边听录音机，一边画画。

6）对策训练：对策是指调动患者自身主动因素，以学会自己控制注意障碍的一些方法。针对注意分散、有离题倾向或过分注意细节的患者进行自我指导，重点强调患者提高自身主动性。

• 思维训练：思维是最复杂的心理活动，包括推理、分析、综合、比较、抽象、概括等过程，表现于人类解决问题中。

1）读取报纸信息：取一张报纸，让患者阅读后，首先问患者有关报纸首页的信息如大标题、报纸的名称等，如回答无误，再请他指出报纸中的专栏如体育、证券、天气预报等；每次回答正确后再训练他寻找其他消息，对真正了解的项目给予相应的分，每次训练均进行比较，分数增加提示进步。

2）排列顺序：给患者三张数字卡或字母卡，让他按由低到高或由先到后的顺序排列，然后每次给他一张数字卡或字母卡，让他据其数值大小或子母顺序插进已排好的三张卡片之间，正确无误后，再给他几个数字卡或字母卡，寻找其中共同之处（如有些都是奇数或偶数，有些都是辅音等）。

3）分类：图片、物品等。给患者一张列有30项物品名称的单子，并告诉他30项物品都属于三类（如交通工具、家具、植物）物品中的一类，让他进行分类，如不能进行，可帮助他。训练成功后，仍给他上面列有30项物品的清单，让他进行更细的分类，如初步分为家具类后，再细分为床、沙发、椅子等，找出不同类之间的关联等。

4）解决问题能力训练：由浅入深地让患者解决设想中的问题，如丢钱包该怎么办？提示他先找，找不到可以求助周围的人帮助找。

• 感知觉功能训练

1）失认的治疗：失认是感知障碍的表现，主要有视觉失认、空间失认等。

①视觉失认的治疗：颜色失认患者可用各种不同颜色的图片和拼图，让患者辨认后进行匹配或拼图形，不正确时治疗者及时纠正，反复训练；面容失认患者可先让患者记住身边熟悉的亲人容貌，然后用亲人的照片反复给患者看，把这些照片混入其他照片中，让患者辨认出来。

②空间位置失认的治疗：取一个球及一个盒子，分别将球置于盒子上下、左右里外等，反复训练，直至患者能正确辨认，然后让患者将球按指令置于盒子不同方位，帮患者恢复空间位置关系。

③空间关系失认的治疗：通过分级活动训练，可以帮助患者恢复掌握空间关系的能力。如出示一幅画，可先把其他部分遮住，只给患者看其中一个内容，看懂后再把出示的画面扩大到两个内容，帮助患者搞懂两者之间的空间关系，再继续扩大画面，直至患者对整幅画的空间关系充分理解。

2）失用的治疗：训练时治疗师通过缓慢、简单的指令，按照先粗大再精细、先分解再连贯、先简单后困难的原则训练。

①结构性失用训练：可采取让患者进行简单抄写或模仿的课题练习，如抄写图形或文字，对文化层次低者可选择有实用价值的训练如叠放衣服等。由治疗师先示范，患者模仿，直至患者掌握；还可模仿他人搭积木、拼图等。

②运动性失用训练：重点加强精细动作训练，治疗师可事先把要做的动作如倒水按步骤分解，先示范给患者看，然后反复训练患者至能独立完成。

③意念性失用训练：此类患者不能按顺序完成指定动作，如刷牙，训练时可通过视觉暗示，将动作逐步分解，演示给患者看，让患者分步练习，在上一个动作要结束时，提醒下一个动作，启发患者有意识活动，直至患者完全掌握。

④意念运动性失用训练：此类患者常缺乏有意识的主动活动，训练前需向患者说明活动目的、方法、要领，设法触动其无意识自发运动。如当患者手握牙刷时，通过触觉提示可自动做出刷牙动作。

3）行为障碍的训练：其目的是积极消除患者的不正常行为，促进亲社会行为，可采用行为治疗配合药物治疗。进行行为治疗时需给患者提供一个安静、安全、布局合理的空间，减少不必要的刺激；最大限度减少与不熟悉人员的接触，对不安情绪提供恰当的宣泄方式；对所有的恰当行为及时给予鼓励；在每次不恰当行为出现后的一段短时间内，如1天，拒绝一切奖励性刺激，在不恰当行为发生后应用预先声明的惩罚，在极严重或顽固的不良行为发生后，给患者以厌恶的刺激，如闻樟脑味。

九、预后

阿尔茨海默病进行性发展，由发病至死亡平均病程约8~10年，有些患者病程可持续15年或以上，罕见自发缓解或自愈，多死于脏器衰竭和并发症如坠积性肺炎等。

（曹锦兰　张晔芳）

第四节　冠 心 病

一、概念

冠心病全称为冠状动脉粥样硬化性心脏病，指冠状动脉粥样硬化使血管腔狭窄、阻塞和（或）因冠状动脉功能性改变（痉挛）导致心肌缺血缺氧或坏死而引起的心脏病。调查显示，冠心病是严重危害人类健康的常见病，是老年人群的一种多发病，我国冠心病死亡人数已列世界第二位。

二、病因

冠心病的病因尚未完全明确，引起该病的危险因素包括可改变的危险因素和不可改变的危险因素。了解并干预危险因素有助于冠心病的防治。

可改变的危险因素有：

1. 高血压　高血压与冠状动脉粥样硬化的形成和发展关系密切。高血压患者患本病较血压正常者高3~4倍，而收缩期高血压比舒张期高血压更能预测冠心病事件，140~149mmHg的收缩期血压比90~94mmHg的舒张期血压更能增加冠心病死亡的危险。

2. 高脂血症 脂质代谢紊乱是冠心病最重要预测因素。总胆固醇（TC）过高或低密度脂蛋白胆固醇（LDLC）过高、甘油三脂（TG）过高、高密度脂蛋白胆固醇（HDLC）过低都和冠心病事件的危险性之间存在着密切的关系。

3. 肥胖症 已明确为冠心病的首要危险因素，可增加冠心病死亡率。体质量指数（BMI）= 体重（kg）/ 身高的平方（m^2），男性 ≥ 27.8，女性 ≥ 27.3 可定义为肥胖。BMI 与 TC、TG 增高，HDL-C 下降呈正相关。

4. 糖尿病和糖耐量异常 冠心病是未成年糖尿病患者首要的死因，冠心病占糖尿病患者所有死亡原因和住院率的近 80%。

5. 不良生活方式 包括吸烟、不合理膳食（高脂肪、高胆固醇、高热量等）、缺少体力活动、过量饮酒，以及社会心理因素。吸烟是冠心病的重要危险因素，是最可避免的死亡原因。

不可改变的危险因素有：性别、年龄、家族史，40 岁后冠心病发病率升高，女性绝经期前发病率低于男性，绝经期后与男性相等。冠心病的发作常常与季节变化、情绪激动、体力活动增加、饱食、大量吸烟和饮酒、感染等有关，老年人一定要注意。

三、临床表现

因体力活动、情绪激动、饱餐、寒冷、吸烟等诱发，突感心前区疼痛，多为发作性绞痛或压榨痛，也可为憋闷感。疼痛从胸骨后或心前区开始，向上放射至左肩、臂，甚至小指和无名指，休息或含服硝酸甘油可缓解。胸痛放散的部位也可涉及颈部、下颌、牙齿、腹部等。胸痛也可出现在安静状态下或夜间，由冠脉痉挛所致，也称变异型心绞痛。如胸痛性质发生变化，如新近出现的进行性胸痛，痛阈逐步下降，以至于稍事体力活动或情绪激动甚至休息或熟睡时亦可发。疼痛逐渐加剧、变频，持续时间延长，祛除诱因或含服硝酸甘油不能缓解，此时往往怀疑不稳定心绞痛。

心绞痛的分级：国际上一般采用加拿大心血管病学会 CCS 分级法。

Ⅰ级：日常活动，如步行，爬梯，无心绞痛发作。

Ⅱ级：日常活动因心绞痛而轻度受限。

Ⅲ级：日常活动因心绞痛发作而明显受限。

Ⅳ级：任何体力活动均可导致心绞痛发作。

发生心肌梗死时胸痛剧烈，持续时间长（常常超过半小时），硝酸甘油不能缓解，并可有恶心、呕吐、出汗、发热，甚至发绀、血压下降、休克、心衰。

一部分患者的症状并不典型，仅仅表现为心前区不适、心悸或乏力，或以胃肠道症状为主。某些患者可能没有疼痛，如老年人和糖尿病患者。约有 1/3

的患者首次发作冠心病表现为猝死。可伴有全身症状，如发热、出汗、惊恐、恶心、呕吐等。合并心力衰竭的患者可出现一般早期冠心病无明确的阳性体征，发作时，患者面色苍白、出冷汗、心率增快、血压升高。较重者可有心界向左下扩大，第一心音减弱，有心律失常时可闻及早搏、心房纤颤等，合并心衰时两下肺可闻及湿啰音，心尖部可闻及奔马律等。

四、辅助检查

（一）实验室检查

血糖、血脂检查可了解冠心病危险因素。

（二）心电图检查

能及时发现心肌缺血、心肌梗死、有无心律失常，是诊断冠心病的常用方法。包括静息时心电图、心绞痛发作时心电图、心电图负荷试验、心电图连续监测（holter）等检查。心电图，提示有病理性 Q 波或者是 T 波倒置或者 ST 段的压低，一般都有提示冠心病的存在。

（三）多层螺旋 CT 冠状动脉成像（CTA）

这种检查不是通过介入的方法，而是向体内静脉注射造影剂，同时进行螺旋 CT 扫描，通过三维成像的方式来观察判断冠脉管腔狭窄程度和管壁钙化情况，它是诊断冠心病的一项很重要的无创检查。

（四）超声心动图

二维超声心动图可探测到坏死区或缺血区心室壁的运动异常，有无室壁瘤、心脏瓣膜活动情况和左心功能。

（五）放射性核素（ECT）检查

可了解梗死范围。

（六）冠状动脉造影

目前被称为诊断冠心病的金标准。可明确病变范围、程度，并为选择治疗方法（手术、介入、药物）提供依据并可评估风险，同时可行左室造影确定左室收缩功能和有无室壁瘤。进行此检查前，应先进行碘过敏试验，如果对造影剂不过敏，通常都是可以做。

五、诊断

冠心病的诊断主要依赖典型的临床症状，结合年龄和存在冠心病危险因素，再结合辅助检查即可建立诊断。发现心肌缺血最常用的检查方法包括常规心电图和心电图负荷试验、核素心肌显像。有创性检查有冠状动脉造影和血管内超声等。但是冠状动脉造影正常不能完全否定冠心病。通常，首先进行无创方便的辅助检查。

六、临床治疗

（一）发作时的治疗

1. 休息 发作时立刻卧床休息，一般患者在停止活动后症状即逐渐消失。

2. 药物治疗 较重的发作，可使用作用较快的硝酸酯制剂。如硝酸甘油0.5mg 舌下含化，1~2 分钟即可开始起作用，第一次含服硝酸甘油时应注意可能发生直立性低血压。

（二）缓解期的治疗

1. 生活方式的调整戒烟限酒，低脂低盐饮食，适当体育锻炼，控制体重等。

2. 药物治疗目的是缓解症状，减少心绞痛的发作及心肌梗死；延缓冠状动脉粥样硬化病变的发展，并减少冠心病死亡。规范药物治疗可以有效地降低冠心病患者的死亡率和再缺血事件的发生，并改善患者的临床症状。而对于部分血管病变严重甚至完全阻塞的患者，在药物治疗的基础上，血管再建治疗可进一步降低患者的死亡率。

（1）硝酸酯类药物：本类药物主要有：硝酸甘油、硝酸异山梨酯（消心痛）、5- 单硝酸异山梨酯、长效硝酸甘油制剂（硝酸甘油油膏或橡皮膏贴片）等。硝酸酯类药物是稳定型心绞痛患者的常规用药。心绞痛发作时可以舌下含服硝酸甘油或使用硝酸甘油气雾剂。对于急性心肌梗死及不稳定型心绞痛患者，先静脉给药，病情稳定、症状改善后改为口服或皮肤贴剂，疼痛症状完全消失后可以停药。硝酸酯类药物持续使用可发生耐药性，有效性下降，可间隔8~12 小时服药，以减少耐药性。

（2）抗血栓药物：包括抗血小板和抗凝药物。抗血小板药物主要有阿司匹林、氯吡格雷（波立维）、替罗非班等，可以抑制血小板聚集，避免血栓形成而堵塞血管。阿司匹林为首选药物，维持量为每天 75~100mg，所有冠心病患者没有禁忌证应该长期服用。阿司匹林的副作用是对胃肠道的刺激，胃肠道溃疡患者要慎用。冠脉介入治疗术后应坚持每日口服氯吡格雷，通常 6 个月至 1年。抗凝药物包括普通肝素、低分子肝素、磺达肝癸钠、比伐卢定等。通常用于不稳定型心绞痛和心肌梗死的急性期，以及介入治疗术中。

（3）纤溶药物：溶血栓药主要有链激酶、尿激酶、组织型纤溶酶原激活剂等，可溶解冠脉闭塞处已形成的血栓，开通血管，恢复血流，用于急性心肌梗死发作时。

（4）β 受体阻滞剂：β 受体阻滞剂既有抗心绞痛作用，又能预防心律失常。在无明显禁忌时，β 受体阻滞剂是冠心病的一线用药。常用药物有：美托洛尔、阿替洛尔、比索洛尔和兼有 α 受体阻滞作用的卡维地洛、阿罗洛尔（阿尔马尔）等，剂量应该以将心率降低到目标范围内。β 受体阻滞剂禁忌和慎用的情况有哮喘、慢性气管炎及外周血管疾病等。

（5）钙通道阻断剂：可用于稳定型心绞痛的治疗和冠脉痉挛引起的心绞痛。常用药物有：维拉帕米、硝苯地平控释剂、氨氯地平、地尔硫䓬等。不主张使用短效钙通道阻断剂，如硝苯地平普通片。

（6）肾素血管紧张素系统抑制剂：包括血管紧张素转换酶抑制剂（ACEI）、血管紧张素 2 受体拮抗剂（ARB）以及醛固酮拮抗剂。对于急性心肌梗死或近期发生心肌梗死合并心功能不全的患者，尤其应当使用此类药物。常用 ACEI 类药物有：依那普利、贝那普利、雷米普利、福辛普利等。如出现明显的干咳副作用，可改用血管紧张素 II 受体拮抗剂。ARB 包括：缬沙坦、替米沙坦、厄贝沙坦、氯沙坦等。用药过程中要注意防止血压偏低。

（7）调脂治疗：调脂治疗适用于所有冠心病患者。冠心病在改变生活习惯基础上给予他汀类药物，他汀类药物主要降低低密度脂蛋白胆固醇，治疗目标为下降到 80mg/dl。常用药物有：洛伐他汀、普伐他汀、辛伐他汀、氟伐他汀、阿托伐他汀等。最近研究表明，他汀类药物可以降低死亡率及发病率。

3. 血管重建治疗包括经皮冠状动脉介入治疗（血管内球囊扩张成形术和支架植入术）和外科冠状动脉旁路移植术。

经皮冠状动脉腔内成形术（PTCA）应用特制的带气囊导管，经外周动脉（股动脉或桡动脉）送到冠脉狭窄处，充盈气囊可扩张狭窄的管腔，改善血流，并在已扩开的狭窄处放置支架，预防再狭窄。还可结合血栓抽吸术、旋磨术。适用于药物控制不良的稳定型心绞痛、不稳定型心绞痛和心肌梗死患者。心肌梗死急性期首选急诊介入治疗，时间非常重要，越早越好。冠状动脉旁路移植术（简称冠脉搭桥术，CABG）通过恢复心肌血流的灌注，缓解胸痛和局部缺血、改善患者的生活质量，并可以延长患者的生命。适用于严重冠状动脉病变的患者，不能接受介入治疗或治疗后复发的患者，以及心肌梗死后心绞痛，或出现室壁瘤、二尖瓣关闭不全、室间隔穿孔等并发症时，在治疗并发症的同时，应该行冠状动脉搭桥术。手术的选择应该由心内、心外科医生与患者共同决策。

药物治疗是所有治疗的基础。介入和外科手术治疗后也要坚持长期的标准药物治疗。对同一患者来说，处于疾病的某一个阶段时可用药物理想地控制，而在另一阶段时单用药物治疗效果往往不佳，需要将药物与介入治疗或外科手术合用。

七、照护

1. **避免诱因** 老年人要戒烟限酒，低脂低盐饮食；适当体育锻炼控制体重，冷暖交替季节注意保暖；注意休息避免情绪激动等。

2. 饮食护理 饮食上多注意清淡，不要吃油腻的食物，多吃些新鲜的水果蔬菜。

3. 用药护理 老年冠心病患者应该定期检查，遵医嘱坚持定时服用抗凝、降脂、稳定斑块、硝酸酯类的药物，平时外出要随身携带硝酸甘油药片和小卡片（注明：紧急联络人、姓名、电话、疾病），胸闷、胸痛时立即舌下含服药片，当服药无效或发病时勿惊慌，应安静休息，争取时间送医救治。

4. 心理护理 保持心情开朗，避免疲劳、紧张、情绪激动，尽量少参加社交活动和长途旅行，适当节制性生活，修身养性。

八、康复

（一）康复评定

1. 危险因素 在冠心病发病的危险因素中，最重要的是高血压、高脂血症、吸烟，其次是肥胖、糖尿病及精神神经因素，还有一些不能改变的因素，如家族遗传史年龄、性别等。

2. 六分钟步行试验 六分钟步行试验是独立的预测心衰致残率和致死率的方法，可用于评定患者心脏储备功能，在心脏康复中用于评价疾病或手术对运动耐受性的影响，常用于患者在康复治疗前和治疗后进行自身对照。要求患者在走廊里尽可能行走，测定六分钟内步行的距离。在行走中途，允许患者在需要时停下来休息，但不能延长总试验时间。在试验过程中，评定师也可以给予口头鼓励。试验前和试验结束时应立即测量心率、血压、呼吸频率、呼吸困难的程度和血氧饱和度。6分钟内，若步行距离 <150m，表明严重心衰，150~425m 之间为中度心衰，426~550m 之间为轻度心衰。

3. 超声心动图运动试验 超声心动图可以直接反映心肌活动的情况，从而揭示心肌收缩和舒张功能，还可以反映心脏内血流变化情况．所以有利于提供运动心电图所不能显示的重要信息，运动超声心动图比安静时检查更加有利于揭示潜在的异常，从而提高试验的敏感性。检查般采用卧位踏车的方式，以保持在运动时超声探头可以稳定地固定在胸壁，减少检测干扰。较少采用坐位踏车或活动平板方式，运动方案可以参照心电运动试验。

4. 行为类型评定 Friedman 和 Rosenman（1974）提出行为类型，其特征是：

（1）A 类型：工作主动，有进取心和雄心，有强烈的时间紧迫感（同一时间总是想做两件以上的事），但是往往缺乏耐心，易激惹，情绪易波动。此行为类型的应激反应较强烈，因此需要将应激处理作为康复的基本内容。

（2）B 类型：平易近人，耐心，充分利用业余时间放松自己，不受时间驱使，无过度的竞争性。

（二）康复治疗

冠心病康复是指采用主动积极的训练与再训练，帮助患者缓解症状，改善心血管功能，在生理、心理、社会等方面达到理想状态，提高生活质量。心脏康复的目标是增加体能，重新开始正常活动；降低心脏发病率，缓解症状；促进改变危险因素，二级预防；减少焦虑，增加知识和自信。心脏康复的目标人群传统定义为简单心肌梗死（心肌梗死和冠状动动脉旁路移植术）患者，患者通常小于60岁；现在患者年龄分布广，心绞痛、心衰、血管成形术后、心脏移植术后都是目标人群，患者年龄更大并且有更加复杂的并发症。康复治疗的方法有有氧训练、力量训练、心理治疗、作业治疗、行为治疗、危险因素纠正等。

1. Ⅰ期康复（1~2周）：急性心肌梗死住院期康复。

（1）治疗目标：低水平运动实验阴性：可以按正常节奏连续行走100~200米或上下1~2层楼而无症状和体征。运动能力达到2~3METs，能够适应家庭生活，使患者理解冠心病的危险因素及注意事项，在心理上适应疾病的发作和处理生活中的相关问题。

（2）康复治疗方案：以循序渐进的方法增加活动量为原则，生命体征一旦稳定，无合并并发症时即可开始。康复治疗方案很多，其基本原则是根据患者的自我感觉，尽量进行可以耐受的日常活动。

1）床上运动：活动一般从床上的肢体活动开始，包括呼吸训练。肢体活动一般从远端肢体的小关节活动开始，从不抗地心引力的活动开始，强调活动时呼吸自然、平稳。没有任何憋气和用力的现象。在不抗阻运动没有问题的情况下，可以逐步开始抗阻活动。抗阻活动可以采用捏气球、皮球或拉皮筋等，一般不需要专用器械。徒手体操十分有效。吃饭、洗脸、刷牙、穿衣等日常生活活动可以早期进行。

2）呼吸训练：呼吸训练主要指腹式呼吸。腹式呼吸的要点是在吸气时腹部鼓起，让膈肌尽量下降；呼气时腹部收缩，把肺的气体尽量排出。呼气与吸气之间要均匀连贯，可以比较缓慢，但是不可憋气。

3）坐位训练：坐位是重要的康复起点，应该从第一天就开始。开始坐时可以有依托，例如把枕头或被子放在背后，或将床头抬高。有依托坐的能量消耗与卧位相同，但是由于上身直立体位使回心血量减少，同时射血阻力降低，心脏负荷实际上低于卧位。在有依托坐适应之后，患者可以逐步过渡到无依托独立坐。

4）步行训练：步行训练从床边站立开始，以先克服直立性低血压。在站立无问题之后，开始床边步行，以便在疲劳或不适时，能够及时上床休息。此阶段开始时最好进行若干次心电监护。

5）大便：患者大便务必保持通畅。在床边放置简易的坐便器，让患者坐位大便，其心脏负荷和能量消耗均小于卧床大便，也经常较容易排便。禁忌蹲位大便或在大便时过分用力，如果出现便秘，应该使用通便剂。

6）上楼：上下楼的活动是保证患者出院后在家庭活动安全的重要环节。下楼的运动负荷不大，而上楼的运动负荷主要取决于上楼的速度。必须保持非常缓慢的上楼速度。一般每上一级楼梯要求稍事休息片刻，以保证呼吸平稳，没有任何症状。

7）心理康复与常识宣教：此阶段心理治疗和冠心病常识的宣教是常规内容。患者在急性发病后往往有显著的焦虑和恐惧感，护士要做好心理护理，特别强调戒烟、低脂饮食、规律生活和个性修养等。

2. Ⅱ期康复（8~12周）：急性心肌梗死出院后康复。

（1）康复目标：逐步恢复一般日常生活活动能力，包括轻度家务劳动、娱乐活动等。运动能力达到 4~6METs，提高生活质量。对体力活动没有更高要求的患者可停留在此期。

（2）康复治疗方案：室内外散步，医疗体操（如降压舒心操、太极拳等），气功（以静功为主），家庭卫生，厨房活动，园艺活动或在邻近区域购物，作业治疗。活动强度为 40%~50%Hrmax，活动时 RPE 不超过 13~15。一般活动无须医务监测。无并发症的患者可在家属帮助下逐渐用力，活动时不可有气喘和疲劳。所有上肢超过心脏平面的活动均为高强度运动，应该避免或减少。训练时要注意保持一定的活动量，但日常生活和工作时应采用能量节约策略，比如制定合理的工作或日常活动程序，减少不必要的动作和体力消耗等，以尽可能提高工作和体能效率。每周需要门诊随访一次。任何不适均应暂停运动，及时就诊。

出院后的家庭活动可以分为以下 6 个阶段：

1）第一阶段

①活动：可以缓慢上下楼，但要避免任何疲劳。

②个人卫生：可以自己洗澡，但要避免洗澡水过热，也要避免过冷、过热的环境。

③家务活动：可以洗碗筷、蔬菜、铺床，提 2kg 左右的重物，短时间园艺工作。

④娱乐活动：可以打扑克、下棋、看电视、阅读、针织、缝纫、短时间乘车。

⑤需要避免的活动：提举超过 2kg 的重物，过度弯腰、情绪沮丧、过度兴奋、应激。

2）第二阶段

①个人卫生：可以外出理发。

②家务活动：可以洗小件衣服或使用洗衣机（但不可洗大件衣物）、晾衣服、坐位熨小件衣物、使用缝纫机、掸尘、擦桌子、梳头、简单烹饪、提 4kg 左右的重物。

③娱乐活动：可以进行有轻微的体力活动娱乐。

④性生活：在患者可以上下两层楼或可以步行 1km 而无任何不适时，患者可以恢复性生活。但是要注意采取相对比较放松的方式。性生活之前可以服用或备用硝酸甘油类药物，必要时可以先向有关医生咨询。适当的性生活对恢复患者的心理状态有重要作用。

⑤需要避免的活动：长时间活动，烫发之类的高温环境，提举超过 4kg 的重物；参与涉及经济或法律问题的活动。

3）第三阶段

①家务活动：可以长时间熨烫衣物、铺床、提 4.5kg 左右的重物。

②娱乐活动：轻度园艺工作，在家练习打高尔夫球、桌球、室内游泳（放松性），短距离公共交通，短距离开车，探亲访友。

③步行活动：连续步行 1km，每次 10~15 分钟，每天 1~2 次。

④需要避免的活动：提举过重的物体，活动时间过长。

4）第四阶段

①家务活动：可以与他人一起外出购物、正常烹饪、提 5kg 左右的重物。

②娱乐活动：小型油画制作或木工制作、家庭小修理、室外打扫。

③步行活动：连续步行每次 20~25 分钟，每天 2 次。

④需要避免的活动：提举过重的物体，使用电动工具，如电钻、电锯等。

5）第五阶段

①家务活动：可以独立外出购物，短时间吸尘或拖地，提 5.5kg 左右的重物。

②娱乐活动：家庭修理性活动、钓鱼、保龄球类活动。

③步行活动：连续步行每次 25~30 分钟，每天 2 次。

④需要避免的活动：提举过重的物体，过强的等长收缩运动。

6）第六阶段

①家务活动：清洗浴缸、窗户、可以提 9kg 左右的重物（如果没有任何不适）。

②娱乐活动：慢节奏跳舞；外出野餐，去影院和剧场。

③步行活动：可列为日常生活活动，每次 30 分钟，每天 2 次。

④需要避免的活动：剧烈运动，如举重、锯木、开大卡车、攀高、挖掘等，以及竞技性活动，如各种比赛。

3. Ⅲ期康复（4~12 个月）：慢性冠心病或慢性期康复。

（1）康复目标：巩固Ⅱ期康复成果，控制危险因素，改善或提高体力活动能力和心血管功能，恢复发病前的生活和工作。

（2）康复训练的基本原则

1）个体化原则：因人而异地制定康复方案。

2）循序渐进原则：遵循学习适应和训练适应机制。

3）持之以恒原则：训练效应是量变到质变的过程，训练效果的维持同样需要长期锻炼。

4）兴趣性原则：兴趣可以提高患者参与并坚持康复治疗的主动性和顺应性。

5）全面性原则：冠心病患者往往合并有其他的脏器疾病和功能障碍，同时患者也常有心理障碍和工作娱乐、家庭社会等诸方面的问题，因此冠心病的康复绝不仅仅是心血管系统的问题。对患者要从整体看待，进行全面康复。

（3）康复治疗方案

1）运动方式：包括有氧训练、力量训练、柔韧性训练、作业训练、医疗体操、气功等。运动形式可以分为间断性和连续性运动。

2）运动量：每次的总运动量（以热量表达）应在 2 931~8 374kJ（700~2 000kcal）（约相当于步行或慢跑 10~32km）。合适运动量的主要标志：运动时稍出汗，轻度呼吸加快但不影响对话，早晨起床时感舒适，无持续疲劳感和其他不适感。

3）主要注意事项：①选择适当的运动，避免竞技性运动。②只在感觉良好时运动：感冒或发热后，要在症状和体征消失两天以上才能恢复运动。③注意周围环境因素对运动反应的影响，包括：寒冷和炎热气候要相对降低运动量和运动强度，训练的理想环境是 24~28℃，空气湿度＜60%，风速不超过 7m/s。避免在阳光下和炎热气温时剧烈运动；穿戴宽松、舒适、透气的衣服和鞋；上坡时要减慢速度。饭后不做剧烈运动。④患者需要理解个人能力的限制，应定期检查和修正运动处方，避免过度训练。药物治疗发生变化时，要注意相应地调整运动方案。⑤警惕症状：运动时如发现下列症状，应停止运动，及时就医，如：上身不适（包括胸、臂、颈或下颌，可表现为酸痛、烧灼感、缩窄感或胀痛）、无力、气短、骨关节不适（关节痛或背痛）。⑥训练必须持之以恒，如间隔 4~7 天以上，再开始运动时宜适当减低强度。

4）训练实施：每次训练都必须包括准备活动、训练活动和结束活动。

①准备活动：主要目的是预热（warm-up），即让肌肉、关节、韧带和心血管系统逐步适应训练期的运动应激。运动强度较小，运动方式包括牵伸运动及大肌群活动，要确保全身主要关节和肌肉都有所活动，一般采用医疗体操、太极拳等，也可附加小强度步行。②训练活动：指达至靶训练强度的活动，中低强度训练的主要目的是达到最佳外周适应。高强度训练的目的在于刺激心肌侧支循环生成。③结束活动：主要目的是冷却（warm-down），即让高度兴奋的心血管应激逐步降低，适应运动停止后血液动力学改变。运动方式可与训练方式相同，但强度逐步减小。

充分的准备与结束活动是防止训练意外的重要环节。训练时的心血管意外 75% 均发生在这两个时期。此外，合理的准备与结束活动对预防运动损伤也有积极的作用。

（姚明莺　华秋秋）

第五节　高 血 压

一、概念

高血压（hypertension）是指以血压［收缩压和（或）舒张压］增高为主要特征的综合征。（收缩压 ≥ 140mmHg，舒张压 ≥ 90mmHg），可伴有心、脑、肾等器官的功能或器质性损害的临床综合征。高血压是最常见的慢性病，也是心脑血管病最主要的危险因素。

二、病因

1. **遗传因素**　大约 40% 的半数高血压患者有家族史。目前认为是多基因遗传所致，30%~50% 的高血压患者有遗传背景。

2. **精神和环境因素**　长期的精神紧张、激动、焦虑，受噪声或不良视觉刺激等因素也会引起高血压的发生。

3. **年龄因素**　发病率有随着年龄增长而增高的趋势，40 岁以上者发病率高。

4. **生活习惯因素**　膳食结构不合理，如过多的钠盐、低钾饮食、大量饮酒、摄入过多的饱和脂肪酸均可使血压升高。吸烟可加速动脉粥样硬化的过程，为高血压的危险因素。

5. **药物因素**　避孕药、激素、消炎止痛药等均可影响血压。

6. **其他疾病因素**　肥胖、糖尿病、睡眠呼吸暂停低通气综合征、甲状腺疾病、肾动脉狭窄、肾脏实质损害、肾上腺占位性病变、嗜铬细胞瘤、其他神经内分泌肿瘤等。

三、临床表现

高血压的症状因人而异。早期可能无症状或症状不明显，可于例行体检时发现血压升高，少数患者则发生心、脑、肾等重要器官损害的并发症才被发现。

1. **典型症状**　早期可能无症状或症状不明显，常见的是头晕、头痛、颈项板紧、疲劳、心悸等。仅仅会在劳累、精神紧张、情绪波动后发生血压升高，并在休息后恢复正常。随着病程延长，血压明显的持续升高，逐渐会出现各种症状。此时被称为缓进型高血压病。缓进型高血压病常见的临床症状有头痛、头晕、注意力不集中、记忆力减退、肢体麻木、夜尿增多、心悸、胸闷、乏力等。

高血压的症状与血压水平有一定关联，多数症状在紧张或劳累后可加重，清晨活动后血压可迅速升高，出现清晨高血压，导致心脑血管事件多发生在清晨。

2. 其他症状 当血压突然升高到一定程度时甚至会出现剧烈头痛、呕吐、心悸、眩晕等症状，严重时会发生神志不清、抽搐，多会在短期内发生严重的心、脑、肾等器官的损害和病变，如中风、心梗、肾衰等。

3. 体征 高血压时体征一般较少，除血压升高外，心脏听诊可闻及主动脉瓣区第二心音亢进及收缩期杂音。皮肤黏膜、四肢血压、周围血管搏动及血管杂音检查等，有助于继发高血压的原因判断。

四、辅助检查

（一）体格检查

1. 正确测量血压 由于血压有波动性，且情绪激动、体力活动时会引起一时性的血压升高，因此应至少2次在非同日静息状态下测得血压升高时方可诊断高血压，而血压值应以连续测量3次的平均值计。仔细的体格检查有助于发现继发性高血压线索和靶器官损害情况。

2. 测量体质量指数（BMI）、腰围及臀围。

3. 检查四肢动脉搏动和神经系统体征，听诊颈动脉、胸主动脉、腹部动脉和股动脉有无杂音。

4. 观察有无库欣病面容、神经纤维瘤性皮肤斑、甲状腺功能亢进性突眼征或下肢水肿。

5. 全面的心肺检查。

6. 全面详细了解患者病史。

（二）实验室检查

1. 可帮助判断高血压的病因及靶器官功能状态。常规检查项目有血常规、尿常规（包括蛋白、糖和尿沉渣镜检）、肾功能、血糖、血脂、血钾、超声心动图、心电图、胸部X线片、眼底、动态血压监测等。

2. 可根据需要和条件进一步检查眼底以及颈动脉超声等。24小时动态血压监测有助于判断血压升高的严重程度，了解血压昼夜节律，监测清晨血压，指导降压治疗以及评价降压药物疗效。

五、诊断

两次及以上在非同日静息状态下测得血压升高时方可诊断高血压，即收缩压≥140mmHg，舒张压≥90mmHg；24小时动态血压监测有助于判断血压升高的严重程度，了解血压昼夜节律，监测清晨血压。

根据患者的病史、体格检查和实验室检查结果，可确诊高血压。诊断内容应包括：确定血压水平及高血压分级，无合并其他心血管疾病危险因素，判断高血压的原因，明确有无继发性高血压，评估心、脑、肾等靶器官情况，判断患者出现心血管事件的危险程度。

目前国内高血压的诊断采用 2005 年中国高血压治疗指南建议的标准：

表 2-4-1　2005 年中国高血压治疗指南建议的标准

类别	收缩压（mmHg）	舒张压（mmHg）
正常血压	<120	<80
正常高值	120~139	80~89
高血压	≥ 140	≥ 90
1 级高血压（轻度）	140~159	90~99
2 级高血压（中度）	160~179	100~109
3 级高血压（重度）	≥ 180	≥ 110
单纯收缩期高血压	≥ 140	<90

如患者的收缩压与舒张压分属不同的级别时，则以较高的分级标准为准。单纯收缩期高血压也可按照收缩压水平分为 1、2、3 级。

表 2-4-2　高血压患者心血管危险分层标准

其他危险因素和病史	1 级	2 级	3 级
无其他危险因素	低	中	高
1~2 个危险因素	中	中	极高危
≥ 3 个危险因素或糖尿病或靶器官损害	高	高	极高危
有并发症	极高危	极高危	极高危

六、临床治疗

（一）原发性高血压的治疗

1. **治疗目的及原则**　高血压治疗的主要目标是血压达标，降压治疗的最终目的是最大限度地减少高血压患者心、脑血管病的发生率和死亡率。降压治疗应该确立血压控制目标值。另一方面，高血压常常与其他心、脑血管病的危险因素合并存在，例如高胆固醇血症、肥胖、糖尿病等，协同加重心血管疾病危险，治疗措施应该是综合性的。不同人群的降压目标不同，一般患者的降压目标为 140/90mmHg 以下，对合并糖尿病或肾病等高危患者，应酌情降至更低。对所有患者，不管其他时段的血压是否高于正常值，均应注意清晨血压的监测，有研究显示半数以上诊室血压达标的患者，其清晨血压并未达标。

（1）改善生活行为：①减轻并控制体重。②减少钠盐摄入。③补充钙和钾盐。④减少脂肪摄入。⑤增加运动。⑥戒烟、限制饮酒。⑦减轻精神压力，保持心理平衡。

（2）血压控制标准个体化：由于病因不同，高血压发病机制不尽相同，临床用药分别对待，选择最合适药物和剂量，以获得最佳疗效。

（3）多重心血管危险因素协同控制：降压治疗后尽管血压控制在正常范围，血压升高以外的多种危险因素依然对预后产生重要影响。

2. 降压药物治疗　对检出的高血压患者，应使用推荐的起始与维持治疗的降压药物，特别是每日给药 1 次能控制 24 小时并达标的药物，具体应遵循 4 项原则，即小剂量开始，优先选择长效制剂，联合用药及个体化。

（1）降压药物种类：①利尿药。②β 受体阻滞剂。③钙通道拮抗剂。④血管紧张素转换酶抑制剂。⑤血管紧张素 II 受体阻滞剂。应根据患者的危险因素、靶器官损害及合并临床疾病的情况，选择单一用药或联合用药。

选择降压药物的原则如下：①使用半衰期 24 小时以及以上、每日一次服药能够控制 24 小时的血压药物，如氨氯地平等，避免因治疗方案选择不当导致的医源性清晨血压控制不佳；②使用安全、可长期坚持并能够控制每一个 24 小时血压的药物，提高患者的治疗依从性；③使用心脑获益临床试验证据充分并可真正降低长期心脑血管事件的药物，减少心脑血管事件，改善高血压患者的生存质量。

（2）治疗方案：大多数无并发症或合并症患者可以单独或者联合使用噻嗪类利尿剂、β 受体阻滞剂等。治疗应从小剂量开始，逐步递增剂量。临床实际使用时，患者心血管危险因素状况、靶器官损害、并发症、合并症、降压疗效、不良反应等，都会影响降压药的选择。2 级高血压患者在开始时就可以采用两种降压药物联合治疗。

（二）继发性高血压的治疗

主要是针对原发病的治疗，如嗜铬细胞瘤引起的高血压，肿瘤切除后血压可降至正常；肾血管性高血压可通过介入治疗扩张肾动脉。对原发病不能手术根治或术后血压仍高者，除采用其他针对病因的治疗外，还应选用适当的降压药物进行降压治疗。

1. 治疗方针　①改善生活行为。②血压控制标准个体化。③多重心血管危险因素协同控制。

2. 药物治疗　①利尿剂。②β 受体阻滞剂。③钙通道阻滞剂。④血管紧张素转换酶抑制剂。⑤血管紧张素 II 受体阻滞剂。大多数无并发症或合并症患者可以单独或者联合使用噻嗪类利尿剂、β 受体阻滞剂等。治疗应从小剂量开始，逐步递增剂量。2级高血压患者在开始时就可以采用两种降压药物联合治疗。

3. 手术治疗 针对原发病的治疗，如嗜铬细胞瘤引起的高血压，肿瘤切除后血压可降至正常；肾血管性高血压可通过介入治疗扩张肾动脉。

4. 其他治疗 物理治疗适合于早期及轻度高血压患者。常用方法有：①直流电离子导入疗法：常用药物溶液有5%~10%溴化钠，10%硫酸镁，5%~10%碘化钾，1%烟酸或0.8%~3%川芎碱等。电极置于颈区或颈动脉窦或胸腹交感神经节处。②脉冲超短波疗法：无热量脉冲超短波，电极置于太阳神经丛区域或颈动脉窦处。如无脉冲超短波，也可行超短波微热量肾区治疗。③穴位磁疗选百会、曲池、足三里、太阳、风池、神门、风府等穴位，开始敷贴时选其中2~3个穴位。以后可根据情况增多，也可应用耳穴降压沟。④水疗如脂浴（36~38℃）、氡浴、二氧化碳浴等。一、二期高血压患者也可去海滨进行疗养康复。

七、照护

（一）避免诱因

1. 保持良好的心理状态，消除紧张和压抑的心理。

2. 适当休息，保证睡眠，安排合适的运动，如症状较多或有并发症时应卧床休息。

3. 对易激动的患者，做好家属工作，减少不良刺激，保证患者有安静舒适的环境。

4. 外出活动和检查时应有人陪同以防晕倒受伤。

5. 正确饮食，可减轻心脏负荷，防止水、钠潴留，减少外周血管阻力。

6. 遵医嘱坚持服药，学会自我观察及护理，出现不适症状立即就诊。

（二）饮食护理

1. 多吃新鲜蔬菜和水果及含钙高的食物，如芹菜、韭菜、西蓝花、梨、苹果、奶制品、豆制品等，蔬菜和水果每日大于500g，少吃含胆固醇高的食物，如动物内脏、肥肉、鱼籽、蛋黄、乌贼鱼等，忌烟酒。

2. 指导患者控制饮食，控制钠盐的摄入，低盐、低脂、补充蛋白质，戒烟戒酒。

（三）用药护理

1. 强调长期药物治疗的重要性，用降压药物使血压降至理想水平后，应继续服用维持量，以保持血压相对稳定，对无症状者更应该强调。

2. 告知降压药物名称、剂量、用法、作用及不良反应，并提供书面材料。嘱咐患者必须遵医嘱服药，如根据自觉症状来增减药物、忘记服药或随意补服上次忘记药量，均可引起血压波动。

3. 不可擅自突然停药，经治疗血压得到满意控制后，可以遵医嘱渐减剂量。

如果突然停药，可导致血压突然升高，冠心病患者可诱发心绞痛、心肌梗死等。

（四）心理护理

1. 做好自我心态调节，首先高血压患者在治疗时，不要有消极的心态。应进行心理调节，减轻精神压力，保持平衡心理。

2. 长期精神压力和心情抑郁是引起高血压和其他一些慢性病的重要原因之一，对于高血压患者，这种精神状态常使他们采用不健康的生活方式，如酗酒、吸烟等，降低或对抗了高血压治疗的顺应性。

3. 对有精神压力和心理不平衡的人，改变他们的精神面貌需做长期细致的工作。

（五）控制体重

其次是针对患者的一些特殊体质来做护理，例如肥胖的患者要控制体重，而控制体重对于高血压的病情是有帮助的，建议 BMI 应控制在 24 以下。减重的方法是减少总热量的摄入，控制脂肪摄入并限制过多碳水化合物的摄入。

（六）锻炼要适当

在治疗的过程中要适当地增加体力活动，适当的锻炼对于高血压患者来说是不错的护理。但要注意的是每个参加运动的人特别是中老年人和高血压患者在运动前最好评定一下自己的身体状况，以决定自己的运动种类、强度、频度和持续运动时间。对中老年人来说，运动的方式应包括有氧、伸展及增强肌力练习三类，具体项目可选择步行、慢跑、太极拳、门球、气功等。

高血压的护理方法虽然有很多，但护理也要"个性化"，同时，需要注意的问题也是多方面的，不仅在饮食上，在心理上也要对高血压患者给予帮助，如果还不知道如何护理高血压的患者，应该咨询医生意见。

八、康复

（一）康复评定

1. 危险因素评估　原发性高血压的病因目前一般认为与下列因素有一定的关系。

（1）遗传因素：原发性高血压有群集与某些家族的倾向，提示其有遗传学基础或伴有遗传生化异常。双亲均有高血压的正常血压子女，以后发生高血压的比例增高。高血压的遗传可能存在主要基因显性遗传和多种基因关联遗传两种方式。在遗传表型上，不仅血压升高发生率体现遗传性，而且在血压高度、并发症发生以及其他有关因素（如肥胖）方面，也有遗传。

（2）环境因素

1）饮食：不同地区人群血压水平和高血压患病率与钠盐平均摄入量显著有关，摄盐越多，血压水平和患病率越高，但是同一地区人群中个体间血压水平与摄盐量并不相关，摄盐过多导致血压升高主要见于对盐敏感的人群中。饮食中饱和脂肪酸或饱和脂肪酸/不饱和脂肪酸比值较高也属于升压因素。饮酒量与血压水平线性相关，尤其与收缩压，每天饮酒量超过50g乙醇者高血压发病率明显增高。

2）精神因素：城市脑力劳动者高血压患病率超过体力劳动者，从事精神紧张度高的职业者发生高血压的可能性较大，长期生活在噪声环境中听力敏感性减退者患高血压也较多。高血压患者经休息后往往症状和血压可获得一定改善。

3）其他因素：肥胖是血压升高的重要危险因素。一般采用BMI来衡量肥胖程度，即体重（kg）/身高（m）^{2}（以20~24为正常范围）。血压与BMI呈显著正相关。此外，服用避孕药、阻塞性睡眠呼吸暂停综合征也可能与高血压的发生有关。

原发性高血压的危险因素有可干预和不可干预两类，不可干预危险因素主要是遗传因素，有原发性高血压家族史者发生高血压的机会大大高于无家族史者。可干预的危险因素主要有：饮食因素、代谢因素、精神因素、缺乏体力活动四方面。

2. 血压测量 测量血压是高血压诊断和评价其严重程度的主要手段。临床上通常采用间接方法在上臂肱动脉部位测得血压值。诊断高血压必须以非药物状态下2次或2次以上非同日血压测定所得的平均值为依据，同时排除其他疾病导致的继发性高血压。建立血压观察表。

3. 实验室检查

（1）实验室检查：血常规、尿常规、肾功能、血糖、血脂分析、血尿酸等，可发现高血压对靶器官损害情况。

（2）心电图：可见左心室肥大、劳损。

（3）X线检查：可见主动脉弓迂曲延长，左室增大，出现心力衰竭时肺野可有相应的变化。

（4）超声心动图：了解心室壁厚度、心腔大小、心脏收宿和舒张功能、瓣膜情况等。

（5）眼底检查：有助于对高血压严重程度的了解，目前采用Keith-Wagener分级法，其分级标准如下：Ⅰ级：视网膜动脉变细，反光增强；Ⅱ级：视网膜动脉狭窄，动静脉交叉压迫；Ⅲ级：眼底出血或棉絮状渗出；Ⅳ级：视神经盘水肿。

（6）24小时动态血压监测：有助于判断高血压的严重程度，了解其血压变异性和血压昼夜节律；指导降压治疗和评价降压药疗效。

（二）康复治疗

高血压目前尚无根治方法，但大量临床试验证明，收缩压下降10~20mmHg或舒张压下降5~6mmHg，3~5年内脑卒中、心血管病死亡率与冠心病死亡率事件分别减少38%、20%和16%，心力衰竭减少50%以上。因此，通过降压治疗治疗最终达到减少高血压患者心、脑血管疾病的发生率和死亡率是治疗的根本。

1. 适应证与禁忌证

（1）适应证：临界性高血压，Ⅰ～Ⅱ期高血压以及部分病情稳定的Ⅲ期高血压患者。对于血压正常偏高者，也可用于预防高血压的发生，达到一级预防的目的。运动锻炼对以舒张期血压增高为主的患者作用更为显著。

（2）禁忌证：任何临床情况不稳均应作为禁忌证，包括急进性高血压、重症高血压、高血压危象、病情不稳定的Ⅲ期高血压、合并其他严重并发症（严重心律失常、心动过速、脑血管痉挛、心衰、不稳定性心绞痛、降压药副作用明显且未能控制、运动中血压 >220/110mmHg 等）。

2. 康复治疗机制

（1）调整自主神经系统功能有氧训练可降低交感神经系统兴奋性，气功及放松训练可提高迷走神经系统张力，缓解小动脉痉挛。运动后血压下降的患者，运动停止 60 分钟后，其腓神经的交感神经传导速度仍然明显降低。

（2）降低外周阻力并改善血管的顺应性运动训练时活动肌血管扩张、毛细血管的密度或数量增加、血液循环和代谢改善、总外周阻力降低，从而有利于降低血压，特别是舒张压。药物治疗对于单纯舒张期高血压的作用不佳，而运动则有良好的作用。

（3）降低血容量运动锻炼可以提高尿钠的排泄，相对降低血容量，从而降低血压。

（4）调整内分泌紊乱、改善机体糖代谢、降低血脂运动训练可以调整自主神经功能和内分泌的异常，降低胰岛素抵抗，改善机体糖代谢和降低血脂，帮助调整血压。

（5）血管运动中枢适应性改变运动中的血压增加可作用于大脑皮质和皮质下血管运动中枢，重新设定机体的血压水平，使运动后血压能够平衡在较低水平。

（6）纠正高血压危险因素运动与放松训练均有助于改善患者的情绪，而许多情感因素也是高血压的危险因素，如负性情绪、易怒、容易紧张和担心的个性。有氧锻炼既可以降低轻度高血压患者的血压，还可以帮助患者有效地控制精神压力，这种作用可能是通过减少心血管对应激的反应性来实现的。此外，运动训练和饮食控制相结合，可以有效地降低血液低密度脂蛋白胆固醇的含量，增加高密度脂蛋白胆固醇的含量，减轻动脉粥样硬化。

3. 康复治疗目标 将原发性高血压患者血压降低到最大耐受程度或理想水平的同时，全面降低心血管疾病的其他危险因素和高血压并发症所引起的致残率和病死率。

其降压标准为收缩压 <150mmHg，如病情允许可降至 140/90mmHg 以下，

但舒张压不宜低于 60mmHg；合并糖尿病或肾病时，其降压目标值尽量逐步降至 130/80mmHg 以下，以提高患者生存质量和延长寿命。

4. 康复治疗方法 对于诊断明确的高血压患者，应采取积极的治疗措施降低动脉血压至正常或接近正常，以控制并减少与高血压有关的心、脑、肾等重要器官的损害。降压药物治疗效果肯定，但副作用多而且需要终生用药。运动训练不仅可以降低高血压患者的血压，而且还可以降低患者的死亡率。比如我国的气功，不仅有运动训练的作用，还可以舒缓情绪、调整心理平衡，具有很大的优越性。除此之外，纠正危险因素、改变生活方式，都可以有效地防治高血压。有学者认为高血压的康复治疗是非药物治疗的主体，而运动则是康复治疗的主体。危险因素纠正、运动治疗、行为治疗以及药物治疗等共同构成了高血压的综合治疗。康复治疗对高血压的疗效：对轻、中度高血压有肯定的降压效果，重度高血压可增强降压药的疗效，减少药物用量，改善症状；降低并发症的发生率及高血压的死亡率。

（1）纠正危险因素：过量饮酒、吸烟、嗜盐、高血压家族史、性格急躁以及超体重均为高血压的主要危险因素。应强调：

1）日常起居生活规律，坚持戒烟，避免长期大量饮酒。2013 版 ESH/ESC 高血压治疗指南建议：饮酒的高血压男性饮酒量每日不超过 20~30g 乙醇，女性不超过 10~20g 乙醇，总酒精消耗量男性每周不应超过 130g，女性不应超过 80g。

2）减少钠盐摄入，建议饮食中氯化钠摄入 <6g/d。

3）降低体重，减少热量摄入，保持规律运动及高纤维素饮食。

4）减少胆固醇和饱和脂肪酸摄取，每日胆固醇摄取 <300mg，脂肪占总热量的 30% 以下，饱和脂肪酸占总热量的 10% 以下。运动与饮食相结合在血脂和血压改善方面作用最强。

5）避免使用激素、避孕药等升压药物。

6）改善行为方式，避免过分情绪激动，逐步学会适当的应激处理技术和心态。

（2）运动疗法：长期、有规律的运动可以有效协助降低血压、改善血液和患者情绪，提高患者体力活动能力和生活质量，是高血压病治疗的必要组成部分。运动训练应采用中小强度、较长时间、大肌群的动力性运动（中 – 低强度有氧训练），以及各类放松性活动，包括气功、太极拳、放松疗法等。

高血压患者运动量宜小不宜大，适当的运动治疗可以减少药物用量，降低药物副作用，稳定血压。运动强度过大则可使血压波动过大、心率剧增，引起头痛、头晕等症状，也有发生脑血管意外以及心绞痛的可能。继发性高血压应针对其原发原因治疗，一般也不宜采用运动疗法。

1）有氧训练：常用方式为步行、慢跑、自行车、游泳等。运动强度以

50%~70% 最大心率或 40%~60% 最大摄氧量储备为宜，活动强度越大，越要注重准备活动和结束活动。运动时心率一般不要超过 130 次 / 分，50 岁以上者运动心率一般不超过 120 次 / 分。运动停止后心率应在 3~5 分钟内恢复正常，不应出现头晕、心慌及明显的疲劳感。训练效应产生需至少 1 周，达到较显著降压效需 4~6 周。

①步行：可在清晨、黄昏或临睡前进行，起始速度为 70~90 步 / 分，持续 10 分钟以上，适应后可在坡地上行走或加快速度，速度一般不超过 110 步 / 分（50~80m/min），每次锻炼 30~40 分钟左右，每天 1~2 次。

②慢跑、自行车、游泳：有一定锻炼基础的人可采用该方法，但应在运动前进行心电图运动试验以检查心功能和血压对运动的反应性。运动时精神放松，掌握好节奏并与呼吸相配合。以慢跑为例，运动速度为 120 步 / 分（约 120m/min），运动心率为 120 次 / 分，每次 30~60 分钟，每周 3~6 次，持续 20 周。

2）循环抗阻训练：以前任何形式的抗阻运动均视为高血压患者的禁忌项目，但近年来研究提示，在一定范围内，中小强度的抗阻运动可产生良好的降压作用，且并不引起血压的过分升高。一般采用循环抗阻训练，即采用相当于 40%~70% 最大一次收缩力作为运动强度，进行大肌群（如肱二头肌、腰背肌、胸大肌、股四头肌等）的抗阻收缩，每节 10~30 秒内重复 8~15 次，各节运动间休息 15~30 秒，10~15 节为一循环，每次训练 1~2 个循环，每周 3~5 次，8~12 周为一疗程。逐步适应后可按每周 5% 的增量逐渐增加运动量。在增强肌肉力量时，宜逐步增加阻力而不是增加重复次数或持续时间。训练中应避免屏气动作，用力时呼气，放松还原时吸气。避免做一些头部低于身体的动作。

3）拳操：常用的有降压操、太极拳等。要求锻炼时动作柔和、舒展、有节律、注意力集中、肌肉放松、思绪宁静。动作与呼吸相结合。头低位时不宜低于心脏水平位置。

①太极拳、太极剑：动作柔和，肌肉放松且活动幅度大，意念集中，强调动作的均衡和协调，有利于高血压患者放松和降压，也可改善头晕等症状。一般可选择简化版本或个别动作练习，不宜过分强调高难度和高强度。高血压患者练完一套简化太极拳后，收缩压可下降 10~20mmHg，长期练习太极拳的老年人安静时收缩压平均值约比同年龄组老年人低 20mmHg 左右。

②降压体操：目的在于增强人体的调节功能。四肢大幅度的活动和放松的腹式呼吸练习，有助于降低周围血管阻力，降低血压。做体操时应按节次循序进行，不做长时间头低位运动（如过度体前屈）、不跳跃、不快速旋转、不用力憋气、不紧张，以避免血压波动或增加心脏负担。

4）气功：气功包括动功和静功两大类，较多采用的是放松功法，如松静功、站桩等，主要通过意念活动调节机制功能。其基本原则强调放松自然、安静协调、呼吸均匀，意守丹田（脐下）或涌泉（脚心）。宜配合意念采用动作简单、幅度较大、张弛有序、上下肢都参加的动作，禁忌长时间的等长收缩。呼吸宜用顺呼吸法，不宜采用停闭呼吸法，适当延长呼气。每次 30~40 分钟，每天至少 1 次。

注意事项

①如停止锻炼，训练效果 2 周内可完全消失，因此锻炼要持之以恒。

②运动疗法必须要与药物治疗相结合，过程中不要轻易撤药，特别是二期以上患者。

③在运动时应考虑药物对血管反应的影响，如服用 β 受体阻滞剂可使最大和次最大负荷运动时的心率有所下降，β 受体阻滞剂和利尿剂可减弱人体对热和湿环境运动时的温度调节能力等。

（3）物理治疗　物理治疗适合于早期及轻度高血压患者。

常用方法有：

1）直流电离子导入疗法常用药物溶液有 5%~10% 溴化钠，10% 硫酸镁，5%~10% 碘化钾，1% 烟酸或 0.8%~3% 川芎碱等。电极置于颈区或颈动脉窦或胸腹交感神经节处。

2）脉冲超短波疗法无热量脉冲超短波，电极置于太阳神经丛区域或颈动脉窦处。如无脉冲超短波，也可行超短波微热量肾区治疗。

3）穴位磁疗选百会、曲池、足三里、太阳、风池、神门、风府等穴位，开始敷贴时选其中 2~3 个穴位。以后可根据情况增多，也可应用耳穴降压沟。

4）水疗如脂浴（36~38℃）、氡浴、二氧化碳浴等。一、二期高血压患者也可去海滨进行疗养康复。

（姚明莺　华秋秋）

第六节　糖　尿　病

一、概念

糖尿病是由遗传和环境因素相互作用而引起的一组以慢性高血糖为特征的代谢异常综合征。高血糖则是由于胰岛素分泌缺陷或其生物作用受损，或两者兼有引起。糖尿病是长期存在的高血糖，导致各种组织，特别是眼、肾、心脏、血管、神经的慢性损害，引起功能缺陷及衰竭。

二、病因

1. 遗传因素　1 型或 2 型糖尿病均存在明显的遗传异质性。糖尿病存在家族发病倾向，1/4~1/2 患者有糖尿病家族史。临床上至少有 60 种以上的遗传综合征可伴有糖尿病。1 型糖尿病有多个 DNA 位点参与发病，其中以 HLA 抗原基因中 DQ 位点多态性关系最为密切。在 2 型糖尿病已发现多种明确的基因突变，如胰岛素基因、胰岛素受体基因、葡萄糖激酶基因、线粒体基因等。

2. 环境因素　进食过多，体力活动减少导致的肥胖是 2 型糖尿病最主要的环境因素，使具有 2 型糖尿病遗传易感性的个体容易发病。1 型糖尿病患者存在免疫系统异常，在某些病毒如柯萨奇病毒，风疹病毒，腮腺病毒等感染后导致自身免疫反应，破坏胰岛素 β 细胞。

三、临床表现

1. 多尿　尿量多，24 小时尿量可达 5 000~10 000ml，但老年人和有肾脏疾病者，多尿可不明显。由于血糖过高，超过肾糖阈（8.89~10.0mmol/L），经肾小球滤出的葡萄糖不能完全被肾小管重吸收，形成渗透性利尿。血糖越高，尿糖排泄越多，尿量越多，24 小时尿量可达 5 000~10 000ml。但老年人和有肾脏疾病者，肾糖阈增高，尿糖排泄障碍，在血糖轻中度增高时，多尿可不明显。

2. 多饮　经常感到口渴而多饮，多饮会进一步加重多尿。主要由于高血糖使血浆渗透压明显增高，加之多尿，水分丢失过多，发生细胞内脱水，加重高血糖，使血浆渗透压进一步明显升高，刺激口渴中枢，导致口渴而多饮。多饮进一步加重多尿。

3. 多食　食欲亢进经常感到饥饿而多食。机制不十分清楚。多数学者倾向是葡萄糖利用率（进出组织细胞前后动静脉血中葡萄糖浓度差）降低所致。正常人空腹时动静脉血中葡萄糖浓度差缩小，刺激摄食中枢，产生饥饿感；摄食后血糖升高，动静脉血中浓度差加大（大于 0.829mmoL/L），摄食中枢受抑制，饱腹中枢兴奋，摄食要求消失。然而糖尿患者由于胰岛素的绝对或相对缺乏或组织对胰岛素不敏感，组织摄取利用葡萄糖能力下降，虽然血糖处于高水平，但动静脉血中葡萄糖的浓度差很小，组织细胞实际上处于"饥饿状态"，从而刺激摄食中枢，引起饥饿、多食；另外，机体不能充分利用葡萄糖，大量葡萄糖从尿中排泄，因此机体实际上处于半饥饿状态，能量缺乏亦引起食欲亢进。

4. 体重下降　体重持续下降，肌体明显消瘦。可通过对糖尿病的合理治疗，控制体重下降，甚至有所回升。糖尿病患者尽管食欲和食量正常，甚至增加，但体重下降，主要是由于胰岛素绝对或相对缺乏或胰岛素抵抗，机体不能充分利用葡萄糖产生能量，致脂肪和蛋白质分解加强，消耗过多，呈负氮平衡，体重逐渐下降，乃至出现消瘦。一旦糖尿病经合理的治疗，获得良好控制后，体重下降可控制，甚至有所回升。如糖尿病患者在治疗过程中体重持续下降或明显消瘦，提示可能代谢控制不佳或合并其他慢性消耗性疾病。

5. **乏力** 全身乏力，精神萎靡。在糖尿病患者中亦是常见的，由于葡萄糖不能被完全氧化，即人体不能充分利用葡萄糖和有效地释放出能量，同时组织失水，电解质失衡及负氮平衡等，因而感到全身乏力，精神萎靡。

6. **视力下降** 视力下降，视物模糊，若血糖得到良好控制，视力可较快恢复正常。不少糖尿病患者在早期就诊时，主诉视力下降或模糊，这主要可能与高血糖导致晶体渗透压改变，引起晶体屈光度变化所致。早期一般多属功能性改变，一旦血糖获得良好控制，视力可较快恢复正常。

7. **并发症** 糖尿病并发症众多，糖尿病酮症酸中毒、高渗性非酮症性糖尿病昏迷、糖尿病乳酸性酸中毒、糖尿病皮肤感染、糖尿病足、糖尿病性胃轻瘫、糖尿病心肌病、糖尿病心脏病、糖尿病与高血压、糖尿病肾病、糖尿病并发泌尿系感染、糖尿病性神经病、糖尿病性周围神经病、糖尿病所致脊髓病、糖尿病性视网膜病变、糖尿病伴发的葡萄膜炎、糖尿病并结核病等。

四、辅助检查

1. **血糖测定** 是诊断糖尿病的唯一标准。有明显"三多一少"症状者，只要一次异常血糖值即可诊断。无症状者诊断糖尿病需要两次异常血糖值。可疑者需做 75g 葡萄糖耐量试验。

2. **尿糖测定** 常为阳性。血糖浓度超过肾糖阈（160~180mg/dl）时尿糖阳性。肾糖阈增高时即使血糖达到糖尿病诊断可呈阴性。因此，尿糖测定不作为诊断标准。

3. **尿酮体测定** 酮症或酮症酸中毒时尿酮体阳性。

4. **糖基化血红蛋白（HbA1c）测定** 是葡萄糖与血红蛋白非酶促反应结合的产物，反应不可逆，HbA1c 水平稳定，可反映取血前 2 个月的平均血糖水平。是判断血糖控制状态最有价值的指标。

5. **糖化血清蛋白测定** 是血糖与血清白蛋白非酶促反应结合的产物，反映取血前 1~3 周的平均血糖水平。

6. **血清胰岛素和 C 肽水平测定** 反映胰岛 β 细胞的储备功能。2 型糖尿病早期或肥胖型血清胰岛素正常或增高，随着病情的发展，胰岛功能逐渐减退，胰岛素分泌能力下降。

7. **血脂测定** 糖尿病患者常见血脂异常，在血糖控制不良时尤为明显。表现为甘油三酯、总胆固醇、低密度脂蛋白胆固醇水平升高。高密度脂蛋白胆固醇水平降低。

8. 尿白蛋白排泄量测定　放免或酶联方法可灵敏地检出尿白蛋白排出量，早期糖尿病肾病尿白蛋白轻度升高。

9. 免疫指标　胰岛细胞抗体（ICA），胰岛素自身抗体（IAA）和谷氨酸脱羧酶（GAD）抗体是 1 型糖尿病体液免疫异常的三项重要指标，其中以GAD 抗体阳性率高，持续时间长，对 1 型糖尿病的诊断价值大。在 1 型糖尿病的一级亲属中也有一定的阳性率，有预测 1 型糖尿病的意义。

五、诊断

目前诊断糖尿病的标准，符合下列任意一条即可：

1. 有糖尿病的症状（多饮、多尿、原因不明的体重下降），并且随机（餐后任意时间，没有刻意不吃饭）静脉血糖 ≥ 11.1mmol/L。

2. 空腹（禁止摄入食物 8 小时）之后测静脉血糖 ≥ 7.0mmol/L。

3. 口服葡萄糖耐量测试 OGTT 2 小时后静脉血糖 ≥ 11.1mmol/L。

4. 非空腹的糖化血红蛋白 HbA1c 检验值 ≥ 6.5%。

六、临床治疗

（一）一般治疗

1. 健康教育　要教育糖尿病患者懂得糖尿病的基本知识，树立战胜疾病的信心，如何控制糖尿病，控制好糖尿病对健康的益处。根据每个糖尿病患者的病情特点制定恰当的治疗方案。

2. 自我监测血糖　随着小型快捷血糖测定仪的逐步普及，患者可以根据血糖水平随时调整降血糖药物的剂量。1 型糖尿病进行强化治疗时每天至少监测 4 次血糖（餐前），血糖不稳定时要监测 8 次（三餐前、后、晚睡前和凌晨3：00）。强化治疗时空腹血糖应控制在 7.2mmol/L 以下，餐后两小时血糖小于10mmol/L，HbA1c 小于 7%。2 型糖尿病患者自我监测血糖的频度可适当减少。

（二）药物治疗

1. 口服药物治疗

（1）磺脲类药物：2 型糖尿病患者经饮食控制，运动，降低体重等治疗后，疗效尚不满意者均可用磺脲类药物。因降糖机制主要是刺激胰岛素分泌，所以对有一定胰岛功能者疗效较好。对一些发病年龄较轻，体形不胖的糖尿病患者在早期也有一定疗效。但对肥胖者使用磺脲类药物时，要特别注意饮食控制，使体重逐渐下降，与双胍类或 α- 葡萄糖苷酶抑制剂降糖药联用较好。下列情况属禁忌证：①严重肝、肾功能不全；②合并严重感染，创伤及大手术期间，临时改用胰岛素治疗；③糖尿病酮症、酮症酸中毒期间，临时改用胰岛素治疗；④糖尿病孕妇，妊娠高血糖对胎儿有致畸形作用，早产、死产发生率高，故应严格控制血糖，应把空腹血糖控制在 105mg/dl（5.8mmol/L 以下，餐后 2 小时血糖控制在 120mg/dl（6.7mmol/L）以下，但控制血糖不宜用口服降糖药；⑤对磺脲类药物过敏或出现明显不良反应。

（2）双胍类降糖药：降血糖的主要机制是增加外周组织对葡萄糖的利用，增加葡萄糖的无氧酵解，减少胃肠道对葡萄糖的吸收，降低体重。

1）适应证：肥胖型 2 型糖尿病，单用饮食治疗效果不满意者；2 型糖尿病单用磺脲类药物效果不好，可加双胍类药物；1 型糖尿病用胰岛素治疗病情不稳定，用双胍类药物可减少胰岛素剂量；2 型糖尿病继发性失效改用胰岛素治疗时，可加用双胍类药物，能减少胰岛素用量。

2）禁忌证：严重肝、肾、心、肺疾病，消耗性疾病，营养不良，缺氧性疾病；糖尿病酮症，酮症酸中毒；伴有严重感染、手术、创伤等应激状况时暂停双胍类药物，改用胰岛素治疗；妊娠期。③不良反应 一是胃肠道反应，最常见，表现为恶心、呕吐、食欲下降、腹痛、腹泻，发生率可达 20%。为避免这些不良反应，应在餐中、或餐后服药。二是头痛、头晕、金属味。三是乳酸酸中毒，多见于长期、大量应用降糖灵，伴有肝、肾功能减退，缺氧性疾病、急性感染、胃肠道疾病时，降糖片引起酸中毒的机会较少。

（3）α 葡萄糖苷酶抑制剂：1 型和 2 型糖尿病均可使用，可以与磺脲类、双胍类或胰岛素联用。①伏格列波糖 餐前即刻口服。②阿卡波糖 餐前即刻口服。主要不良反应有：腹痛、肠胀气、腹泻、肛门排气增多。

（4）胰岛素增敏剂：有增强胰岛素作用，改善糖代谢。可以单用，也可用磺脲类，双胍类或胰岛素联用。有肝脏病或心功能不全者不宜应用。

（5）格列奈类胰岛素促分泌剂：①瑞格列奈：为快速促胰岛素分泌剂，餐前即刻口服，每次主餐时服，不进餐不服。②那格列奈：作用类似于瑞格列奈。

2. 胰岛素治疗 胰岛素制剂有动物胰岛素、人胰岛素和胰岛素类似物。根据作用时间分为短效、中效和长效胰岛素，并已制成混合制剂，如诺和灵 30R，优泌林 70/30。

（1）1 型糖尿病：需要用胰岛素治疗。非强化治疗者每天注射 2~3 次，强化治疗者每日注射 3~4 次，或用胰岛素泵治疗。需经常调整剂量。

（2）2 型糖尿病：口服降糖药失效者先采用联合治疗方式，方法为原用口服降糖药剂量不变，睡前晚 10：00 注射中效胰岛素或长效胰岛素类似物，一般每隔 3 天调整 1 次，目的为空腹血糖降到 4.9~8.0mmol/L，无效者停用口服降糖药，改为每天注射 2 次胰岛素。胰岛素治疗的最大不良反应为低血糖。

（三）运动治疗

增加体力活动可改善机体对胰岛素的敏感性，降低体重，减少身体脂肪量，增强体力，提高工作能力和生活质量。运动的强度和时间长短应根据患者的总体健康状况来定，找到适合患者的运动量和患者感兴趣的项目。运动形式可多样，如散步、快步走、健美操、跳舞、打太极拳、跑步、游泳等。

（四）饮食治疗

饮食治疗是各种类型糖尿病治疗的基础，一部分轻型糖尿病患者单用饮食治疗就可控制病情。

1. **总热量** 总热量的需要量要根据患者的年龄、性别、身高、体重、体力活动量、病情等综合因素来确定。首先要算出每个人的标准体重，可参照下述公式：标准体重（kg）= 身高（cm）–105 或标准体重（kg）=［身高（cm）–100］× 0.9；女性的标准体重应再减去 2kg。也可根据年龄、性别、身高查表获得。算出标准体重后再依据每个人日常体力活动情况来估算出每千克标准体重热量需要量。

根据标准体重计算出每日所需要热卡量后，还要根据患者的其他情况作相应调整。儿童、青春期、哺乳期、营养不良、消瘦以及有慢性消耗性疾病应酌情增加总热量。肥胖者要严格限制总热量和脂肪含量，给予低热量饮食，每天总热量不超过 1 500kcal，一般以每月降低 0.5~1.0kg 为宜，待接近标准体重时，再按前述方法计算每天总热量。另外，年龄大者较年龄小者需要热量少，成年女子比男子所需热量要少一些。

2. **碳水化合物** 碳水化合物每克产热 4kcal，是热量的主要来源，现认为碳水化合物应占饮食总热量的 55%~65%，可用下面公式计算：

根据我国人民生活习惯，可进主食（米或面）250~400g，可作如下初步估计，休息者每天主食 200~250g，轻度体力劳动者 250~300g，中度体力劳动者 300~400g，重体力劳动者 400g 以上。

3. **蛋白质** 蛋白质每克产热量 4kcal。占总热量的 12%~15%。蛋白质的需要量在成人每千克体重约 1g。在儿童，孕妇，哺乳期妇女，营养不良，消瘦，有消耗性疾病者宜增加至每千克体重 1.5~2.0g。糖尿病肾病者应减少蛋白质摄入量，每千克体重 0.8g，若已有肾功能不全，应摄入高质量蛋白质，摄入量应进一步减至每千克体重 0.6g。

4. **脂肪** 脂肪的能量较高，每克产热量 9kcal。约占总热量 25%，一般不超过 30%，每日每千克体重 0.8~1g。动物脂肪主要含饱和脂肪酸。植物油中含不饱和脂肪酸多，糖尿病患者易患动脉粥样硬化，应采用植物油为主。

七、照护

1. **饮食护理** 饮食疗法是所有糖尿病治疗的基础，是糖尿病任何阶段预防和控制手段中不可缺少的组成部分。它按照生理需要定出总热量和均衡的营养成分，定时、定量、定餐，以促进胰岛功能的恢复。合理安排饮食是老年人糖尿病的护理措施的一个主要方面，合理的控制饮食有利于血糖水平的控制，控制饮食中糖、脂肪的摄入是治疗糖尿病的关键。指导患者进餐要定时、定量，食品要以粗粮为主，细粮搭配，必要时加餐，病情有变化是要及时改变膳食量等。在血糖控制理想稳定期间，含糖量少、水分多的水果，如橙子、草莓等，都可以根据食物交换份法在 2 次正餐之间适当食用。

2. 用药护理 药物治疗是老年人糖尿病的主要治疗手段。老年人心血管调节功能减退，降糖药物应尽可能口服，逐步降糖，防止血糖骤降而产生心、脑、肾的供血不足。如果血糖控制不好，在劳累，激动等情况下，又可能出现糖尿病危象等糖尿病急症，威胁患者生命。因此嘱患者坚持长期用药，并了解药物的作用及副作用，当出现副作用时应及时报告医生，调整用药。在应用降糖药物过程中，老年患者坐起、站起时，动作应尽量缓慢。

3. 运动护理 生活有规律，身体情况许可，可进行适当的运动，循序渐进并长期坚持，运动方式可结合患者的爱好，老年人以散步为宜，不应超过心肺及关节的耐受能力，否则会导致并发症。增加体力活动可改善机体对胰岛素的敏感性，降低体重，减少身体脂肪量，增强体力，提高工作能力和生活质量。运动的强度和时间长短应根据患者的总体健康状况来定，找到适合患者的运动量和患者感兴趣的项目。运动形式可多样，如散步、快步走、健美操、跳舞、打太极拳、跑步、游泳等。

4. 心理护理 保持平静的心态，避免情绪激动及过度紧张、焦虑。老年人心理脆弱，易将糖尿病与中风、心肌梗死等紧紧联系在一起，心情易处于恶劣状态。因此应该针对患者的心理状态，予以必要的解释和安慰，帮助其树立战胜疾病的信心。老年人糖尿病的护理措施通过健康教育指导，使患者明白紧张焦虑可诱发病情加重，帮助他们克服紧张心理，尽量保持情绪稳定。

八、康复

（一）康复评定

1. 糖尿病的诊断标准 中国糖尿病防治指南诊断标准：

（1）糖尿病症状 + 任意时间血浆葡萄糖水平 ≥ 11.1mmol/L（200mg/dl）。

（2）空腹血浆葡萄糖（FPG）水平 ≥ 7.0mmo/L（126mg/d）。

（3）OGTT 试验中，2 小时葡萄糖水平 ≥ 11.1mmol/L（200mg/d）。

2. 糖尿病慢性并发症的评估 糖尿病患者因对葡萄糖利用障碍，脂肪分解增多，蛋白质代谢负氮平衡，患者日渐消瘦，疲乏无力，体重减轻，儿童发育受阻。反复发作的皮肤软组织感染、泌尿系感染会使患者病死率提高。糖尿病肾病、视网膜病变神经病变、糖尿病足给患者带来视觉下降、感觉减退、运动不便等各种功能障碍。

（1）糖尿病的眼部并发症糖尿病的眼部并发症甚多，以糖尿病视网膜病变最为常见，危害也最大，是主要致盲的眼病。糖尿病患者的致盲率为普通人群的 25 倍，足以说明糖尿病视网膜病变的严重性与危害性。患糖尿病后要定期检查眼底，非增殖期病变出现临床有意义黄斑水肿，或病变已进入增殖期时应及时采取激光治疗，能使绝大多数糖尿病患者免于失明。通过眼底检查和荧光血管造影来评估糖尿病眼部病变。

（2）糖尿病肾病（diabetic nephropathy，DN）是糖尿病主要的慢性并发症，也是 1 型糖尿病患者的主要死亡原因。尿微量白蛋白排泄率（UAER）是诊断早期糖尿病肾病的重要指标，也是判断 DN 预后的重要指标。UAER 持续 >200pg/min 或常规尿蛋白定量 0.5g/24h，即诊断为临床糖尿病肾病。

（3）糖尿病多发性神经病变糖尿病对周围和中枢神经均可造成损害，最常见的是糖尿病多发性神经病变，其诊断标准必须符合下列条件：

1）糖尿病诊断明确。

2）四肢（至少在双下肢）有持续性疼痛和感觉障碍。

3）双踇趾或至少有一踇趾振动觉异常，用分度音叉在踇趾末关节处测 3 次，振动觉的均值小于正常同年龄组。

4）双膝反射消失。

5）主侧（按利手测算）腓总神经感觉传导速度低于同年龄组的正常值的 1 个标准差。

（二）康复治疗

1. **饮食疗法**　饮食疗法是所有糖尿病治疗的基础，是糖尿病任何阶段预防和控制手段中不可缺少的组成部分。它按照生理需要定出总热量和均衡的营养成分，定时、定量、定餐，以促进胰岛功能的恢复。

（1）控制总热量：糖尿病饮食治疗的首要措施是控制每日的总热量。成人糖尿病患者每天每 kg 体重所需见表 2-5-1，标准体重可用格式：标准体重（kg）= 身高（cm）-105 粗略计算。

表 2-5-1　成人糖尿病每天每千克标准体重所需热量

劳动强度	消瘦	正常	肥胖
轻体力劳动	147（35）	126（30）	84-105（20-25）
中体力劳动	160（38）	147（35）	126（30）
重体力劳动	160-210（38-50）	160（38）	147（35）

（2）营养素的热量分配：碳水化合物应占糖尿病患者的膳食总热量中

50%~60%，提倡食用粗米、面和一定量的杂粮。一般糖尿病患者（无肾病及特殊需要者）蛋白质的摄入量占膳食总热量的15%~20%，其中动物蛋白占1/3，以保证必需氨基酸的供给。脂肪的摄入量占膳食总热量的20%~25%，限制食物中的脂肪量，少食动物脂肪，尽量用植物油代替。

（3）制定食谱：三餐热量分布大约为1/5、2/5、2/5或1/3、1/3、1/3，或分成四餐为1/7、2/7、2/7、2/7，可按患者的生活习惯、病情及配合治疗的需要来调整。

（4）维生素和矿物质等微量元素的适当补给：健康状况良好且膳食多样化的糖尿病患者很少发生维生素和矿物质等微量元素的缺乏。高纤维素饮食可吸附胆固醇，延缓葡萄糖在肠道的吸收，降低餐后血糖，缓解或减轻胰岛素抵抗，增加胰岛素敏感性，并具有降脂减肥的作用。因此提出糖尿病患者食用荞麦、燕麦、玉米、豆类、海藻类、绿色蔬菜等高纤维素食物。

（5）限制盐和忌酒：糖尿病患者每日的摄盐量不应超过7g，伴有肾病者应小于6g，有高血压者应小于3g。糖尿病患者应忌酒，饮酒可以干扰血糖控制和饮食计划的执行，而且大量饮酒还可诱发酮症酸中毒发生。

2. 运动治疗

（1）适应证和禁忌证：①适应证：轻度和中度的2型糖尿病患者；肥胖的2型糖尿病患者为最佳适应证；1型糖尿病患者只有在病情稳定，血糖控制良好时，方能进行适当的运动，以促进健康和正常发育。②禁忌证：急性并发证，如酮症酸中毒及高渗昏迷；合并各种急性感染；心力衰竭或心律失常；严重糖尿病肾病；严重糖尿病足；严重糖尿病视网膜病变；新近发生的血栓；空腹血糖 >15.0mmol/L 或有严重的低血糖倾向。

（2）2型糖尿病患者的运动处方：2型糖尿病的发病与环境因素相关，如肥胖、高血脂、高热量饮食结构、运动减少、吸烟等。此型糖尿病患者的治疗应以改善患者生活方式和运动疗法为基础，同时配合药物治疗。

1）运动方式：适用于糖尿病患者的运动方式是一种中等或中等偏低强度的有氧运动，或称耐力运动，通常是由机体较多肌群参与的持续性运动。这种运动对增强心血管和呼吸功能，改善血糖、血脂代谢都有显著的作用。运动方式有步行、慢跑、登楼梯、游泳、划船、阻力自行车、中等强度的有氧体操、适当的球类活动、太极拳。原地跑或登楼梯也是一些简单可用的运动方法。

2）运动量：运动量的大小由运动强度、运动时间和运动频率三个因素决定。

3）运动强度：如果运动强度过低、只能起到安慰作用，达不到治疗效果。高强度的运动可在运动中和运动后的一段时间内增高血糖的水平，并有可能造成持续性的高血糖，因此糖尿病患者应采取中等或中等偏低强度的有氧运动。

由于在有效的运动范围内，运动强度的大小与心率的快慢呈线性相关，因此常采用运动中的心率作为评定运动强度大小的指标。临床上将能获得较好的运动效果，且能确保安全运动的心率称靶心率。靶心率的确定可以通过运动试验或公式计算，即运动试验中最高心率的 60%~80% 作为靶心率。一般先从低强度运动，最大耗氧量（VO$_2$max）的 40% 左右开始。当患者感觉良好并能继续适应运动的情况下，可逐渐进入中等强度运动（VO$_2$max 的 50%~60%）。中、重度肥胖者可进行中等甚至更强（VO$_2$max 的 60%~80%）的运动。如果无条件作运动试验，最高心率可通过下列公式获得，即靶心率 =170− 年龄（岁）或靶心率 = 安静心率 + 安静心率 ×（50%~70%）。可用心率检测仪，还可通过自测脉搏的方法来检测。一般是在停止运动后立即测 10 秒脉搏数，然后乘以 6 即为 1 分钟脉率，与运动中的心率比较接近。

4）运动时间：运动时间包括准备活动、运动训练和放松活动三部分的时间总和。达到靶心率的运动训练时间以 20~30 分钟为宜。因为运动时间过短达不到体内代谢效应，而运动时间过长，加上劳动强度过大，容易产生疲劳，诱发酮症酸中毒，加重病情。训练时间从 10 分钟开始，适应后逐渐增至 30~40 分钟，其中可穿插必要的间歇时间。在运动量一定的情况下，年轻或体力好的糖尿病患者训练强度较大时，训练时间可相应缩短，而老年糖尿病患者训练强度一般较低、可相应延长训练时间。

5）运动频率：运动频率每天一次或每周 3~4 次为宜。次数过少，运动间歇超过 3~4 天，则运动训练的效果及运动蓄积效应减少，已获得改善的胰岛素敏感性将会消失，这样就难以达到运动的效果，故一般认为，每周运动 3~5 次是最适宜的。

6）运动训练的实施：包括三个部分，运动准备、运动训练和放松活动。

准备活动：通常包括 5~10 分钟四肢和全身缓和伸展运动，多为缓慢步行或打太极等低强度运动。

运动训练：为达到靶心率的中等强度或略低于中等强度的有氧运动。

放松活动：包括 5~10 分钟的慢走、自我按摩或其他低强度活动。合适的运动量应为运动时略感气喘但不影响对话，心率在运动后 5~10 分钟恢复到运动前水平，运动后轻松愉快，食欲和睡眠良好，即使有疲乏，肌肉酸痛，短时间后也可消失。

（3）1 型糖尿病患者的运动处方：1 型糖尿病一旦确诊首先实施胰岛素治疗和饮食控制，待血糖控制良好后再实施运动疗法。

1 型糖尿病患者多见于儿童和青少年，运动可促进患儿的生长发育，增强血管功能，维持正常的运动功能，还可以增加外周组织对胰岛素的敏感性，有利于血糖的控制。在制定 1 型糖尿病患者的运动处方时，应注意儿童和青少年特点，不断变换运动的方法和内容，提高运动的趣味性和直观性，并能够长期坚持运动，达到促进生长发育的目的。

运动方式可根据患者的兴趣爱好及运动能力选择，如游泳、打球、舞蹈等娱乐性运动训练，以提高他们对运动的积极性。强度以50%~60%最高心率为宜，运动时间从20分钟开始，每周运动3~4次。随着运动能力的提高，逐渐增加运动时间和运动次数，做到每次运动适度，不过度劳累，以免加重病情。

（4）运动注意事项：无论何种类型的糖尿病患者，运动训练时都应注意下列事项：

1）制定运动方案前，对患者进行全面的检查，详细询问病史及体格检查，并进行血糖、血压、血脂、肝肾功能、心电图、运动负荷试验、胸片、关节和足的检查。

2）运动训练严格坚持个体化、循序渐进和持之以恒的原则。运动应适量，如果运动结束后10~20分钟心率仍未恢复，而且出现心悸、疲劳、睡眠不佳、食欲减退等症状，说明运动量过大，易发生糖尿病酮症酸中毒。如果运动后身体无发热感、无汗，脉搏无明显变化或在2分钟内迅速恢复，表明运动量过小。注意运动时的反应，密切监测心率、血压、心电图和自我感觉等，如有不适应及时采取措施，修改运动方案，调整运动方案，调整运动量。

3. 药物治疗 糖尿病的药物治疗主要指口服降糖药和胰岛素的应用等。

4. 血糖监测 血糖监测是糖尿病管理中的重要组成部分。坚持长期监测对了解病情，掌握控制治疗的主动权，预防或延缓并发症非常重要。近年来糖尿病患者管理方法的主要进展之一是自我监测，为医护人员和糖尿病患者提供了调整治疗方案的依据。监测频率取决于治疗方法、治疗目标、病情和个人的经济条件，监测的基本形式是患者的自我监测。应定期到医院接受医生的检查，每2~3个月复查HbAlc，每年1~2次全面检查，了解血脂、心、肾、眼底和神经功能等情况，以便尽早发现并发症。平时做好自我监测，包括血糖、尿糖、血压及足部等。

5. 康复教育 康复教育是贯穿糖尿病治疗始终的一项重要措施。糖尿病患者及其家属必须接受康复教育，与医护人员密切配合，自己管理自己，长期自觉地执行康复治疗方案，才能取得良好的治疗效果。医护人员可组织各种类型的糖尿病患者学习班，如安排患者集体讨论、交流经验、讲解糖尿病的基础知识。可在集体辅导的基础上开展个别咨询工作。康复教育的目的是使患者了解糖尿病的基本知识，认清并发症的危害，积极应用饮食控制和运动疗法，达到理想体重，少用甚至不用降糖药。血糖控制良好，可延缓和减轻糖尿病慢性并发症。

6. 心理康复 加强护患沟通，及时讲解糖尿病基本知识、治疗的价值，以解除焦虑、紧张心理，提高治疗的依从性。与患者家属共同商讨制订饮食、运动计划，鼓励亲属和朋友多给予亲情和温暖，使其获得感情上的支持。鼓励患者参加各种糖尿病病友团体活动，增加战胜疾病的信心。

常用的方法有：

（1）精神分析法：通过与患者进行有计划、有目的的交谈，帮助患者对糖尿病有完整的认识，建立战胜疾病的信心；

（2）生物反馈疗法：借助肌电或血压等反馈训练，放松肌肉，消除紧张情绪，间接控制血糖；

（3）音乐疗法：通过欣赏轻松、愉快的音乐，消除烦恼和心理障碍；

（4）其他：举办形式多样的糖尿病教育、生活指导座谈会和观光旅游等活动，帮助患者消除心理障碍。

7. 糖尿病并发症的康复

（1）糖尿病足的康复护理：糖尿病足指与下肢远端神经异常和不同程度的周围血管病变相关的足部感染，溃疡和（或）深层组织破坏。其高危因素：有溃疡或截肢史，伴保护性感觉受损的周围神经病变，非神经病变的足部生物力学改变，包括足部压力增加的证据（如皮肤红斑，胼胝下出现）和骨骼变形，周围血管病变（足背动脉搏动减弱或消失），严重的趾甲病变和畸形，振动感觉受损，跟腱反射减弱，不适当的鞋袜和缺乏教育。

糖尿病足一般采取综合康复护理措施：

1）减轻足部的压力、使用治疗性鞋袜：糖尿病患者穿的鞋柔软舒适，鞋尖有足够的空间让足趾活动，鞋内避免有粗糙的接线和缝口。根据足畸形和患者的活动水平设计开放型运动型或特制的矫正鞋。如足前部损伤时，可采用只允许足后部步行的装置减轻负荷，即"半鞋"和"足跟开放鞋"；全接触式支具或特殊的支具靴：可以把足装入固定型全接触模型，减轻溃疡部分的压力；拐杖和轮椅的应用。

2）运动治疗：①患者可做患肢伸直抬高运动、踝关节的伸屈运动、足趾的背伸趾屈运动等；②足部保护性感觉丧失的患者可推荐的运动有游泳、骑自行车、划船、坐式运动及手臂的锻炼；③禁忌长时间行走、跑步和爬楼梯。

3）局部治疗：①用锐器清创和用酶或化学清创；②敷料包扎；③局部用药或皮肤移植等；④足深部感染时，需要住院治疗，包括应用广谱抗生素、切开排脓、施行截肢技术等。

4）物理治疗：糖尿病足溃疡的物理治疗主要用于控制感染，增加血供和促进溃疡面肉芽组织生长。采用的方法有按摩、运动疗法、超短波、红外线、He-Ne激光、气血循环仪、漩涡浴及高压氧治疗。值得注意的是，上述物理治疗可根据患者溃疡分级选择应用。糖尿病足0级时，可指导患者掌握按摩手法，鼓励患者进行适宜运动。1~3级时，可选用无热量超短波及紫外线控制感染、促进溃疡愈合。2~3级，可加用气血循环仪和漩涡浴治疗。新鲜创面可运用红外线，He-Ne激光和高压氧可促进肉芽生长。

5）作业治疗：作业治疗溃疡改善糖尿病患者的步行功能，提高患者日常生活活动能力。具体的方法包括ADL训练、矫正器具的正确使用和穿戴、假足步行训练、适合患者的职业训练、拐杖和轮椅操作技能训练。

6）心理治疗：糖尿病足溃疡经久不愈以及对步行功能的影响，影响了患者的工作，生活和社会交往，加之对截肢的恐惧，心理负担加重。适时的心理治疗不仅可以帮助患者树立战胜疾病的信心，同时可以增加疗效。

7）其他治疗：包括控制血糖、抗感染、营养支持及更换创面敷料等，晚期可考虑血管重建、皮肤移植等，上述治疗无效而且严重缺血坏死的肢体可以考虑截肢。

（2）其他并发症的康复护理

1）糖尿病冠心病的康复护理：参照冠心病的康复护理措施。

2）糖尿病周围神经病变和血管病变：参照神经病变和脑血管病变的康复护理措施。

3）糖尿病合并白内障、青光眼：可行手术治疗。

4）糖尿病肾病：如导致肾功能障碍主要依靠透析治疗。

5）糖尿病视网膜病变：视力残疾可采用超短波疗法、直流电离子导入疗法，助行器的使用及家庭和环境适应性作业训练等。

（姚明莺　蒲红燕）

第七节　慢性阻塞性肺疾病

一、概念

慢性阻塞性肺疾病简称慢阻肺（COPD），是一种常见的、可以预防和治疗的疾病，其特征是持续存在的呼吸系统症状和气流受限，通常与显著暴露于有害颗粒或气体引起的气道和（或）肺泡异常有关。慢阻肺是由慢性支气管炎发展过来的，它是一种具有气流阻塞特征的慢性支气管炎和（或）肺气肿，可进一步发展为肺心病和呼吸衰竭的常见慢性疾病。慢性支气管炎是指在除外慢性咳嗽的其他已知原因后，患者每年咳嗽、咳痰3个月以上并连续2年者。肺气肿是指肺部终末细支气管远端气腔出现异常持久的扩张，并伴有肺泡和细支气管的破坏，而无明显的肺纤维化。

二、病因

1. 吸烟为重要的发病因素，吸烟者慢性支气管炎的患病率比不吸烟者高 2~8 倍，吸烟时间越长，吸烟量越大，COPD 患病率越高。吸烟可损害支气管上皮纤毛、影响纤毛运动，削弱肺泡吞噬细胞的吞噬、灭菌功能，降低局部抵抗力，还能诱发支气管痉挛和增加气道阻力。

2. 大气中的氯气、二氧化硫、二氧化氮等有害气体及微小颗粒物可损伤气道黏膜上皮，使纤毛清除功能下降，黏液分泌增加，为细菌感染创造了条件。大气中的化学物质，如烟雾，二氧化硅、煤尘、灰尘和部分农作物粉尘等也对支气管有刺激和毒性作用，诱发慢阻肺。

3. 感染鼻病毒、腺病毒、副流感病毒、乙型流感病毒等病毒，以及肺炎链球菌和流感杆菌等病源微生物是慢性支气管炎发病和加剧的另一重要因素。

4. 过敏因素与慢性支气管炎的发病有一定关系，尤其是喘息型慢性支气管炎。

5. 其他气候变化，尤其是冷空气能引起黏液分泌增加，减弱支气管纤毛运动。老年人和肾上腺皮质功能减退，喉头反射减弱，呼吸道防御功能差，维生素 A、维生素 C 等营养物质缺乏也伴有慢性支气管炎发病增加。

三、临床表现

（一）症状

1. 慢性咳嗽随病程发展可终身不愈，常晨间咳嗽明显，夜间有阵咳或伴有排痰。

2. 咳痰一般为白色黏液或浆液性泡沫性痰，偶可带血丝，清晨排痰较多，急性发作期痰量增多，可有脓性痰。

3. 气短或呼吸困难早期在劳累时出现，后逐渐加重，以致在日常活动甚至休息时也感到气短，是 COPD 的标志性症状。

4. 喘息和胸闷部分患者特别是重度患者或急性加重时出现喘息。

5. 其他晚期患者有体重下降，食欲减退等。

（二）体征

早期体征可无异常，随疾病进展出现以下体征：

1. 视诊胸廓前后径增大，剑突下胸骨下角增宽（桶状胸），部分患者呼吸变浅，频率增快，严重者可有缩唇呼吸等。

2. 触诊双侧语颤减弱。

3. 叩诊肺部呈过清音，心浊音界缩小，肺下界和肝浊音界下降。

4. 听诊两肺呼吸音减弱，呼气延长，部分患者可闻及干性啰音和（或）湿性啰音。

四、辅助检查

1. 肺功能检查是判断持续气流受限的主要客观指标，也是筛查慢阻肺最简便、最准确的方法。肺功能检查能对慢阻肺的轻重程度做分级，这对患者的进一步治疗也有着积极的意义。在应用支气管扩张剂后，$FEV_1/FVC<70\%$ 可确定为持续气流受限。且 FEV_1 占预计值的百分比 $<80\%$ 时，可以肯定患者具有气流阻塞且不能完全逆转。进一步根据 FEV_1 实测 / 预计值的比值进行严重程度分级。对于所有 FEV_1 占预计值的百分比 $<40\%$ 或者临床症状提示有呼吸衰竭或右心衰竭时，均应作动脉血气分析的检查。

2. 胸片 COPD 早期胸片可无变化，以后可出现两肺纹理增粗、紊乱等非特异性改变，胸廓扩张、肋间隙增宽、膈低平、肺透亮度增加。

3. 血气分析对确定低氧血症、高碳酸血症、酸碱平衡失调以及判断呼吸衰竭的类型有重要价值。

4. 其他 EKG：低电压；痰培养检出病原体；COPD 并发细菌感染时，外周血白细胞增高，核左移。痰培养可能检出病原菌，如肺炎链球菌、流感嗜血杆菌、卡他莫拉菌、肺炎克雷伯杆菌等。

五、诊断

慢性阻塞性肺疾病的临床诊断标准，一要有持续的呼吸道症状；二要有高危因素的接触；三要做肺功能，肺功能会有持续性的气流受限，也就是说在吸入支气管扩张剂之后的肺功能的指标 $FEV_1/FVC<70\%$ 及 FEV_1 占预计值的百分比 $<80\%$ 可确定为不完全可逆的气流受限。根据 FEV_1 占预计值的百分比进行功能分级。

COPD 肺功能分级

Ⅰ级（轻度）　　$FEV_1 \geqslant 80\%$ 预计值

Ⅱ级（中度）　　$50\% \leqslant FEV_1 < 80\%$ 预计值

Ⅲ级（重度）　　$30\% \leqslant FEV_1 < 50\%$ 预计值

Ⅳ级（极重度）　　$FEV_1 < 30\%$ 预计值或 $FEV_1 < 50\%$ 预计值伴呼吸衰竭

六、临床治疗

（一）稳定期

主要目的是减轻症状，阻止 COPD 病情发展，缓解或阻止肺功能下降，改善 COPD 患者的活动能力，提高生活质量，降低死亡率。要劝导吸烟的患者及时戒烟，不去空气污染严重的地方，室内通风保持空气清新。长期规律吸入支气管扩张剂，有过敏因素的患者可以加用糖皮质激素，可减少急性加重频率。长期家庭氧疗，每天吸氧超过 15 小时，对慢阻肺并发慢性呼吸衰竭患者的血流动力学、运动能力、肺生理和精神状态产生有益影响，从而提高生存率。

（二）急性加重期

1. **低流量吸氧**　用鼻导管吸氧，或通过文丘里面罩吸氧，一般吸入氧浓度 25%~29%，吸入氧浓度 FiO_2（%）=21+4× 氧流量（L/min），目标是维持血氧饱和度达 88%~92%。避免吸入氧浓度过高而引起二氧化碳麻醉现象，加重呼吸衰竭。

2. **支气管扩张剂**　吸入短效的支气管扩张剂，如异丙托溴铵、沙丁胺醇。

3. **全身糖皮质激素**　2014 年 GOLD 指南更新版推荐甲泼尼龙，连续用药 5 天。

4. **抗感染药物**　以下三种情况需要使用：呼吸困难加重，痰量增多，咳脓痰；脓痰增多，并发较严重呼吸衰竭患者可使用机械通气治疗。

七、照护

1. **避免诱因**　慢阻肺主要的预防措施是劝阻戒烟，积极预防和治疗上呼吸道感染。秋冬季节注射流感疫苗；避免到人群密集的地方；保持居室空气新鲜；发生上呼吸道感染应积极治疗。平时加强呼吸锻炼、生活规律劳逸有度，根据自身情况选择适合自己的锻炼方式，如散步、慢跑、游泳、爬楼梯、爬山、打太极拳、跳舞、双手举几斤重的东西，在上举时呼气等。

2. **饮食护理**　慢性阻塞性肺疾病患者的饮食尽量做到多样化，多吃高蛋白、多维生素、低动物脂肪、易消化的食物及新鲜水果、蔬菜，避免吃辛辣刺激性的食物，避免抽烟喝酒，避免摄入高盐高脂肪食物，避免喝浓茶。

3. **用药护理**　现有药物治疗可以减少或消除患者的症状、提高活动耐力、减少急性发作次数和严重程度以改善健康状态。吸入治疗为首选，要坚持规范使用吸入支气管舒张剂（比如爱全乐、万托林、噻托溴铵粉吸入剂等），教会患者正确使用各种吸入器，向患者解释治疗的目的和效果，患者坚持治疗可以明显改善呼吸困难和生活质量。

4. **氧疗护理**　合并低氧血症的慢阻肺患者可在医生的指导下进行家庭氧疗，每天连续低流量吸氧不仅可以延迟和防止肺心病的发生和发展，还可以提高免疫力，减少急性呼吸道感染和慢阻肺急性加重的发生，可以延长寿命。家庭氧疗的时间应该保证每天 24 小时中有 10~15 小时的低流量吸氧，才能起到上述的临床效果。

5. **心理护理**　良好的心情有利于患者积极面对疾病、增加治疗的顺从性，要教育告知老年人保持心情愉快，建立良好的人际关系，从而通过积极、规范、持久的护理和治疗，可以减轻症状，阻断或延缓肺功能的衰退，减少急性发病或反复住院。更重要的是对于改善患者生活质量和延长寿命，减轻家庭和社会负担具有非常重要的意义。

八、康复

慢性阻塞性肺疾病（COPD）是与慢性支气管炎、哮喘及肺气肿有关的普遍性气道阻塞。气道阻塞是指在用力呼气时气流阻力增加，属不完全可逆且呈进行性发展。康复治疗采用多层次、多方式、连续的综合措施，针对呼吸系统疾病的病理生理、精神病理和功能障碍进行训练和再训练，稳定或逆转肺部疾病引起的病理生理和精神病理学的变化，以期在肺障碍程度和其生活地位允许的条件下恢复至最佳功能状态，提高运动能力、日常生活能力和社会交往能力，预防或延缓呼吸功能障碍的发展，降低住院率，减少经济消耗，提高患者生活质量，延长寿命。

（一）康复评定

1. 健康状态评估

（1）患者一般情况并了解家族史。

（2）在 COPD 的各种致病因素中，吸烟是最重要的因素，应询问吸烟时间及吸烟量。

（3）了解患者过去史，是否患有慢性支气管炎、肺气肿、哮喘等。

2. 肺功能测试

第一秒用力呼气量（FEV_1）百分比预计值。

第一秒用力呼气量 / 用力肺活量比值（FEV_1/FVC）。

3. COPD 严重程度评估　对确诊为 COPD 的患者，可以根据其 FEV_1% 预计值下降的幅度作出严重程度的分级。

表 2-6-1　COPD 严重程度的评估表

分级	分级标准
Ⅰ级	轻度 $FEV_1/FVC<70\%$　$FEV_1 \geqslant 80\%$ 预计值
Ⅱ级	中度 $FEV_1/FVC<70\%$　$50\% \leqslant FEV_1<80\%$ 预计值
Ⅲ级	重度 $FEV_1/FVC<70\%$　$30\% \leqslant FEV_1<50\%$ 预计值
Ⅳ级	极重度　$FEV_1/FVC<70\%$　$FEV_1<30\%$ 预计值或 $FEV_1<50\%$ 预计值，伴慢性呼吸衰竭

4. 日常生活能力评估

表 2-6-2　日常生活能力评估表

分级	分级标准
0 级	虽存在不同程度的呼吸功能减退，但活动如常人。对日常生活无影响，活动时无气短
1 级	一般劳动时出现气短
2 级	平地步行无气短，较快行走、上坡、上下楼梯时气短
3 级	慢走不及百步即有气短
4 级	讲话或穿衣等轻微动作时即有气短
5 级	安静时出现气短、无法平卧

5. **心理社会评估**　详细了解患者及家庭对疾病的态度，了解疾病对患者的影响，如心情、性格、生活方式的改变，是否感到焦急、忧虑、恐惧、痛苦，是否悲观失望，是否失去自信自尊、退出社会和躲避生活。

6. **与健康相关的生活质量（health-related quality of life，HRQOL）**　圣·乔治呼吸问卷（the St George's respinatory questionnaire，SCRQ）分为三部分：症状、活动能力、疾病对日常生活的影响。主要是询问患者咳嗽、咳痰、气喘和呼吸困难等发作情况及对日常生活和工作的影响。对生活影响越严重，权重越高，分值越大，波动范围是 0~100 分，对生活完全没有影响是 0 分，对生活极度影响是 100 分。

（二）康复治疗方案

1. 重建腹式呼吸模式

（1）体位摆放：用以放松紧张的辅助呼吸肌群，减少呼吸肌耗氧量，缓解呼吸困难症状。常用体位：①前倾依靠位；②椅后依靠位；③前倾站位。

（2）暗示呼吸法：通过触觉诱导腹式呼吸，常用方法：①双手置于腹部法；②两手分置胸腹法；③下胸季肋部布带束胸法；④抬臀呼气法。

（3）缓慢呼吸：这是与呼吸急促相对而言的缓慢呼吸。这一呼吸有助于减少解剖无效腔，提高肺泡通气量。因为当呼吸急促时，呼吸幅度必然较浅，潮气量变小，解剖无效腔所占的比值增加，肺泡通气量下降，而缓慢呼吸可纠正这一现象，但过度缓慢呼吸可增加呼吸功，反而增加耗氧，因此每分钟呼吸频率宜控制 10 次左右。通常先呼气后吸气，呼吸方法同前。

2. 缩唇呼气法　此法可增加呼气时的阻力，这种阻力可向内传至支气管，使支气管内保持一定压力，防止支气管及小支气管为增高的胸膜腔内压过早压瘪，增加肺泡内气体排出，减少肺内残气量，从而可以吸入更多的新鲜空气，

缓解缺氧症状，其方法为经鼻腔吸气，呼气时将嘴缩紧，如吹口哨样，在4~6秒内将气体缓慢呼出。

3. 姿势训练

（1）增加一侧胸廓活动：患者坐位，以扩展右侧胸为例，先作向左的体侧屈，同时吸气，然后用手握拳顶住右侧胸部，作屈向右的侧屈，同时吸气。重复3~5次，休息片刻再训练。一日多次。

（2）活动上胸及牵张胸大肌：吸气时挺胸，呼气时两肩向前、低头缩胸。亦可仰卧位训练。

（3）活动上胸及肩带训练：坐于椅上或床上或站立位，吸气时两上臂上举，呼气时弯腰屈髋同时两手下伸触地，或尽量下伸。重复5~10次，一日多次。对于卧床患者，则鼓励支持其前伸够脚。

（4）纠正头前倾或驼背姿势：站于墙角，面向墙，两臂外展90度，手扶两侧墙（牵张锁骨部）或两臂外上举扶于墙（可牵张胸大胸小肌）同时再向前倾，做扩胸训练。也可两手持体操棒置于后颈部以牵伸胸大肌和做挺胸训练。对于卧床患者则辅助其做相应牵张训练。以上训练每次2~3分钟，每日多次。

4. 排痰训练 包括体位引流、胸部叩击、震颤及直接咳嗽。目的是促进呼吸道分泌物排出，降低气流阻力，减少支气管肺的感染。

（1）体位引流：主要利用重力促进各个肺段内积聚的分泌物排出，不同的病变部位采用不同的引流体位，目的是使此病变部位的肺段向主支气管垂直引流。引流频率视分泌物多少而定，分泌物少者，每天上、下午各引流一次，痰量多者宜每天引流3~4次，餐前进行为宜，每次引流一个部位，时间5~10分钟，如有数个部位，则总时间不超过30~45分钟，以免疲劳。

（2）胸部叩击、震颤：有助于黏稠、浓痰脱离支气管壁。其方法为治疗者手指并拢，掌心成杯状，运用腕动力量在引流部位胸壁上双手轮流叩击拍打30~45秒，患者可自由呼吸。叩击拍打后手按住胸壁部加压，治疗者整个上肢用力，此时嘱患者作呼吸，在深呼气时作颤摩振动，连续作3~5次，再作叩击，如此重复2~3次，再嘱患者咳嗽以排痰。

（3）咳嗽训练：COPD患者咳嗽机制受到损害，最大呼气流速下降，纤毛活动受损，痰液本身比较黏稠。因此更应当教会患者正确的咳嗽方法，以促进分泌物排出，减少反复感染的机会。①先进行深吸气，以达到必要吸气容量；②吸气后要短暂闭气，以使气体在肺内活动达到最大分布，同时气管到肺泡的驱动压尽可能保持持久；③关闭声门，当气体分布达到最大范围后再紧闭声门，以进一步增强气道中的压力；④通过增加腹内压来增加胸膜腔内压，使呼气时产生高速气流；⑤声门开放，当肺泡内压力明显增高时，突然将声门打开，即可形成由肺内冲出的高速气流，促使分泌物移动，随咳嗽排出体外。

5. 全身训练 主要采用有氧训练和医疗体操，包括下肢训练、上肢训练，以改善肌肉代谢、肌力、全身运动耐力和气体代谢，提高身体免疫力。对于卧床期患者则主要进行主被动训练、循环抗阻训练等。

（1）下肢训练：下肢训练可明显增加 COPD 患者的活动耐量，减轻呼吸困难症状，改善精神状态。对于可下地行走的患者则主要进行快走、划船、骑车、登山等有氧运动。运动训练频率 2~5 次 / 周，到靶强度运动时间为 10~45 分钟，疗程 4~10 周。为保持训练效果，患者应坚持终身训练。有运动诱发哮喘的患者可以在监护条件下，进行小强度运动训练，让患者逐步适应运动刺激。最终多数患者可以进行一定的运动而不导致哮喘发作。这也是一种"脱敏"治疗。COPD 卧床期患者，下肢肌力减退，患者活动受限，下肢训练则主要进行力量训练，以及循环抗阻训练。

（2）上肢训练：由于上肢肩胛带部很多肌群既是上肢活动肌，又为辅助呼吸肌群，如胸大肌、胸小肌、背阔肌、前锯肌、斜方肌等均起自肩带，至于胸背部。当躯干固定时，起辅助肩胛带和肩关节活动的作用；而上肢固定时，这些肌群又可作为辅助呼吸肌群参与呼吸活动。COPD 患者在上肢活动时，由于这些肌群减少了对胸廓的辅助活动而易于产生气促，从而对上肢活动不能耐受。所以上肢训练对于卧床期 COPD 患者的康复具有重要意义。可以进行上肢负重训练，例如提重物训练等，以运动时出现轻度气急，气促为宜。提重物训练：患者手持重物，开始 0.5kg。以后逐渐增至 2~3kg，做高于肩部的各个方向活动，每活动 1~2 分钟，休息 2~3 分钟，每天 1 次，监测以出现轻微呼吸急促及上臂疲劳为度。

6. 呼吸肌训练 呼吸肌训练可以改善呼吸肌耐力，缓解呼吸困难症状。

（1）吸气训练：采用口径可以调节的呼气管，在患者可以接受的前提下，将吸气阻力增大，吸气阻力每周逐步递增 2~4cmH$_2$O。开始训练 3~5 分钟 / 次，3~5 次 / 天，以后训练时间可增加至 20~30 分钟 / 次，以增加吸气耐力。

（2）呼气训练

1）腹肌训练：腹肌是最主要的呼气肌。COPD 患者常有腹肌无力，使腹腔失去有效压力，从而减少对膈肌的支托及减少外展下胸廓的能力。训练时患者取仰卧位，腹部放置沙袋作挺腹训练（腹部吸气时隆起，呼气时下陷），开始为 1.5~2.5kg，以后可以逐步增加至 5~10kg，每次腹肌训练 5 分钟，也可仰卧位下作双下肢屈髋屈膝，两膝尽量贴近胸壁的训练，以增强腹肌。

2）吹蜡烛法：将点燃的蜡烛放在口前 10cm 处，吸气后用力吹蜡烛，使蜡烛火焰飘动。每次训练 3~5 分钟，休息数分钟，再反复进行。每次 1~2 天将蜡烛与口的距离加大，直至距离增加到 80~90cm。

3）吹瓶法：用两个有刻度的玻璃瓶，瓶的容积为 2 000ml，各装入

1 000ml 水。将两个瓶用胶管或玻璃管连接，在其中的一个瓶插入吹气用的玻璃管或胶管，另一个瓶再插入一个排气管。训练时用吹气管吹气，使另一个瓶子的液面提高 30mm 左右。休息片刻可反复进行。通过液面提高的程度作为呼气阻力的标志。每天可以逐渐增加训练时的呼气阻力，直到达到满意的程度为止。

7. 物理因子疗法 超短波治疗有助于消炎、抗痉挛、利于排痰保护黏液毯和纤毛功能。超短波治疗的方法是应用无热量和微热量，每日一次，15~20次为一疗程。

8. 心理行为矫正 COPD 患者焦虑、沮丧、不能正确对待疾病可进一步加重患者的残障程度，因此心理及行为干预非常必要。指导患者学会放松肌肉、减压及控制惊慌可有助于减轻呼吸困难及焦虑，另外家人、朋友的支持也必不可少。

9. 教育和宣传 患者教育是 COPD 康复的重要组成部分，教育内容除了一般知识如呼吸道解剖、生理、病理生理；药物作用、副作用、剂量及正确使用；症状的正确评估等。

10. 家庭氧疗 氧疗不仅可以改善缺氧，减轻肺动脉高压，防止肺心病和其他并发症的发生，还能保护重要器官不因为慢性缺氧而造成损害，提高患者的活动能力和生活质量，延长寿命。目前家用氧气机品种很多，价位在 3 000元至 5 000 元，性能稳定，使用方便，达到医用氧的基本要求。一般主张采用低流量持续或间断吸氧，根据病情需要每天吸入 5~15 小时，尤其夜间吸氧更为重要。

11. 注意事项

（1）方案个体化。

（2）循序渐进。

（3）持之以恒，锻炼终生。

（4）环境适宜，避免在风沙、粉尘、寒冷、炎热、嘈杂的环境锻炼。呼吸时最好经鼻，以增加空气温度和湿润度，减少粉尘和异物的刺激。

（5）警惕症状，锻炼时不应该有任何症状。锻炼次日晨起时应该感觉正常。如果出现疲劳、乏力、头晕等，应该及时处理。

（6）训练适度，避免过度换气综合征或呼吸困难。

（7）适当吸氧，严重的患者可以边吸氧边活动，以增加活动信心。

（姚明莺　蒲红燕）

第八节 骨关节炎

一、概念

骨关节炎（osteoarthritis，OA）是发生在滑液关节的一种发展缓慢的，以局部关节软骨破坏，并累及软骨下骨、滑膜组织、关节囊、韧带和肌肉等所有结构，出现相邻软骨下骨板骨质增生、骨唇形成为特征的一种非对称性、非炎性的慢性骨关节病，也称退行性关节炎、骨性关节病或增生性关节炎。主要累及膝关节、髋关节、脊柱及手指关节。OA 的病理特征为关节软骨的进行性变性和破坏，涉及生物力学以及生物化学等改变。关节软骨是一种无血管的组织结构，因此限制了其对软骨细胞的营养物质供应。OA 早期病理所见是软骨超负荷表面的变薄和破坏，软骨碎片和凹陷，直至软骨完全裸露，然后软骨细胞沿着裸露软骨成串增生形成软骨细胞群，并大量分泌细胞生长因子。应当指出，在 OA 时软骨细胞有修复表现，但却始终不可能修复软骨。这些细胞生长因子包含具有组织破坏性的蛋白酶，如基质金属蛋白酶（matrix metalloproteinases，MMP）和蛋白聚糖酶（agrecanases），引起软骨细胞的凋亡，而在基质方面杂乱的胶原出现修复填补软骨缺损。这些细胞外基质并不能承受关节的正常的机械应力，使病理改变加剧形成恶性循环，由于关节软骨是无血管结构，早期并不会引起临床症状，直到有神经支配的组织受累才出现，这也是 OA 诊断延迟的原因之一。长期以来 OA 被认为是关节软骨的疾病，而最新研究认为它是一种累及骨、滑膜及关节周围支持结构的疾病。软骨的破坏，增加了关节中碎片数量，这些碎片及其分解代谢的介质被滑膜吞噬细胞清除，引起滑膜增生肥大，从而引起临床上关节肿胀、炎性疼痛的症状。这些滑膜炎症在 OA 的早期及晚期均出现，形成一个恶性循环，加重了 OA 的发展。OA 另外一个重要的病理特点是软骨下骨的改变。骨赘形成、骨重塑、软骨下骨硬化及骨摩擦是软骨下骨的几个重要改变，其不仅仅发生于 OA 的晚期，更发生于 OA 的进展期，甚至早于软骨破坏。因此，软骨下骨的改变可以引起软骨的破坏，OA 是一种影响众多患者的慢性疾病，据北京大学人民医院骨关节科流行病学统计，中国人大于 65 岁的人群中，其整体发病率约 8.1%，给广大患者造成痛苦及严重的经济负担，甚至与全因死亡率相关。而在世界范围内，随着人口老龄化进程，到 2020 年 OA 将成为第四大致残性疾病。

二、病因

美国风湿病学分会诊断和治疗标准委员会将骨关节炎分为原发性和继发性

两大类。

1. 原发性骨关节炎 指关节无明显病因，而逐渐发生的退行性变，发病可能与年龄、遗传、体质、代谢等因素有关。随年龄的增长，软骨组织及黏多糖含量减少，纤维成分增加，软骨韧性降低，另一方面，随年龄的增长，日常活动对关节软骨积累性损伤增多，更易发生退变，此类患者一般有多个关节受损，常见于负重大关节。

2. 继发性骨关节炎 指由于某种病因导致软骨破坏或关节结构破坏，以后因关节面摩擦和压力不平衡等因素而发生退变。常见病因：①畸形：先天和后天的脊柱畸形、髋关节发育不良（脱位）、膝内翻、膝外翻、大骨节病等；②损伤：关节内骨折脱位、韧带松弛与关节扭伤所致的创伤性关节炎；③炎症：化脓性关节炎、关节结核等等，由于关节软骨破坏，以后可继发 OA。

三、临床表现

1. 症状 急性发作期关节局部有红、肿、热、痛现象，最显著的症状是疼痛，初期轻微钝痛，以后逐步加剧；活动多时，疼痛加剧。有的患者有"休息痛"，即在静止或晨起时感到痛，稍微活动后减轻。患者常感关节活动不灵活，晨起或休息后有僵硬感，需一定时间活动后才能逐渐缓解，关节活动时可有摩擦音。有时还可因关节内的游离体或软骨碎片出现活动时"交锁"现象，上下楼梯感到疼痛吃力。

2. 体征 关节局部有压痛及肿胀，可有中度积液，如膝关节浮髌试验阳性；关节炎发展到一定程度，关节肿胀明显，主动或被动运动均受限制。后期出现关节周围肌萎缩、肌痉挛，严重时出现畸形，如膝内翻、手指远侧指间关节侧方增粗，踇外翻或第一跖骨关节的踇囊炎。

四、辅助检查

关节滑液澄清，黏稠，细胞计数略增，偶见红细胞、软骨碎片和胶原纤维碎片。多数红细胞沉降率 <20ml/h，但在侵蚀性或全身性疾病时有升高。X 线片初期无明显变化，进行性病变时关节面不规则，邻近的骨端松质骨内可见多数直径 1cm 左右的小囊腔，有轻度骨质疏松和软组织肿胀，关节间隙变窄，软骨下骨硬化，多见于髋、膝关节，囊周有粗大的骨小梁包围，关节周围有赘骨形成；晚期关节面凹凸不平，周围骨质增生明显，赘骨增加，骨端变性，关节畸形，关节内可见游离体。

五、诊断

诊断 OA 主要根据患者的临床症状、体征、影像学检查，目前仍采用美国风湿病学会（American College of Rheumatology，ACR）1995 年修订的诊断标准。该标准包括髋关节、膝关节和手部等原发性 OA 的临床和放射学标准，但对早期 OA 诊断价值有限。

OA 的诊断分期：根据患者的症状、体征及影像学检查，一般将 OA 分为四期：

1. 关节炎的发生前期，关节在活动后稍有不适，活动增加后伴有关节的疼痛及肿胀，在 X 线及 MRI 检查上看不到明显软骨损害迹象；

2. 关节炎改变的早期，活动多后有明显的疼痛，休息后减轻，X 线观察，改变较少，只有 MRI 可见软骨轻度损害，同位素检查，被损关节可见凝聚现象；

3. OA 的进展期，骨软骨进一步损害，造成关节畸形，功能部分丧失，X 线可见关节间隙变窄，关节周围骨的囊性变，有时有游离体出现；

4. OA 的晚期，骨的增生、软骨的剥脱以及导致功能完全丧失，关节畸形明显，X 线示关节间隙变窄，增生严重，关节变得粗大，甚至造成骨的塌陷。

六、临床治疗

治疗的目的是减轻疼痛，改善活动能力，减少残疾，治疗方法包括药物治疗、休息、物理治疗、辅助移动器具，必要时进行手术治疗。

（一）非药物治疗

非药物治疗在 OA 的治疗中有很重要的作用。包括患者教育、运动、生活指导及物理治疗等。

1. **健康教育** 国内外研究均指出，应该对骨关节炎患者进行健康宣教，主要目的是对患者进行骨关节炎的病因、预防与治疗相关知识的教育，调整和改变生活方式，保护关节；同时减少加重关节负担不合理的运动，避免长时间爬楼梯、爬山；在文体活动及日常生活、工作中注意保护关节，预防关节损伤。由于疼痛的严重性与个人控制疼痛的能力及对疼痛的心理反应有关，因此，教育是 OA 疼痛管理的起初阶段。

2. **减轻体质量** 基于 meta 回归分析发现，残疾会因患者体质量减轻超过 5.1% 得以明显改善。国际骨关节炎会议（Osteoarthritis Research Society International，OARSI）强烈推荐减轻体质量，因为减轻体质量是膝 OA 患者减轻疼痛和减少残疾的 1a 级证据。因此体质量减轻是最有效的非药物干预 OA 措施，包括脂肪和热量的限制，增加的身体活动和一项拓展的体质量维持项目。

3. **运动及物理治疗** 详见下文的康复治疗。

（二）药物治疗

对早期症状轻微的 OA 患者，应不用药或慎用药，也可在局部使用一些外用药，以达到止痛目的；对病情严重者需进行药物治疗，药物治疗分为快作用的缓解症状药、慢作用缓解症状药和软骨保护剂。现介绍如下：

1. 快作用的缓解症状药

（1）对乙酰氨基酚，引起 OA 患者疼痛的原因很多，实际上大部分原因不是炎症，或者只是轻度的炎症，因此，大多数情况下可用镇痛剂治疗。

（2）非甾体抗炎药（nonsteroidal anti-inflammatory drugs，NSAIDS）治疗 OA 的机制是抗炎和止痛作用，是最常用的一类控制 OA 症状的药物。有胃肠道危险因素者应用选择性环氧合酶 -2 抑制剂，而关节炎疼痛明显优于传统的 NSAIDS。

（3）阿片类药物：对于急性疼痛发作的患者，当对乙酰氨基酚及 NSAIDS 不能充分缓解疼痛或有用药禁忌时，可考虑用弱阿片类药物，这类药物耐受性较好而成瘾性小。

（4）透明质酸钠（sodium hyaluronate，HA）是人体的一种大分子糖胺多糖，在滑膜关节的关节软骨和关节滑液中含量较高。因此注射 HA 可提高滑液质量，保护软骨，减轻疼痛敏感性，重建 OA 关节内已被打乱的平衡系统。

2. 骨关节炎慢作用药（disease modifying antiosteoarthritis drug，DMOAD）

及软骨保护剂。此类药物一般起效较慢，需治疗数周才见效，故称骨关节炎慢作用药。具有降低基质金属蛋白酶、胶原酶等活性的作用，既抗炎、止痛，又可保护关节软骨，有延缓 OA 发展的作用。常用药物氨基葡萄糖、双醋瑞因、硫酸软骨素等。

（1）氨基葡萄糖是人体关节软骨基质中合成蛋白聚糖所必需的重要成分，可改善关节软骨的代谢，提高关节软骨的修复能力，保护损伤的关节软骨，同时缓解 OA 的疼痛症状，改善关节功能，延缓 OA 的病理过程和疾病进程。因而兼具症状调控和结构调控效应。

（2）硫酸软骨素通过竞争性抑制降解酶的活性，减少软骨基质和关节滑液成分的破坏；通过减少纤维蛋白血栓的形成。改善滑膜和软骨下骨的血液循环。能有效减轻 OA 的症状，减轻疼痛，改善关节功能。

（3）双醋瑞因是白介素 -1 抑制剂，可抑制软骨降解、促进软骨合成并抑制滑膜炎症。它不仅能有效地改善骨关节炎的症状，减轻疼痛，改善关节功能，且具有后续效应。

（三）手术治疗

对于严重的 OA 患者，内科保守治疗无效，而日常活动受限时，则需要行手术治疗。

1. 关节镜治疗

关节镜技术应用于关节疾患的诊断和治疗已经非常广泛。在关节镜下行关节清理术和软骨成形术，可以去除炎性介质、变形软骨以及关节内游离体，调整关节液的渗透压和酸碱度，改善内环境，使滑膜代谢恢复。

然而，临床随机研究发现关节镜清理术相比于药物及物理治疗，并没有给膝 OA 患者带来更多的获益。因此，对于晚期 OA 患者不建议推荐行关节镜清理术。

2. 截骨术 截骨术可改善关节力线平衡，有效缓解患者的髋或膝关节疼痛。常见的是胫骨高位截骨术、股骨远端截骨术及腓骨高位截骨术。尽管文献报道截骨术能改善患者的关节疼痛及功能，然而这些文献均没有严格的随机对照，因此有待进一步的随访与研究。

3. 人工关节置换术 OA 的晚期最彻底和有效的治疗方法是人工关节置换手术，在缓解疼痛、恢复关节功能方面具有显著效果。但由于关节置换手术存在一定的近期和远期并发症，如部件的松动和磨损、骨溶解，这些并发症目前还不能完全解决。因此，严格掌握关节置换的手术指征显得十分重要。

（四）生物治疗

OA 的生物治疗包括细胞因子治疗、干细胞治疗、基因治疗等，然而这些治疗手段大部分仍处于实验室研究阶段，而目前应用于临床研究治疗的为富含血小板血浆及间充质干细胞。

七、照护

（一）心理护理

1. 鼓励患者正确看待疾病，以积极的心态对待疾病，配合治疗。

2. 帮助活动受限的患者，给予足够的心理支持，并给他们表达活动受限和关节结节感受的机会。

3. 在整个治疗过程中，鼓励家属和患者共同参与。

（二）疼痛护理

1. 评估疼痛形态，必要时使用止痛药，并观察患者用药后的反应。

2. 帮助患者掌握放松与休息的技巧，鼓励患者进行应用。

3. 手部关节处，根据医嘱给予热敷和石蜡浸泡来缓解疼痛。

4. 对于腰椎关节有问题的患者，提供硬床垫或床板来减轻晨痛。

5. 对于髋关节有问题的患者，用温湿的敷垫来减轻疼痛。

（三）活动护理

1. 在关节活动与疼痛允许的范围内，鼓励患者自我照护，并给予足够的时间来完成各项日常生活活动。

2. 对于膝关节有问题的患者，可以每日进行两次关节活动范围联系，保持肌张力；帮助患者完成抗阻力锻炼，提高患者肌肉强度。

3. 指导患者避免用力过度，指导其正确的站立和行走，尤其要注意弯腰和捡拾东西时减少负重。

4. 安装适当的安全设施，如浴室里的把手等。

5. 指导患者正确使用拐杖或其他骨科辅助设施，并需要强调合理使用辅助设施的重要性，并定期检查这些设备。

6. 建议患者使用坐垫及抬高的坐便器，可减少坐位到站立姿势造成的压力。

八、康复

（一）功能评定

1. **常规检查** 关节形态学检查，如关节肿胀情况可通过关节周径的检查获得；大腿围和小腿围的测量有助于了解肌肉萎缩的情况。疼痛的判断可以用视觉分级评定法进行半客观量化评定。

一般方法：10cm 长的直线中每隔 1cm 标定 1 格，0 为不痛，10 为最大程度疼痛。让患者自行在线上标出疼痛得分。治疗前后进行比较，以明确治疗的效果。

2. **肌力测定** 肌力测定可反映关节炎肢体的肌肉状态。测定原则是让患者在规范化的姿势下，作规范化的运动，观察其完成运动的能力。常用的方法为徒手肌力检查法、等长肌力测定法和等速肌力测试法。其中等速肌力测定法可定量评定肌肉功能，对判断肌力减退的程度和康复治疗的疗效有作用。但等速测试仪的价格较昂贵，推广应用有一定困难。如患者处于急性期，有严重的关节疼痛、关节明显肿胀时，不应进行肌力测定。

3. **关节活动范围（ROM）测定** ROM 测量是骨关节炎功能评定中重要方面之一。通过 ROM 的测定可了解患者关节挛缩和粘连程度。每次 ROM 测量应在功能训练之前，由专人进行操作。可利用通用量角器或方盘量角器进行 ROM 的测定。

4. **步态检查** 骨关节炎患者常表现步态的异常，如出现疼痛步态、关节挛缩步态、肌无力步态和关节不稳步态等。可采用足印法或目测法测定，如有条件可采用步态分析系统测定。

5. **日常生活活动能力（ADL）评定** 早期或轻度骨关节炎患者一般不影响患者的日常生活能力，但对于严重的骨关节炎患者常影响日常生活活动能力，此时应进行 ADL 的功能评定，以了解患者日常生活活动能力困难程度和依赖程度，可以采用 Barthel 指数评定。对于下肢 OA 患者，国外研究及中华医学会骨科学分会均以活动评定为重点，推荐应用西部安大略省和麦克马斯特大学 OA 指数进行评定。

6. **骨关节炎生存质量的评定** 慢性骨关节炎除引起患者的关节局部症状和体征外，还导致患者的生理功能、心理功能、社会活动能力、社会适用性等方面的损害，这部分的内容可通过生存质量的评定加以判断。

（二）康复治疗目标

骨关节炎康复治疗的目标包括：缓解关节疼痛、消炎退肿、减轻关节负荷、保持关节和肢体活动功能、增强患肢肌肉力量、预防与治疗肌软弱和肌萎缩、增加关节稳定性、保护关节、改善患者日常生活活动能力，提高生活质量。

（三）康复治疗方法

目前认为在骨关节炎的康复治疗中单一的治疗方法效果不佳，故主张采取综合治疗的方法。常用的康复治疗方法包括：

1. 适当休息，减轻关节负荷　急性期，患者疼痛明显，应强调适当休息，患侧关节不宜进行负重活动，应采取减免负荷和制动的措施，如卧床、手杖或支具等，以减轻疼痛。但过多休息会引起关节僵硬，肌肉萎缩，因此应有适当的活动，但不应引起关节的明显疼痛。

2. 物理因子治疗　可采用热疗法，如蜡疗法或红外线疗法等，具有镇痛、消肿作用；应用低中频电疗，如音频电疗法、干扰电疗法、调制中频电疗法等，具有促进局部血液循环作用；应用高频电疗法，如短波、超短波、微波疗法，具有消炎、镇痛、缓解肌肉痉挛、改善血液循环的作用。

3. 运动疗法　在骨关节炎急性期后和慢性期，应重视关节周围肌肉力量的训练。通过训练可增加肌力，减少肌肉萎缩，保证关节的正常力学传递；同时肌力训练可增加关节的活动能力，改善患者的日常生活活动能力。运动疗法可通过关节体操或利用各种康复器械进行。

（1）关节活动练习：它通过适宜的关节运动与应力，促进关节内滑液的循环，减轻滑膜炎症。适当的应力能促使关节滑液进入关节软骨，改善软骨营养，同时保持关节一定活动能力，可有效防止关节僵硬。方法：先进行关节不负重的主动运动，如肩、肘、腕等关节常采用摆动运动训练的方式；下肢则采取坐位或卧位进行，以减少关节的应力负荷；如关节活动障碍明显，可利用康复器械进行关节连续被动运动；必要时可做恢复关节活动范围的功能牵引治疗。

（2）肌力练习：通过患肢关节肌力的练习，可预防和治疗肌肉无力和肌肉萎缩。肌力的增强，可增加关节的稳定性，具有保护关节的作用，防止骨关节炎发展。常用的肌力练习方法包括：等长、等张和等速肌力训练。

1）等长肌力训练是一种静力性肌力训练方法，训练时不伴有关节活动，适用于关节活动过程中有明显疼痛的患者；具有防治肌肉萎缩，消除肿胀、刺激肌肉肌腱本体感受器的作用；不需要特殊仪器，容易操作，方便于床上或家中运动；花费不多。其缺点为：缺乏关节活动，对改善肌肉的神经控制作用较少；主要增强在训练角度下及其周围约 20° 下的静态肌力，即仅有 20° 的生理溢流作用。

2）等张肌力训练是一种动力性肌力训练方法，可增强全关节活动范围内的肌力；可改善肌肉运动的神经控制；改善局部血液、淋巴循环；改善关节软骨营养；可允许多个关节同时运动；不需要贵重的训练仪器。其缺点为：对急性期骨关节炎患者不适宜，有关节明显挛缩、关节内损伤、运动时疼痛者也不适宜；在活动范围内阻力矩与最大肌力矩不尽一致，影响练习效果；在训练时，较强的肌群可能替代较弱肌群进行收缩；不宜进行不同运动速度的训练。

3）等速肌力训练是一种动力性肌力训练方法，但兼有等长和等张肌力训练的优点，等速肌力训练时，等速仪器能提供一种顺应性阻力，容许肌肉在整个活动范围内始终承受最大阻力，产生最大肌力，从而提高训练效率；具有较好的安全性，由于等速肌力训练中，患者所遇到的阻力为一种顺应性阻力，当肌力较弱时，等速仪器提供的阻力相应减少，安全性较好；可同时训练主动肌和拮抗肌；可提供不同的速度训练，适应日常功能的需要；可进行等速向心及等速离心收缩练习；可作全幅度及短弧度练习。其缺点为：训练时花费时间较多；需要受过培训的操作人员；仪器费用较高，不易普及。适宜膝关节骨关节炎患者应用的等速肌力训练方法包括以下几种：

①等速向心肌力训练常用于骨关节炎慢性期，以训练关节周围的肌力为主。肌力训练时，常选用的训练速度谱为：60°/s、90°/s、120°/s、150°/s、180°/s、180°/s、150°/s、120°/s、90°/s 及 60°/s 共 10 种运动速度。每种运动速度之间相隔 30°/s，每种运动速度收缩 10 次，10 种运动速度共收缩 100 次为 1 个训练单位。根据肌肉功能适应情况，逐渐增加收缩次数到 2 个或 3 个训练单位。

②短弧等速肌力训练骨关节炎常表现关节的疼痛，尤其当关节活动至一定角度时可引起病变部位的疼痛，在等速测试时力矩曲线上表现为"疼痛弧"。如在疼痛弧内进行运动有时会加重损伤，甚至引起新的损伤，对康复不利。而短弧等速肌力训练是在等速仪器上限定关节活动范围，选择疼痛弧的两侧进行等速肌力，从而训练避开疼痛部位。训练中应选择合适的训练速度，如果训练速度过快，关节活动不易在小幅度内迅速增速并跟上训练速度，常感受不到阻力而影响训练效果。比较理想的是先选择慢速及中速（60°/s~150°/s）进行训练。随着患者局部症状的改善，关节活动范围可逐渐扩大，训练速度也可逐渐增加。

③多角度等长肌力训练单纯等长肌力训练的一个明显缺陷是角度特异性。为了避免这一缺陷，可采用多角度等长肌力训练的方法，利用等速仪器进行训练比较方便。在关节活动范围内，每间隔 20° 进行一组适当的等长肌力训练，使整个关节活动范围内肌群都能得到训练。多角度等长肌力训练的另一个

优点是进行肌力训练时可避开"疼痛弧"。选择"疼痛弧"的两侧进行多角度等长训练，通过等长训练的生理溢流作用，对"疼痛弧"处的肌力恢复也有作用。有研究表明，膝关节骨关节炎患者经过多角度等长肌力训练后，症状明显改善，有些患者力矩曲线中的"疼痛弧"也可消失。多角度等长训练可采用"10"的原则，即每间隔 20°~30° 选择一个角度，每个角度用力收缩 10 秒，休息 10 秒，重复用力收缩 10 次，共训练 5°~10°（依据不同关节）。用力收缩时，开始 2 秒迅速达到所需力矩值，然后保持该力矩值 6 秒，最后 2 秒逐渐放松。

④等速离心肌力训练它是指在等速训练中，等速仪器动力臂自动摆动所施加给肢体的力大于肌肉收缩力，使在收缩中的肌肉被动地延伸，肌肉两端远离中心的一种训练方式。研究表明，肌肉离心收缩产生的肌力大于向心收缩及等长收缩的肌力，肌肉收缩产生最大张力的顺序为：离心收缩 > 等长收缩 > 向心收缩。这是因为肌肉在进行离心收缩时与向心收缩不同，它除有肌肉组织的收缩成分参与外，还有非收缩成分的介入，使肌肉的力矩输出明显增大。因此，这种肌肉收缩具有力量大、耗能小的特点。由于肌肉离心收缩在维持关节的稳定性及日常生活能力方面有重要意义，等速离心肌力训练也有重要意义。对于膝关节骨关节炎患者最初的离心训练时可采用在 CPM 设置下进行离心肌力训练，这种训练有利于肌力恢复，同时对缓解疼痛有作用。

（3）有氧运动：全身大肌群参加的有氧运动有利于促进患者体内脂肪消耗，配合饮食调节可促使患者的体重减轻，减少关节负荷。有研究认为，体重减轻可有效降低膝关节骨关节炎的危险因素约 50%。因此，对骨关节炎患者应强调减轻体重，尤其对女性肥胖患者尤其重要。有氧运动包括游泳、散步等。还可进行其他运动，如太极拳、园艺、以及轻松的舞蹈等都能提高机体有氧代谢能力，改善患者日常生活活动能力，消除抑郁和焦虑，提高患者的生活质量。

4. 矫形器的应用　对骨关节炎患者可利用各种矫形器进行辅助治疗，如关节支持用具、夹板、手杖、助行器、支架及轮椅等。矫形器的应用可预防、矫正由于骨关节炎引起的关节畸形，保持和补偿关节功能，减轻负重关节的应力负荷等作用，从而减慢关节畸形的发展。如手杖使用可减少膝关节所承担的压力；外形楔形鞋垫可用于膝关节内侧软骨磨损以致膝内翻的骨关节炎患者，可使者关节负荷偏移到较少磨损的外侧的软骨上，关节有松动者可选用护膝，以加强关节稳定性；髌骨磨损的患者可用粘膏带将髌骨牵拉向内侧，以减轻压力，可以减轻关节疼痛。

（张　丽　夏　倩）

第九节 肿 瘤

一、概念

肿瘤是机体细胞在内外致病因素长期协同作用下导致其基因水平的突变和功能调控异常，从而促使细胞持续过度增殖并导致发生转化而形成的新生物。

世界卫生组织报告显示，2008年全世界约有1 270万癌症新增患者，760万死于癌症，在发展中国家，癌症新增例数达56%。据推测到2020年前，全球癌症发病率将增加50%，不仅如此，癌症的死亡人数也在全球迅猛上升，2030年这个数可能会增至1 320万。随着社会、经济发展、人口增长及老龄化，我国居民的癌症发生率正处于快速上升期，随着医学科学及相关学科的发展，恶性肿瘤的早期诊断及可选择的抗肿瘤治疗水平不断提高，使得恶性肿瘤患者的生存时间不断延长。然而，尽管目前抗肿瘤治疗手段在向减少创伤及保留功能方向发展，但是在恶性肿瘤患者中仍有较高的致残率。调查数据显示，最常见的致残原因中，恶性肿瘤位列第13位。因此，每一个恶性肿瘤患者都需要后续的康复治疗。

二、致病因素

（一）外源性因素

1. 化学因素 人们最先认识的肿瘤病因是化学致癌因素。流行病学与病因学研究证实，具有致癌作用的化学物质超过2 000种，依据其作用方式分为直接致癌物、间接致癌物和促癌物三种，常见的化学致癌物包括多环芳香烃类、芳香胺与偶氮染料和亚硝胺类等。

2. 生物因素 生物因素（感染原）是人类肿瘤的主要病因之一。流行病学调查表明，全球17%的新发恶性肿瘤病例是由感染性疾病引起的，主要为病毒感染，目前至少有8种病毒已被证明与人的肿瘤相关，如乙型肝炎病毒与原发性肝癌、EB病毒与淋巴瘤和鼻咽癌、人类乳头瘤病毒与宫颈癌和口腔癌等。其次，还有细菌，如幽门螺杆菌与胃癌及胃黏膜相关淋巴组织淋巴瘤。再次，是寄生虫，如埃及血吸虫、日本血吸虫与结肠直肠癌等。

3. 物理因素 人类对某些物理因素致癌的认识已有近百年的历史，到目前为止已经肯定的物理致癌因素主要有电离辐射、紫外线辐射和一些矿物纤维。目前，一般认为物理致癌因素主要与某些职业性癌症关系密切。

（二）内源性因素

（1）遗传因素：真正直接遗传的肿瘤只是少数不常见的肿瘤，遗传因素在大多数肿瘤发生中的作用是增加了机体发生肿瘤的倾向性和对致癌因子的易感性，即所谓的遗传易感性，包括染色体不稳定、基因不稳定以及微卫星不稳定。如家族性结肠腺瘤性息肉者，因存在胚系细胞 APC 基因突变，40 岁以后大部分均有大肠癌变；Brca-1、Brca-2 突变与乳腺癌发生相关，发生率达 80%以上。

（2）免疫因素：先天性或后天性免疫缺陷易发生恶性肿瘤，如丙种蛋白缺乏症患者易患白血病和淋巴造血系统肿瘤，AIDS（艾滋病）患者恶性肿瘤发生率明显增高。但大多数恶性肿瘤发生于免疫功能"正常"的人群，主要原因在于肿瘤能逃脱免疫系统的监视并破坏机体免疫系统，机制尚不完全清楚。

（3）内分泌因素：体内激素水平异常是肿瘤诱发因素之一，如雌激素和催乳素与乳腺癌有关，生长激素可以刺激癌的发展。

三、肿瘤的分类及分级

（一）肿瘤的分类

1. 依据肿瘤的生长特性和对身体危害程度 可将肿瘤分为良性肿瘤、恶性肿瘤以及介于良、恶性肿瘤之间的交界性肿瘤 3 种类型。

（1）良性肿瘤（benign tumor）：无浸润和转移能力的肿瘤。肿瘤通常有包膜或边界清楚，呈膨胀性生长，生长速度缓慢，瘤细胞分化成熟，对机体危害小。

（2）恶性肿瘤（malignant tumor）：具有浸润和转移能力的肿瘤。肿瘤通常无包膜，边界不清，向周围组织浸润性生长，生长速度快，瘤细胞分化不成熟，有不同程度异型性，对机体危害大。

（3）交界性肿瘤（borderline tumor）：组织形态和生物学行为介于良性和恶性之间的肿瘤，也可称为中间性肿瘤（intermediate tumor）。在肿瘤临床实践中，良、恶性难以区分的肿瘤并不少见，这类肿瘤的诊断标准往往不明确。因此，在做交界性肿瘤诊断时，常需附以描述和说明。

（二）肿瘤的分级

Ⅰ级（G1），即分化良好者（称为"高分化"），肿瘤细胞接近相应的正常发源组织，恶性程度低；Ⅲ级（G3），分化较低的细胞（称为"低分化"），肿瘤细胞与相应的正常发源组织区别大、分化差，为高度恶性；Ⅱ级（G2），组织异型性介于Ⅰ级和Ⅲ级之间者，恶性程度居中。简明三级分级方案多用于分化性恶性肿瘤，如腺癌、鳞癌等的异型性分级。此外，还有学者将部分未显示分化倾向的恶性肿瘤称为未分化肿瘤，属于Ⅳ级（G4），为高度恶性。

四、肿瘤的病理

肿瘤的病理诊断是一个复杂的过程，涉及标本的采集、保存、处理、切片的制作、读片等多个环节，参与的人员众多，包括临床医生、护士、病理医生、技术人员等，任何一个环节的失误都可能造成诊断不清甚至错误诊断，给患者带来无法弥补的损失。护士应该主动配合临床医生、肿瘤病理医生，有效沟通查对，共同提高病理诊断质量。肿瘤病理学诊断按标本类型分为组织病理学诊断和细胞病理学诊断。

（一）肿瘤组织病理学诊断

组织病理学诊断是指经活检或切除的肿物，制成病理切片进行组织形态学等检查而做出的诊断，组织病理学诊断为最理想的诊断依据。获取标本的方法：

1. 针芯穿刺活检（core needle biopsy） 指用带针芯的粗针穿入病变部位，抽取所获得的组织比细针穿刺的大，制成的病理组织切片有较完整的组织结构，可供组织病理学诊断。

2. 钳取活检（bite biopsy） 指用活检钳通过内镜或其他器械钳取病变组织做组织病理学诊断，如消化道、支气管等处的活组织检查。

3. 切取活检（incisional biopsy） 指通过手术切取小块病变组织，可能会包括邻近正常组织，病理取材时应尽可能包括正常组织。

4. 切除活检（excisional biopsy） 指将整个病变全部切除后获得病变组织，此方法本身能达到对肿瘤进行外科治疗的目的，切除组织可仅为肿块本身或包括肿块边缘组织和区域淋巴结。

（二）肿瘤细胞病理学诊断

1. 脱落细胞学检查 对体表、体腔或与体表相通的管腔内肿瘤，利用肿瘤细胞易于脱落的特点，取其自然脱落或分泌排出物，或用特殊器具吸取、刮取或刷取表面细胞进行涂片检查，亦可在冲洗后取冲洗液或抽取浆膜腔积液，离心沉淀后进行涂片检查。适用于脱落细胞学检查的标本有宫颈刮片、痰液、各种内镜刷片、胸腔积液、腹腔积液、尿液、乳头溢液等。

2. 细针穿刺细胞学检查 用直径 <1mm 的细针刺入实体瘤内吸取细胞进行涂片检查。对浅表肿瘤可用手固定肿块后直接穿刺，对深部肿瘤则需在超声或 X 线引导下进行穿刺。

五、肿瘤的三级预防

1981 年 WHO 对肿瘤提出的防治战略是，1/3 肿瘤可以预防，1/3 肿瘤如能早期诊断可以治愈，1/3 肿瘤可通过减轻痛苦而延长生命。恶性肿瘤预防可分成三级预防措施：一级预防措施是研究病因，提高机体免疫能力，防患于未然；二级预防措施是筛查癌前病变、早期肿瘤患者，做到早发现、早诊断、早治疗；三级预防措施是对已患肿瘤患者，减少其并发症，防止致残，提高生存率、康复率，以及减轻由肿瘤引起的疼痛。

一级预防：改变不良的生活习惯：戒烟；改变不良饮食及卫生习惯和行为，如多食新鲜蔬菜和水果；限制饮酒；适当运动，保持心情愉快；避免日光过度照射。

二级预防：

1. 早发现　对肿瘤早期"危险信号"知识的普及在无任何症状的亚临床期发现并诊断出肿瘤，当然是肿瘤早期发现工作主要追求的目标，但有时已经出现某些早期症状的患者，如果能及时确诊也是肿瘤早期发现工作的一个方面。肿瘤的早期症状很少有特异性。模棱两可的症状不但易为患者所忽略，亦常不受医务人员重视，所以应该提高广大患者和医务人员对肿瘤早期症状的警惕性。采取各种形式，将各种不同肿瘤的危险信号和"三早"知识告诉群众，一旦发现可疑征象，及时到医院检查确诊，及时治疗。综合性医院的医务人员要提高对肿瘤的认识，加强肿瘤观念，防止误诊漏诊，避免患者失去治愈机会。

常见肿瘤的十大危险信号：①体表或表浅部位可触及的肿块逐渐增大，如乳腺、皮肤、口腔或身体其他部位；②持续性消化异常，或食后上腹部饱胀感；③吞咽食物时胸骨后不适感乃至噎感；④持续性咳嗽，痰中带血；⑤耳鸣、听力减退、鼻出血、鼻咽分泌物带血；⑥月经期外或绝经后的不规则阴道出血，特别是接触性出血；⑦大便潜血阳性、便血、血尿；⑧久治不愈的溃疡；⑨黑痣、痣短期内增大、色泽加深、脱毛、痒、破溃等现象；⑩原因不明的体重减轻。

2. 早期诊断及早期治疗　恶性肿瘤是进行性发展的疾病。一旦发病，患者的状况往往每况愈下，治疗亦无过多回旋余地，病期越晚，治疗越难，预后越差。故早期诊断、早期治疗极为重要。

肿瘤早期常无特殊症状，甚至毫无症状。因此患者不会主动到医院就诊检查，而一旦症状明显又常常已到晚期。所以，肿瘤的早期诊断必须在早期发现的基础上，亦即要在貌似"正常"的人群中将一些已经患了早期肿瘤的人识别出来。这种在"正常"人群中识别肿瘤患者的工作即肿瘤的早期发现。就治疗而言，手术治疗仍是许多肿瘤带有根治希望的治疗方法。但手术治疗是以牺牲部分器官或组织来取得疗效的。这个牺牲自然是越小越好。因此，手术治疗要求病灶尚较局限。而肿瘤是一个进行性生长的疾病，并且能向远处转移，所以手术治疗的成败在很大程度上取决于手术时肿瘤病期的早晚，病期越早手术成功率越高。如病灶已有转移扩散，则不适宜手术治疗，需采取综合治疗手段。

放射治疗患者也要求病灶局限。照射面积越大，放射反应也越大，患者越难耐受。病灶若已经转移扩散，则不适合放射治疗。化学抗癌药物治疗亦以早期应用为好，细胞增殖比率（GF）高，对化学抗癌药物较敏感。晚期肿瘤免疫抑制明显，进行免疫治疗的效果不佳。即使服用中药治疗也需患者肠胃尚能受纳，并以正气未衰者为佳。所以从治疗的需要来看，也必须要做到肿瘤的早期发现和早期诊断。

三级预防：肿瘤的综合治疗。

1. 手术＋辅助化疗和（或）放疗 这是最为经典、目前最常用的肿瘤综合治疗模式。

新辅助化疗和（或）放疗＋手术 这种模式的基本治疗策略是临床确诊为肿瘤后，先进行阶段性化疗和（或）放疗，使肿瘤体积缩小或降低肿瘤负荷，及早控制远处转移灶后再进行手术，术后根据手术情况和病理检查结果等进一步合理选用化疗、放疗、生物学治疗和中医药治疗等进行综合治疗，以争取达到治愈效果。

2. 化疗＋放疗 放疗和化疗的结合也是应用较为广泛的一种综合治疗模式。

3. 手术＋化疗和（或）放疗＋内分泌治疗 这种模式主要适用于发生机制与内分泌相关的肿瘤，这些肿瘤的发生与发展与体内激素失调有关，在治疗中除了采用一般的手术，化疗、放疗等手段外，内分泌治疗也是全身治疗中不可缺少的组成部分。

4. 抗肿瘤治疗＋姑息对症支持治疗 姑息治疗是肿瘤综合治疗模式中一个不可缺少的组成部分。迄今为止，肿瘤仍是没有被攻克的"第一杀手"，经过手术、放化疗治疗后只有很少一部分患者可以治愈，大多数患者都要面临姑息治疗。

六、临床表现

1. **肿块** 表浅的肿瘤，常为第一症状。

2. **疼痛** 恶性瘤中、晚期常见症状。

3. **出血** 癌性溃疡或瘤体破溃可引起出血。

4. **溃疡** 恶性瘤生长迅速，血供不足引起可出现继发性坏死、感染而形成溃烂，有恶臭味及血性分泌物。

5. **梗阻** 可引起空腔器官阻塞，食管癌、胃癌、直肠癌、胰头或壶腹部肿瘤可引起吞咽困难、呕吐、黄疸等症状。

6. **浸润与转移症状** 区域淋巴结肿大，肢体水肿、静脉曲张。

七、照护

1. 饮食护理 饮食护理的目的就是要让肿瘤患者吃得好、吃得下，以增加机体抵抗力，减少各种并发症，降低死亡率，促进康复，从而延长生命，提高生活质量。

肿瘤患者容易出现营养不良，原因如下：

（1）心理因素：据统计，约有 40% 的患者，由于突然发现自己患有肿瘤，心理准备不足、精神过度紧张、情绪低落，从而直接影响到食欲，进食急剧下降，造成机体营养不良。

（2）肿瘤引起体质消耗：肿瘤细胞增殖很快，会消耗大量的能量和营养物质。而肿瘤或肿瘤细胞代谢产物进入血液循环，往往会引起患者食欲下降、味觉嗅觉以及胃肠功能紊乱，造成营养摄入、消化和吸收的障碍。

（3）放疗/化疗引起的不良反应：化疗易引起肝功能下降，造成恶心、呕吐等胃肠道功能紊乱；放疗易引起白细胞减少，免疫功能下降，引发口腔溃疡、食管炎、胃炎、小肠黏膜萎缩等并发症，使营养吸收状况更加不良。

（4）缺乏正确的营养知识：造成患者营养摄取不足、不合理。所以要加强对肿瘤患者的饮食护理：①改变食物质地，以五谷杂粮食材为营养基础。对于吞咽有困难的患者，可以通过改变食物的质地，如将五谷、肉类、蔬菜一起打碎后熬成粥，或将食材炖烂后食用，这样不仅可以提高摄取物的营养密度，而且便于患者吸收。至于补品，可以起到辅助作用，但不可充当饮食主角。②适当摄入动物蛋白。肿瘤患者的饮食，应以均衡营养为基础，适量的谷类、肉类、蔬果类都是必需的，单一摄取某类食物，必然导致营养供给不足。所以不妨在饮食中添加一定量的动物蛋白，提高身体免疫力，以便更好地配合。③在医生指导下找到适合自己的营养饮食。对于肿瘤患者，饮食卫生一定要做好，除了水果，其他食材务必充分煮熟，以免因摄入不洁食物而影响肠胃。

2. 用药护理 保证用药安全，避免过敏反应，防止药物外渗。

（1）过敏反应多发生在第一或第二输注时，输注的最初几分钟应减慢输液速度，应密切观察生命体征，给予监测。

（2）用药前的预处理。

（3）药物外渗到周围组织可引起灼伤、组织坏死和蜂窝织炎。如有外渗及时给予 50% 硫酸镁湿敷。严重者汇报医生及时给予对症处理。

（4）避免药物外渗建议使用中心静脉导管。

3. 心理护理 护理人员要及时了解患者心理变化。随时掌握患者的心理变化情况，要了解患者真实的心理状态，就必须体贴关心患者，增强患者战胜疾病的信念。对患者的职业、文化、家庭、配偶以及个人生活境遇等，进行必要的了解，同时还应熟悉患者的治疗方案和具体治疗方法。在掌握上述情况的基础上，对其进行综合分析。有些患者一旦获悉自己患了癌症以后，生的欲望会降低，而死的欲望会增强。这时，护理的主要目的就在于唤起患者的希望和战胜癌症的信念。护理过程中要用坚定的表情、不容置疑的语言取得患者的信赖。再以患者微小的病情改善事实，来帮助患者排除不良的心理状态。为了防止患者自伤，把剪刀、刀之类的锐器收藏好，放在患者拿不到的地方，当患者萌发希望之后，要进一步鼓励患者承担力所能及的生活事项，鼓励他们敢于驾驭生活。癌症患者心理护理中语言的作用，正如巴甫洛夫把语言所引起的有机体的反应称之为"万能的条件反射"一样，语言是促进陪护者与患者相互交流信息与认识的工具，也是护理成功的前提。对语言刺激异常敏感，对个人行为控制比较低下，为此，心理护理首先要用语言去温暖他们的心，抚慰他们的心灵创伤，调整患者的心态。

八、康复

1. 肿瘤康复的概念 恶性肿瘤的康复从广义上讲包括肿瘤的根治，从狭义上讲主要是针对肿瘤所导致的原发性或继发性残疾，通过医学、教育、心理、职业等综合性手段，使肿瘤残疾者尽可能改善或恢复功能，提高生活和生存质量。Cromes 把肿瘤康复定义为：在疾病及其治疗的影响下，帮助肿瘤患者最大限度地获得躯体、社会、心理和职业能力。肿瘤康复主要由肿瘤和康复医学人员提供。此外，由社会工作者、心理学者、物理治疗师、肿瘤护理人员和职业治疗师组成的核心团队与其他学科人员为肿瘤患者解决特殊问题。

肿瘤可导致多种病损、活动受限和参与局限，如脊髓肿瘤与脊髓外伤相似，可导致运动、感觉、直肠和膀胱功能障碍；如头颈部肿瘤导致语言或吞咽困难等，应针对所涉及的器官和系统的特殊问题来确定康复问题。肿瘤患者都有心理问题，活动受限时更明显，78% 神经系统肿瘤患者有一种或更多的心理问题，应该为这类患者提供适当的心理支持。由于医疗、心理社会、文化和职业的密切关系及肿瘤本身的特殊性，肿瘤患者不能像其他疾病的患者一样注重康复。

2. 肿瘤康复的目标 随着肿瘤进行性发展，康复的目标分为重建、支持、姑息和预防。

（1）重建治疗：使患者的功能达到或基本达到疾病前的水平。

（2）支持治疗：使患者的功能障碍减少。

（3）姑息治疗：用于祛除或减轻影响晚期患者生活质量的各种的并发症状。

（4）预防康复：包括乳腺癌术前关于维持上肢运动功能的教育等。

3. 肿瘤患者的康复护理 从生物、心理、社会医学模式来看，肿瘤是一类综合性的疾病。既有躯体上的严重病变，又有心理上的沉重阴影及包袱，并在社会适应上也存在着众多障碍。因此肿瘤康复目标不只是单一的、纯躯体的、纯生物的，而应该是多元化的，至少应涉及躯体（生物）、精神（心理）和社会生活三大方面的恢复正常或基本正常（康复）。

（1）躯体功能障碍的类型：恶性肿瘤引起的躯体功能障碍分为肿瘤本身所致的功能障碍和肿瘤治疗所致的功能障碍。

1）肿瘤本身所致的功能障碍：原发性损伤：如骨肿瘤破坏骨骼或关节所致的躯体活动功能障碍。继发性损伤：如恶性肿瘤对体质的消耗引起营养不良、贫血；长期卧床缺乏活动引起肌力减退，肌肉萎缩、关节纤维性挛缩和下肢静脉血栓形成等。

2）肿瘤治疗所致的功能障碍：化疗损伤：如骨髓造血功能抑制，多发性神经病变等。手术损伤：肺癌肺叶切除后肺功能降低；喉癌全喉切除术后发声，言语交流能力丧失；乳腺癌根治术后肩关节活动障碍与上肢淋巴水肿等。放疗损伤：如骨髓造血功能抑制、鼻咽癌放疗后唾液分泌减少及颞颌关节活动功能障碍等。

（2）恶性肿瘤引起的躯体功能障碍的康复护理

1）手术、放疗相关的并发症及康复治疗 手术、放疗相关的并发症通常与被治疗部位有关，例如，头颈部手术导致的容貌改变和自卑心理；肢体离断术导致的功能改变和致残；盆腔手术导致的性功能障碍和大小便障碍等。

在治疗前医务人员要与患者充分讨论治疗造成的后果，依靠整形美容技术，使患者的躯体功能达到最大限度的恢复。放疗导致的听力减退或前庭功能紊乱、完全性耳聋可行人工耳蜗植入。尿失禁是前列腺癌根治术后的常见问题，盆底肌肉训练是其首选治疗方法，一般 1~2 年后自然恢复。乳腺癌根治术后 5 日应辅助患者进行上肢功能恢复锻炼。喉癌患者术后应给予语言训练，以及必要的体育、音乐等康复措施。

2）化疗的相关并发症及康复治疗 化疗后患者恶心、呕吐时除对症处理外，应给予必要的营养支持治疗。化疗的远期并发症主要是对性腺功能的损伤和致癌效应。

3）心理康复护理 医护人员应加强患者心理康复护理，使患者摆脱心理困境。研究显示，康复期患者往往存在惧怕复发、恐惧死亡、自尊降低、情绪困扰和孤独等，他们与其健康的兄弟姐妹相比，有更多的消极情绪、更多的紧张、抑郁、愤怒和精神错乱，严重影响着患者的生活质量。患者一旦出现心理障碍，不仅引起治疗的依从性降低，甚至拒绝治疗；而且还可能导致神经内分泌调节紊乱、内环境失衡，引起免疫系统的抑制和全身状况的恶化，促进肿瘤的复发和转移，影响生存率，也对患者家庭带来巨大的压力。

肿瘤治愈的成年患者，有一部分人会面临重建婚姻问题，如果夫妻双方原先就有矛盾，肿瘤及治疗后的健康受损，体象改变，使配偶缺少安全感，就会影响双方对婚姻的评价。

医护人员要充分认识到这一点，要做好患者家属的思想工作，使其明白他们的支持在疾病治疗中的重要作用，鼓励、支持患者进行治疗，关心和爱护患者，让患者感受到家庭的温暖，让患者以最佳心态接受治疗，也应让患者力所能及地参与各种事务，治疗完成后待患者身体条件允许的情况下可让患者重返工作岗位，单位领导与同事应给予关心。这样，患者既感受到社会及家庭的关心，又感受到其在社会及家庭中仍有其自身价值。

心理康复重在转变观念，使患者明白在现有治疗水平下，如果肿瘤得不到治愈，长期带瘤生存将是治疗的主要目的，要引导患者正视现实，与肿瘤"和平相处"，正确对待来自环境的各种刺激因素，相信自己完全可以恢复社会角色。要充实患者的精神活动内容，鼓励其参与社交，特别是老年患者，应适当参加一些有意义的社会活动，这对摆脱社会不良刺激因素和分散自身的注意力均有帮助。只有这样，才能不削弱战胜疾病的信念。

4. 社会生存及适应能力的康复护理 社会适应能力指能够以良好心态回归社会，积极投身于各项有益的社会活动，并承担相应的社会角色与责任，适应社会各种变化的社会生存能力。因此，社会适应能力的康复，就是健康地回归社会，完全融入社会大家庭之中。从某种意义上来说，躯体和心理康复的最终目的，就是为了使患者早日回归并融入社会，适应患者新的角色，这也是肿瘤患者康复治疗及护理的终极目的。

社会习俗对肿瘤患者存在偏见，认为肿瘤患者是"危险的异类"或是"肿瘤会传染"，有些人有意无意地与癌症患者保持距离。而大多数癌症患者，包括治愈了的患者，也认为自己与他人有所不同，在心存自卑的同时，也对自己重新胜任社会角色缺乏信心。这不仅不符合健康的新定义，也极不利于患者的真正康复。作为社会的一员，无法心态健康地回归社会，其精神心理也是不可能得到真正康复。回归社会，首先是认识与意识问题，认识到这一问题对患者康复具有重要性。肿瘤患者基本康复后应积极投身于社会、回归社会，包括恢复或部分恢复工作，或参加癌症社团活动，或参加社会公益事业，或从事某方面的兴趣爱好。其次是教育指导问题，癌症患者回归社会，既有必要，又需量力而行，适度为宜，不可太过。再次是社会及社区转变意识，从社会心理上接纳肿瘤患者，认可其能力，并提供平台与形式真正接纳患者。肿瘤患者的康复目标，既是前后相互衔接，又是互相渗透、互相影响的。没有躯体的基本康复，也就无从谈及心理康复；没有心理康复，便妄论回归社会；心理康复有助于躯体康复，社会适应能力的康复又可促进和巩固心理及躯体康复。只有从这一辨证角度做出理解，才能促使肿瘤患者真正步入全身心的理想康复。

附一：肺癌

一、概念

原发性支气管癌（primary bronchial cancer）起源于支气管黏膜或腺体，简称肺癌（cancer of lung）。肺癌是目前世界上最常见的男性恶性肿瘤，占全部恶性肿瘤的 16%，全部癌症死亡的 28% 全部死因的 6%。据 1997 年世界卫生组织国际癌症研究中心和国际肿瘤登记协会统计，多数国家和地区的肺癌发病率均很高。肺癌发病率位居男性恶性肿瘤的第一位，女性恶性肿瘤的第 2 位；发病率最高的年龄为 45~65 岁；男女比例为 2.23：1。近年肺癌年轻化、女性化趋势日益明显。2010 年卫生统计年鉴显示，2005 年肺癌死亡率占我国恶性肿瘤死亡率的第 1 位。

二、病因

虽然肺癌的病因和发病机制尚不完全清楚但现有的研究资料表明与下列因素有关。

1. 吸烟 大量研究资料表明，吸烟（特别是吸纸烟）是肺癌死亡率进行性增加的首要原因。烟雾中的尼古丁、苯并芘、亚硝胺和少量放射性元素钋等均有致癌作用。非吸烟妻子中，发生肺癌的危险性为夫妻均不吸烟家庭中妻子的 2 倍，而且其危险性随丈夫的吸烟量而升高。令人鼓舞的是戒烟后肺癌发病危险性逐年减少，戒烟 1~5 年后可减半。美国的研究结果表明，戒烟后 2~15 年期间肺癌发生的危险性进行性减少，此后的发病率相当于终生不吸烟者。

2. 环境污染，大气污染，室内污染 大气污染无论是美国还是英国，城市居民的肺癌死亡率均高于乡村，而且随城市化的程度而升高。中国的重工业城市（沈阳，鞍山）的肺癌死亡率也高于轻工业城市。大气污染与肺癌的死亡率有关，提示大气污染在肺癌发病中的作用。在重工业城市大气中，存在着 3，4- 苯并芘、氧化亚砷、放射性物质、镍、铬化合物、不燃的脂肪族碳氢化合物等致癌物质。污染严重的大城市中，居民每日吸入空气中的苯并芘量可超过 20 支纸烟的含量，并增加纸烟的致癌作用。大气中苯并芘含量每增加 1~62g/1 000m³，肺癌的死亡率可增加 1%~15%。

3. 职业因素 工业生产中接触与肺癌发病有关的特殊物质有石棉、砷、铬、镍、铍、煤焦油、芥子气、三氯甲醚、氯甲甲醚、烟草的加热产物及铀、镭等放射性物质衰变时产生的氡和氡子气、电离辐射和微波辐射等。这些因素可使肺癌发生危险性增加 3~30 倍。此外，铀暴露和肺癌发生之间也有很密切的关系特别是小细胞肺癌，吸烟可明显加重这一危险性。

4. 饮食 一些研究已表明，较少食用含胡萝卜素的蔬菜和水果，肺癌发生的危险性升高。血清中 β 胡萝卜素水平低的人，肺癌发生的危险性也高。流行病学调查资料表明，较多地食用含 β 胡萝卜素的黄色和橘黄色的蔬菜和水果，可减少肺癌发生的危险性，这一保护作用对于正在吸烟的人或既往吸烟者特别明显。

5. 肺部慢性疾病，慢性肺部疾病、人乳头状病毒感染等也会引起癌变。

6. 肿瘤家族史、精神因素、饮食因素、代谢异常、内分泌功能失调、免疫功能降低、女性因素，以及人口老龄化等遗传因素重度吸烟者中只有少量（18 岁左右）发生肺癌的现象说明，还有其他因素起作用。在非吸烟人群中，有肺癌家族史者与无肺癌家族史者比较，发生肺癌的危险性高 2~3 倍，提示遗传因素也起作用。已有很多研究表明，小细胞肺癌和非小细胞肺癌均合并有遗传物质变化。

三、临床表现

多数患者在就诊时已有症状，仅 5%~15% 的患者无症状。临床表现与肿瘤所在部位、大小、类型、发展阶段，有无并发症或转移有密切关系。

（一）原发肿瘤引起的症状和体征

1. 咳嗽为早期症状，表现为无痰或少痰的刺激性干咳。当肿瘤引起支气管狭窄时，咳嗽加重，多为持续性，呈高调金属音性咳嗽或刺激性呛咳。细支气管 – 肺泡细胞癌时咳大量黏液痰。

2. 痰中带血或咯血 多见于中央型肺癌，肿瘤向管腔内生长可有间断或持续性痰中带血。表面糜烂严重侵蚀大血管时，可引起大咯血，会引起窒息的危险，会危及生命。

3. 气促或喘鸣 肿瘤向支气管内生长，或转移到肺门淋巴结导致肿大的淋巴结压迫主支气管或隆突，或引起部分气道阻塞，出现呼吸困难、气促、喘息，偶尔表现为喘鸣，听诊时有局限或单侧哮鸣音。

4. 发热 肿瘤组织坏死可引起发热，表现为低热，但多数发热由肿瘤引起的阻塞性肺炎所致。

5. 体重减轻 消瘦为恶性肿瘤的常见症状之一。肿瘤发展到晚期，由于消耗和肿瘤毒素的原因，并有感染、疼痛导致的纳差，表现为体重下降或恶病质。

（二）肺外胸内扩展引起的症状和体征

1. 胸痛晚期近半数患者有难以描述的胸痛，若肿瘤位于胸膜附近，可产生不规则的钝痛或隐痛，于咳嗽、呼吸时加重。侵犯肋骨和脊柱时，则有压痛点，与呼吸、咳嗽无关。肿瘤压迫肋间神经时，胸痛可累及分布区。

2. 吞咽困难 肿瘤侵犯或压迫食管，可引起吞咽困难，进一步发展可引起气管 – 食管瘘，导致肺部感染。

3. **声音嘶哑** 肿瘤直接压迫或转移至纵隔淋巴结压迫喉返神经（多见左侧）可引起声音嘶哑。

4. **胸水** 约 10% 的患者有不同程度的胸水，血性胸腔积液，心包积液，提示肿瘤转移累及胸膜或淋巴回流受阻。

5. **上腔静脉阻塞综合征（SVCS）** 由上腔静脉被右上肺的原发肺癌侵犯或附近肿大的转移性淋巴结压迫，以及腔静脉内癌栓阻塞静脉回流引起，表现为头颈部水肿，颈静脉扩张，在前胸壁可见扩张的静脉侧支循环。患者常主诉衣服领口逐渐变紧。

6. **Horner 综合征** 肺尖部肺癌侵入和压迫第 7 颈椎至第 1 胸椎外侧旁的交感神经所致眼球下陷，上睑下垂，眼裂变小，瞳孔缩小，患侧面部无汗等；Pancoast 综合征：肿瘤压迫锁骨下动、静脉，第 1~2 肋间神经及臂丛神经，引起腋下至上肢内侧放射性的火灼样疼痛、上肢静脉怒张、运动障碍；远处脑、骨、肝转移等及高钙血症、骨关节病、血液高凝状态。

（三）胸外转移引起的症状和体征

3%~10% 的患者有胸腔外转移的症状和体征，以小细胞肺癌居多，其次为分化大细胞肺癌、腺癌、鳞癌。

1. **转移至中枢神经系统** 可引起颅内高压的症状如头痛、呕吐、精神异常少见的症状为癫痫发作、偏瘫、共济失调、定向力和语言障碍。还可有外周神经病变、肌无力及精神症状。

2. **骨转移** 引起骨痛和病理性骨折；脊柱转移可压迫椎管引起局部压迫和受阻症状；也常见股骨、肱骨和关节转移，甚至引起关节腔积液。

3. **腹部转移** 可引起肝转移，表现为肝区疼痛，胰腺转移，表现为胰腺炎症状、阻塞性黄疸。也可转移到胃肠道、肾上腺和腹膜后淋巴结，多无临床症状，依靠 CT，MRI 或 PET 等辅助检查作出诊断。

4. **淋巴结转移** 肺癌转移的常见部位是锁骨上淋巴结，可以无明显症状。

（四）胸外表现副癌综合征（paraneoplastic syndrome）

常见表现有：肥大性肺性骨关节病引起的杵状指（趾）和肥大性骨关节病，增生性骨关节病异位及促性腺激素引起的男性乳房发育。分泌抗利尿激素出现低钙、低渗。神经肌肉综合征导致小脑皮质变性、脊髓小脑变性、周围神经病变、重症肌无力和肌病等。分泌促肾上腺皮质激素样物导致促肾上腺皮质激素增高。类癌综合征表现为心血管、胃肠道和呼吸功能异常。高钙血症出现嗜睡、厌食、恶心、呕吐等。

四、实验室及其他辅助检查

1. **胸部 X 线检查** 是发现肺癌的最基本方法，通过透视或正侧位胸片发现块状阴影，配合 CT 检查明确病灶。

（1）中央型肺癌：肿瘤发生于总支气管、叶和段支气管，出现支气管阻塞征象，呈现段叶局限性气肿或不张，肺不张伴有肺门淋巴结转移时呈现倒 S 状影像。继发感染时可出现阻塞性肺炎和肺脓肿等征象。

（2）周围型肺癌：肿瘤发生于段以下支气管，早期为局限性小斑片状阴影，也可呈结节状、球状或网状阴影。肿块周边可有毛刺、切迹和分叶。

（3）细支气管 – 肺泡细胞癌：有结节型和弥漫型两种表现。结节型与周围型肺癌类似。弥漫型为两肺大小不等的结节状播散病灶，随病情发展，可见肺炎样片状影或支气管充气征。

2. CT 检查 可以发现普通 X 线检查所不能发现的病变，还可显示早期肺及纵隔淋巴结肿大，识别肿瘤有无侵犯邻近器官。

3. 磁共振显像（MRI） 在明确肿瘤与大血管之间的关系上优于 CT，但在发现小病灶（<5mm）方面则不如 CT 敏感。

4. 正电子发射体层显像（PET） 用于肺癌及淋巴结转移的定性诊断。PET 扫描对肺癌的敏感性可达 95%，特异性可达 90%，对发现转移病灶也很敏感，但对肺泡细胞癌的敏感性较差。

5. 纤维支气管镜检查 对诊断、明确手术指征与方式有帮助，经支气管镜肺活检可提高周围型肺癌的诊断率。

6. 癌脱落细胞检查 保证标本新鲜、及时送检，3 次以上的系列痰标本可使中央型肺癌的诊断率提高到 80%，周围型肺癌的诊断率达 50%。

7. 其他 如针吸细胞学检查、纵隔镜检查、胸腔镜检查、肿瘤标志物检查、开胸肺活检等。

五、诊断要点

肺癌的治疗效果与预后取决于肺癌的早期诊断，做到早期诊断，需要医务人员对肺癌早期征象的警惕性、详细询问病史、根据肺癌的症状、体征、影像学检查特点，及时进行细胞学及纤维支气管镜检查，80%~90% 的患者可确诊。

六、治疗要点

治疗方案主要根据肿瘤的组织学决定。手术切除是 NSCLC 的主要治疗手段，也是目前临床治愈肺癌的唯一方法，所有 Ⅰ～Ⅲ 期肺癌的患者首选的治疗方式：剖胸探查术、姑息性切除术、根治性切除术。应当力求争取做根治性切除术。

1. 非小细胞肺癌（NSCLC）

（1）局限性病变

1）手术：可耐受手术的 Ⅰ、Ⅱ 期患者首选手术治疗。Ⅲ a 期患者若其年龄心肺功能和解剖位置合适，也可考虑手术。术前化疗（新辅助化疗）可使不能手术者降级而能够手术。

2）根治性放疗：Ⅲ期及拒绝或不能耐受手术的Ⅰ、Ⅱ期患者均可考虑根治性放疗。

3）根治性综合治疗：对产生 Horner 综合征的肺上沟瘤可采用放疗和手术联合治疗。对于部分Ⅲa期患者可选择手术加放疗、新辅助放化疗加手术等治疗。

（2）播散性病变：70% 的不能手术的 NSCLC 患者的预后较差，可根据行动状态评分适当选择化疗和放疗，或支持治疗。

1）化疗：化疗是常用的治疗方法。联合化疗可增加患者生存率、缓解症状，减轻病痛及提高生活质量，可使 30%~40% 的患者部分缓解，近 5% 的患者可以完全缓解。化疗应使用标准方案：紫杉醇（PTX）+ 卡铂（CBP）、多西紫杉醇（DOC）+ 顺铂或长春瑞滨 + 顺铂、吉西他滨 + 顺铂、丝裂霉素 C+ 长春地辛 + 顺铂等。适当的支持治疗：止吐及保护胃黏膜药，用顺铂时要补充液体。

2）放疗：放疗是主要治疗手段之一。有根治性放疗、姑息放疗、辅助放疗和预防性放疗等患者的原发瘤阻塞支气管引起阻塞性肺炎、上呼吸道或上腔静脉阻塞等症状者，应考虑放疗。通常一个疗程 2~4 周。

3）靶向治疗：肿瘤分子靶向治疗是以肿瘤细胞或细胞中所具有的特异性分子为靶点，利用分子靶向药物特异性阻断该靶点的生物学功能，选择性从分子水平来逆转肿瘤细胞的恶性生物学行为，从而达到抑制肿瘤生长甚至消退的目的。主要药物有吉非替尼片（易瑞沙）、盐酸厄洛替尼片（特罗凯）、贝伐单抗（阿瓦斯汀）、重组人血管内皮抑制素（恩度）等。

4）转移灶治疗：脑转移时可考虑放疗，气管内肿瘤复发可选用激光治疗。

2. **小细胞肺癌（SCLC）** 以化疗为主的综合治疗以延长患者生存期。

（1）化疗：常用方案：足叶乙苷 + 顺铂或卡铂，每 3 周 1 个周期，初始治疗 4~6 周期后，应重新分期以确定是否进入完全临床缓解（所有临床明显的病变和癌旁综合征完全消失）、部分缓解、无反应或无进展。治疗后无反应或无进展应该调换方案。

（2）放疗：放射线对癌细胞有杀伤作用，对明确有颅脑转移的患者、对有症状且胸部或其他部位病灶进展的患者，给予全剂量放疗。放疗对小细胞肺癌效果较好，其次为鳞癌和腺癌。

3. **生物反应调节剂** 作为辅助治疗，能增加机体对化疗和放疗的耐受性，提高疗效。

4. 中医中药治疗在巩固、促进，恢复机体功能中起到辅助作用。

七、照护

1. 心理护理 心理护理有利于克服患者对疾病的各种消极思想，建立战胜疾病的信心。倾听患者的诉说，教会患者正确描述疼痛的程度及分散注意力的技巧，帮助患者找出适宜的减轻疼痛方法。患者疼痛较剧烈时可引起患者恐惧、坐立不安等不良情绪，而不良情绪又会加重疼痛，因而需及时予以干预。为患者提供一个安静和舒适的环境，避免精神紧张、消除恐惧。当一个人患病后，会产生各种不同的心理反应。有的人因为病重而丧失治疗的信心，少数人甚至失望，这些对患者的治疗十分不利。护士通过对患者采取积极有针对性的心理护理措施，可以使这些问题得到有效的解决。

2. 用药护理

（1）疼痛明显，影响日常生活时，应及早建议使用有效的止痛药物，用药期间应取得患者及家属的配合，以确定有效止痛的药物和剂量。尽量口服给药，有需要时应按时给药，即 3~6 小时给药 1 次，而不是在疼痛发作时再给药。

（2）止痛药剂量应当根据患者的需要由小到大直至患者疼痛消失为止。给药时应遵循 WHO 推荐的按阶梯给药。

（3）注意观察用药的效果，了解疼痛缓解程度和镇痛作用持续时间，对生活质量的改善情况。当所制定的用药方案已不能有效止痛时，应及时通知医生重新调整止痛方案。注意预防药物的不良反应，如阿片类药物有便秘、恶心、呕吐、镇静和精神紊乱等不良反应，应嘱患者多进富含纤维素的蔬菜和水果，或服番泻叶冲剂等措施，以缓解和预防便秘。

3. 饮食护理 肺癌的饮食我们必须要重视起来，合理的膳食才能使患者更好的恢复。向患者及家属强调增加营养与促进康复、配合治疗的关系，了解患者的饮食习惯、营养状态和饮食摄入情况，影响进食的因素（如有无口腔溃疡、对餐饮的接受程度）。与患者和家属共同制定既适合患者饮食习惯，又有利于疾病康复的饮食计划。原则是给予高蛋白、高热量、高维生素、易消化的食物，动、植物蛋白应合理搭配，如蛋、鸡肉、大豆等。避免产气食物，如地瓜、韭菜等。并注意调配好食物的色、香、味。餐前休息片刻，做好口腔护理，创造清洁、舒适、愉快的进餐。

4. 疾病预防指导 提倡健康的生活方式，劝导戒烟，避免被动吸烟。改善工作和生活环境，减少或避免吸入致癌物质污染的空气和粉尘。对肺癌高危人群定期进行体检，以早期发现，早期治疗。对 40 岁以上长期重度吸烟有下列情况者应怀疑肺癌，并进行有关排除检查：

（1）无明显诱因的刺激性干咳持续 2~3 周，治疗无效。

（2）原有慢性肺部疾病，咳嗽性质改变者。

（3）持续或反复无其他原因可解释的短期内痰中带血者。

（4）反复发作的同一部位的肺炎。

（5）原因不明的肺脓肿，无明显症状，无异物吸入史，抗炎治疗效果不佳者。

（6）原因不明的四肢关节疼痛及杵状指（趾）。

（7）X线示局限性肺气肿或段、叶性肺不张。

（8）孤立性圆形病灶和单侧性肺门阴影增大者。

（9）原有肺结核的病灶已稳定，而形态或性质发生改变者。

（10）无中毒症状的胸腔积液，尤其是血性，且进行性增加者。

八、康复

（一）康复评定

1. 心理评定 由于肺癌术后胸部切口大、切口疼痛较剧，患者对呼吸、咳嗽的思想负担较大，且患者对肺癌的复发、转移、不易控制等因素顾虑较多，常有焦虑、抑郁等，主要采取汉密尔顿抑郁量表。

2. 肺功能评定 由于手术切除肺叶或一侧全肺，造成肺功能减退，应根据临床表现对患者进行肺通气功能、换气功能、呼吸肌力量测定、运动负荷试验等方面评定。通过评定，可以明确呼吸功能减退程度，预测耐受呼吸康复训练的能力，制订康复治疗方案，评价康复效果。

（二）康复治疗

1. 心理康复 肺癌患者术后因胸部切口大、切口疼痛较剧，对呼吸、咳嗽的思想负担较大，不敢用力咳嗽，从而影响呼吸道分泌物的排出和肺功能的恢复，故术前就应向患者说明手术的必要性和术后呼吸与咳嗽的重要性，使其相信有控制的呼吸与咳嗽不会使伤口裂开，并指导患者有效呼吸、咳嗽等技巧，使其能够有效咳出痰液，预防肺部感染。

2. 康复护理

（1）术后胸部伤口包扎松紧适宜，以免影响呼吸时胸廓的扩张。注意保持胸腔引流管通畅，防止引流管堵塞、扭曲或脱落，密切观察引流液量、色和性状，当引流出多量血液（每小时100~200ml）时，应考虑有活动性出血，需立即通知医师。

（2）使患者采取有利于呼吸道分泌物排出的体位。患侧全肺切除者应卧于术侧，以免限制健侧肺呼吸；平卧时，头与躯干抬高30°~45°，以免腹腔脏器上顶而妨碍横膈活动、压迫肺下部；每1小时翻身1次，进行胸背部拍打、振动，鼓励患者咳嗽，防止呼吸道分泌物坠积。

（3）保持周围环境空气清新、温湿度适宜，必要时可作超声雾化吸入，保持呼吸道湿润。

（4）患者应忌烟酒与辛辣食物，多食新鲜蔬菜和水果，大于 500g/d。

3. 呼吸功能训练

（1）术前就应对患者进行腹式呼吸、咳嗽、咳痰动作的训练。

（2）术后早期胸部切口疼痛时先作腹式呼吸，疼痛减轻后进行自然的胸式呼吸，切口拆线后进行胸式深呼吸，并逐步过渡到吹气球等有阻力的呼吸功能训练，以促使肺扩张，防止发生肺不张或肺部感染。

（3）不同的手术部位应采用不同方式的局部呼吸功能训练：为加强肺上部通气，可两手叉腰，充分放松肩胛带，进行深呼吸，为加强肺下部通气和膈肌运动，可做深呼吸，吸气时尽量高举两上肢，勿使两上肢低于头部，呼气时两上肢还原，为加强一侧肺下部通气和膈肌运动，身体屈向对侧，做深呼吸，吸气时尽量高举同侧上肢，呼气时还原。

4. 咳嗽训练 鼓励并协助患者深呼吸及咳嗽：每 1~2 小时 1 次。定时给患者叩背，叩背时由下向上，由外向内轻叩震荡，使存在肺叶、肺段处的分泌物松动流至支气管中并咳出。

5. 下肢运动 术后卧床期间应多做踝泵运动，防止下肢静脉血栓形成；待体力有所恢复后，应及早下床活动，呼吸操与全身操相结合，并进行步行、爬楼梯等活动，以增大肺通气量，改善全身状况。

6. 矫正胸廓、脊柱畸形 术后因两侧肺容量不等而造成胸廓两侧不对称、脊柱侧弯畸形时，应进行矫正畸形的体操练习。

附二：大肠癌

大肠癌（colorectal）包括结肠癌（colon carcinoma）和直肠癌（rectum carcinoma），是我国常见的恶性肿瘤之一。大肠癌的发病率从高到低依次为直肠、乙状结肠、盲肠、升结肠、降结肠及横结肠，近年有向近端（右半结肠）发展的趋势，其好发年龄为 45~59 岁，男性大肠癌的发病率及死亡率略高于女性。

一、病因

从流行病学的观点看，大肠癌的发病与社会环境、生活方式（尤其是饮食习惯、缺乏体力活动）、遗传因素有关、年龄、结直肠息肉史、溃疡性结肠炎及胆囊切除史也是结直肠癌发病的高危因素。但总体而言，大肠癌的发病原因至今仍不明确，是一个多因素、多步骤、内外因交互作用的结果。

1. 饮食因素 大肠癌的发病与饮食习惯（高脂肪、高蛋白、低纤维食物，油炸或腌制食品摄入过多，维生素、微量元素及矿物质缺乏等）。

2. 遗传因素　20%~30% 的大肠癌患者存在家族史，常见的有家族性多发性息肉病及家族性无息肉结直肠癌综合征。

3. 癌前病变　多数大肠癌来自腺瘤癌变，其中以绒毛状腺瘤及家族性肠息肉病癌变率最高。大肠的某些慢性炎症改变，也已被列为癌前病变疾病因素（如结直肠腺瘤、溃疡性结肠炎、血吸虫肉芽肿及胆囊切除史等）。

4. 环境因素　据大肠癌生理病理学及移民流行病学资料表明，发病随环境的改变而发生改变。

5. 运动过少、肥胖、精神紧张、压力过大等因素

6. 其他因素　如胆囊切除后及输尿管乙状结肠吻合术后，患大肠癌的概率增加。

二、病理

（一）大体分型

1. 溃疡型　最为常见。肿瘤为中央凹陷、边缘隆起的碟形或卵圆形，此型肿瘤分化程度低，转移出现早。

2. 肿块型　肿瘤的主体向肠腔内突出，呈结节状、息肉状或菜花状隆起，境界清楚，有蒂或广基，较少向周围浸润，该型肿瘤生长缓慢、转移较迟、恶性程度较低，预后较好。

3. 浸润型　肿瘤沿肠壁各层呈环状浸润性生长，一般不发生溃疡。此型转移较早，分化程度低，预后差。

4. 胶样型　当肿瘤组织形成大量黏液时，肿瘤剖面可呈半透明之胶状，称胶样型。此类型见于黏液腺癌。

（二）组织学分型

1. 管状腺癌　是大肠癌中最常见的组织学类型，占全部大肠癌的66.9%~82.1%。根据癌细胞及腺管结构的分化及异型程度又分为高分化腺癌、中分化腺癌、低分化腺癌。

2. 乳头状腺癌　肿瘤组织全部或大部分呈乳头状结构。在大肠癌的发生率为 0.8%~18.2%，平均为 6.7%。

3. 黏液腺癌　此型癌肿以癌细胞分泌大量黏液并形成"黏液湖"为特征。

4. 未分化癌　癌细胞成不规则片状或团块状浸润性生长，易侵入小血管和淋巴管，预后最差，在大肠癌中占 2%~3%。

5. 其他　如印戒细胞癌、腺鳞癌、鳞状细胞癌及类癌，较少见。

（三）转移与浸润

1. 淋巴转移　是大肠癌最常见的播散方式。当肠癌侵犯黏膜肌层或黏膜下层的淋巴管，就有淋巴道转移的风险。

2. 血行转移 癌肿向深层浸润后，常侵入肠系膜血管。常见为癌栓沿门静脉系统转移至肝，甚至进入体循环向远处转移至肺，少数可侵犯脑或骨骼。

3. 种植播散 结肠癌穿透肠壁后，脱落的癌细胞可种植于腹膜或其他器官表面，而直肠癌患者发生种植转移的机会较少。

4. 直接浸润 癌细胞向肠管四周及肠壁深部浸润，穿透肠壁后可侵蚀邻近组织、器官和腹壁。

（四）临床分期

目前常用的是国际抗癌联盟（UICC）提出的 TNM 分期法及我国 1984 年提出的 Dukes 改良分期，以后者更为简化，应用方便。

1. 大肠癌的 TNM 分期

T：原发性肿瘤

Tx：为无法估计原发肿瘤

T_0：无原发肿瘤证据

Tis：原位癌

T_1：肿瘤侵及黏膜肌层与黏膜下层

T_2：肿瘤侵及固有肌层

T_3：肿瘤穿透肌层至浆膜下

T_4：肿瘤穿透脏层腹膜或

N：为区域淋巴结转移

Nx：区域淋巴结无法估计

N_0：无区域淋巴结转移

N_1：转移区域淋巴结 1~3 个

N_2：4 个及 4 个以上区域淋巴结

M：为远处转移

2. Dukes 分期

肿瘤范围

A 期 癌肿局限于肠壁，未突出浆膜层

B 期 癌肿侵入浆膜或浆膜外组织、器官，尚能整块切除，但未发生淋巴结转移

C 期 癌肿侵及肠壁任何一层，但有淋巴结转移

D 期 已发生远处转移、腹腔转移或广泛侵及邻近脏器

三、临床表现

大肠癌生长相对缓慢，早期无明显症状，临床表现与肿瘤部位、大小及肿

瘤继发变化有关。

1. **右半结肠**肠腔较大，癌肿多呈肿块型，突出于肠腔，粪便稀薄，患者腹泻、便秘交替出现，便血与粪便混合。临床特点是贫血、腹部肿块、体重减轻，乏力，肠梗阻不明显。

2. **左半结肠癌**左半结肠肠腔相对较小，癌肿多倾向于浸润型生长引起环状缩窄，且肠腔中水已经基本吸收，粪便成形，故临床以肠梗阻症状较多见。肿瘤破溃时，可有便血或黏液。

3. **直肠癌** 直肠癌的主要症状最常见的为便血、排便异常及梗阻。可出现直肠刺激症状，表现为便意频繁，里急后重，并可伴腹胀，下腹不适等，晚期可出现下腹痛。

四、辅助检查

1. **直肠指检** 直肠指检是诊断直肠癌的最直接和主要的方法。在我国低位直肠癌约占 75% 以上只需通过直肠指检便可初步了解癌肿与肛缘的距离、大小、硬度、形态及其与周围组系，女性直肠癌患者应行阴道检查及双合诊检查，能直接了解直肠癌癌肿的部位、大小，范围及与周围组织的关系。

2. **实验室检查** 大便隐血试验，其可作为高危人群的初筛方法、癌胚抗原（CEA）的测定对大肠癌的测定有一定价值但特异性不高。

3. **双重对比造影检查** 可提高早期大肠癌和小腺瘤的发现率和诊断准确率，但青光眼、冠心病及前列腺肥大患者应慎用或禁用。

4. **超声检查** B 超检查对癌肿的部位、大小以及与周围组织的关系，淋巴及肝转移的判定有一定价值，尤其肠内超声检查，相比常规超声更能正确地诊断出肿瘤所侵犯的部位及大小，CT 或 MRI 检查主要用于了解肿瘤对肠管浸润的程度及有无局部淋巴结或远处脏器转移，以了解腹腔种植转移。

5. **内镜检查** 包括直肠镜、乙状结肠镜及纤维结肠镜检，是诊断大肠癌最有效、安全、可靠的方法 . 有泌尿系症状的男性，则应做膀胱镜检查，以了解肿瘤浸润程度。

五、治疗原则

手术治疗是大肠癌治疗的主要治疗手段，同时在手术的基础上辅助以化疗、放疗、同步放化疗、生物治疗和中医药治疗等一系列综合治疗手段。

1. **手术治疗**

（1）传统手术方式

1）结肠癌的根治性手术：按肿瘤部位常用手术方法有右半结肠切除术（包括回盲部，升结肠、横结肠右半切除）、横结肠切除术（包括结肠肝曲、横结肠、结肠脾曲切除）、左半结肠切除术（包括横结肠左半、降结肠、部分或全部乙状结肠切除）、乙状结肠癌切除术（包括降结肠、乙状结肠及部分直肠切除）。

2）直肠癌的根治性手术：局部切除术适用于距肛缘 8cm 以内、瘤体小、分化程度高、局限于黏膜或黏膜下层的早期直肠癌；腹会阴联合直肠癌根治术（Miles 手术）适合于直肠下段癌，做永久性乙状结肠造口；经腹直肠癌切除吻合术（Dixon 手术）可保留肛门，适用于癌肿下缘距齿状线 5cm 以上的直肠癌；经腹直肠癌切除、近端造口、远端封闭术（Hartmann 手术）适用于全身情况差，无法耐受 Miles 术或因急性肠梗阻不宜行 Dixon 手术的患者。

3）姑息性手术：肿瘤局部浸润广泛，或与周围组织、脏器固定不能切除时，若肠管已梗阻或不久可能梗阻，可用肿瘤远侧与近侧的短路手术，也可做结肠造口术。如果有远处脏器转移而局部肿瘤尚允许切除时，可用局部姑息切除，以解除梗阻、慢性失血、感染中毒等症状。

4）伴有肠梗阻患者的手术原则：术前做肠道准备后如肠内容物明显减少，患者情况允许，可做一期切除吻合，但术中要采取保护措施，尽量减少污染．如肠道充盈，患者情况差，可先做肿瘤近侧的结肠造口术，待患者情况好转后再行二期根治性切除术。近年来，肠梗阻导管的应用部分取代了以往急诊造口的方法。经内镜放置肠梗阻导管治疗急性结肠梗阻是一种微创、安全、有效的新方法，其作用原理为用自身的减压装置将肠内容物引出，可迅速解除患者的梗阻症状，使术前准备更充分，为安全实施一期切除吻合创造良好的条件。

（2）微创手术：包括经肛门内镜切除术（TEM）和大肠癌的腹腔镜手术治疗（LCR），腹腔镜手术适应于绝大多数结直肠癌，但若肿瘤直径 >6cm 或（和）与周围组织广泛浸润、腹部严重粘连、重度肥胖者、大肠癌的急症手术（如急性梗阻、穿孔等）、心肺功能不良者为手术相对禁忌。

2. 化疗 化疗是大肠癌综合治疗的重要手段之一，包括术前化疗（又称新辅助化疗）、术中化疗（又称腹腔化疗）及以氟尿嘧啶作为基础的术后化疗。对于已丧失手术机会的晚期患者，化疗成为其主要的治疗方法。目前国内临床最常用的化疗方案为 FOLFOX 方案，即氟尿嘧啶、亚叶酸钙和奥沙利铂联合应用。该方案辅助治疗中晚期结直肠癌的安全性良好，其次是 FOLFIRI 方案，常在 FOLFOX 方案无效时应用。卡培他滨是氟尿嘧啶的前体物，作为口服类抗肿瘤新药，具有高效、低毒的特点。

3. 放疗 术前放疗可缩小癌肿体积，降低癌细胞活力及淋巴结转移，使原本无法手术摘除的癌肿得以手术治疗，提高手术切除率及生存率。术后放疗多用于晚期癌肿、手术无法治疗或局部复发者，以降低局部复发率。

4. **生物治疗**　生物治疗尤其是靶向治疗，因其对特异性靶标的高亲和性，可以提高患者对治疗的反应。

5. **中医治疗**　应用补益脾肾，调理脏腑，清肠解毒。

6. **局部介入等治疗。**

六、照护

1. **心理护理**　安慰患者，解除患者的焦虑，鼓励患者及家属说出对疾病的感受，尤其是结肠造口可能带来的生理、心理、社会、家庭等方面的影响，密切注意观察患者的情绪反应，应鼓励患者诉说自己对疾病恐惧的心理感受，分析原因和程度，给患者提供必要的指导和帮助，让患者学会减轻或消除恐惧心理的调节方法，如听轻音乐、看书、看电视、外出散步、肌肉放松训练、与医护人员聊天，我们对待患者有耐心和爱心，积极开展微笑服务，医务人员对待患者的态度，可直接让患者产生第一印象，决定了患者对医护人员的信任度，使他们消除恐惧。

2. **饮食护理**　应有一个能提供适量蛋白质与热量、合理的、平衡的食谱，保证每天足够的营养．餐前心情要愉快，稍微活动 5~10 分钟，以增加食欲进食的环境要舒适，尽可能与他人共同进餐，少量多餐，在"三餐"之间再稍吃些高蛋白高营养的饮食。经常改变食谱，充分利用食物的外形、色泽及调料等，烹制各种色香味俱佳的以提高食欲。吞咽或咀嚼困难、消化能力差的患者可采用流食、半流食，以后再改软食。

3. **药物护理**

（1）癌痛药物护理：癌痛的治疗以药物镇痛为主。可按世界卫生组织的三级阶梯：非激素类抗炎镇痛药类（如：阿司匹林、扑热息痛、水杨酸、消炎痛等）→弱阿片样镇痛药类（如：可待因等）→强阿片样镇痛药类（如：吗啡、美散痛、哌替啶等）按顺序给药，适当辅以抗抑郁抗痉挛肌肉松弛抗组胺和激素等各类药。中药也有较好的止痛效果。

（2）化疗药物的护理：临床应用 FOLFOX 方案时应注意，配制奥沙利铂必须用葡萄糖溶液稀释，不能与氯化物、碱性制剂等一起使用，也不可用含铝的静脉注射器具，以免加重毒副作用。静脉滴注前后均以 5% 葡萄糖冲洗静脉通路，且在氟尿嘧啶之前给药，不得与氟尿嘧啶注射液混合。氟尿嘧啶属于时间依赖药物，需通过持续高浓度静脉输注，维持恒定的血液浓度而增强抗癌活性，因此临床应用一次性注药泵静脉持续泵入治疗。注药泵为一次性便携泵，一般储液囊的最大容量为 250~300ml，输液速度为每小时 2ml 或 5ml 匀速输注药物。将注药泵的连接管与静脉通路相接，妥善固定，防止泵重量的牵拉导致静脉管路脱出，记录开始时间。使用过程中注意观察连接管有无扭曲、脱管及异常夹管等，密切观察输液泵的流速，向患者交代注意事项，并严格交接班，发现异常及时处理，注药泵一次性使用后回收集中销毁。

七、康复

1. 康复评定 心理评定结直肠癌根治术腹壁造口的患者特有的心理障碍主要是大便途径改变，因经常佩戴粪袋，不容易搞好卫生，而不愿参加社会活动，情绪抑郁、烦躁。心理评定主要采用情绪评定和人格测验。排便功能评定包括饮食种类、大便性状与次数，腹壁造口评定包括腹壁造口位置、造口直径及造口周围皮肤情况等。

2. 康复治疗

（1）心理康复进行结直肠癌根治术的患者最大的心理障碍是认为术后腹壁造口不卫生，会妨碍生活、妨碍与他人接触，甚至为此拒绝手术。因此，术前应向患者充分解释手术的必要性和术后的康复措施，解除其顾虑，使其能很好地配合手术与术后康复。可采用保护性心理护理，支持性心理护理，暗示性心理护理，分析性心理护理。

（2）排便功能康复

1）术前对腹壁造口部位的选择：术前就应考虑到造口是否会被腹壁皱褶阻挡而致视线不可及，不易护理，造口周围皮肤是否有异常情况而致术后容易发生并发症。

2）术后排便习惯的建立：术后开始进食后即要参照患者过去的排便习惯，每天定时灌肠促进定时排便规律的建立。一般经 7~10 天即可建立起定时排便 1~2 次的习惯。

3）术后饮食的调整：术后早期不吃含纤维素多的食物，如韭菜芹菜等以防粪便的量和排便次数过多，以后根据患者粪便的性状，随时调整饮食种类，选用高蛋白、高热量、低脂肪对肠道刺激小的易消化食物，保持足够的饮水量，防止大便干结嵌塞或腹泻；不吃产气多的食物，如花生、黄豆等，对大便干结者一般不主张用大便软化剂。

（3）腹壁造口的康复护理术后应教会患者安装人工肛门袋，使造口袋紧贴腹壁造口处，不泄漏，粪袋更换后要及时清洗晾干保存，最好使用一次性造口袋。每次排便后定时用温水或肥皂水清洗造口，并擦干，保持造口清洁干燥，避免粪便浸渍刺激造口周围皮肤发生糜烂、湿疹、感染，过敏时应及时对症处理，加强造口皮肤护理；为防止造口周围瘢痕挛缩，发生造口狭窄，可自术后 12 周起，用手指戴上涂有液状石蜡的指套伸入腹壁造口探查扩张，每周 1 次持续扩张 23 个月，使造口直径保持在 25cm 左右，狭窄严重时需手术切除瘢痕。

（4）日常生活康复结直肠癌治愈后为了维持健康，恢复正常的日常生活活动，须注意：建立良好排便习惯，学会正确使用造口袋；消除异味：正确选择食品；始终保持人工肛门周围皮肤清洁，人工造口袋要勤倒、勤洗，每次用后以肥皂水洗刷干净，晾干备用；人工粪袋内放除臭剂，或使用消臭型人工粪袋；口服活性炭粉。

附三：乳腺癌

乳腺癌（breast cancer）是发生在乳腺上皮组织的恶性肿瘤，是女性最常见的恶性肿瘤之一，乳腺癌中99%发生在女性，男性仅占1%，乳腺并不是维持人体生命活动的重要器官，原位乳腺癌并不致命，但由于乳腺癌细胞丧失了正常细胞的特性，细胞之间连接松散，容易脱落，癌细胞一旦脱落，游离的癌细胞可以随血液或淋巴液播散全身，形成转移，危及生命。目前乳腺癌发病率在全球范围内呈逐年上升的趋势，并且更加趋向于年轻化，已成为威胁女性身心健康的常见肿瘤。据统计，西方发达国家，如美国、加拿大和西欧各国是女性乳腺癌的高发地区，而中国属乳腺癌相对低发地区，但在我国部分大城市中乳腺癌占女性恶性肿瘤发病的首位。

一、病因

乳腺癌的病因尚不清楚，目前认为与下列因素有关。

1. **激素作用** 雌酮和雌二醇与乳腺癌的发生直接相关，20岁以前本病少见，20岁以后发病率迅速上升，45~50岁较高，绝经后发病率继续上升，可能与年老者雌酮含量升高相关，口服避孕药物史或口服含雌激素的药物、丰乳液中的雌激素经皮吸收，这些外源性雌激素的摄入将大大增加乳腺癌的发生率。

2. **家族史** 乳腺癌的发生有一定的家族聚集性，一级亲属中有乳腺癌病史者，发病危险性是普通人群的2~3倍，危险性又与家属成员中乳腺癌发生年龄及是否患双侧乳腺癌有关。

3. **生殖因素** 月经初潮早于12岁、绝经期迟于50岁、40岁以上未孕或初次足月产迟于35岁是乳腺癌发生的危险因素，流产会使女性乳腺癌发病率增加，而多次妊娠并足月产是乳腺癌的保护因素。

4. **既往史** 一侧乳房曾有恶性肿瘤史，另一侧患乳腺癌的危险性增加。

5. **乳腺良性疾病** 患乳腺良性疾病未及时诊治。

6. **饮食与营养** 高脂肪、高热量饮食，血浆中的催乳素含量明显增高，长期以肉食为主，肠道内细菌生长改变，可将胆汁来源的胆固醇类物质转化为雌激素，促进乳腺癌的发生，长期过量饮酒亦可使乳腺癌的危险性增加。营养过剩、肥胖可能增加乳腺癌发病的机会。

7．生活因素

（1）吸烟：吸烟妇女患乳腺癌的危险是不吸烟妇女的 1.26 倍，并与吸烟数量及吸烟总年限存在一定关系。

（2）精神因素：经受过精神创伤或生活困难等严重生活事件而引起精神压抑的妇女，患乳腺癌的相对危险性增加 2~3 倍，如在发育前遭受精神打击，则相对危险度增加 6.5 倍，术后的复发率亦较高。

8．其他因素 未婚、未育、未哺乳。

二、病理

（一）病理分型

根据乳腺癌的病理特点分型。

1．非浸润性癌 包括导管内癌（癌细胞未突破导管壁基膜）、小叶原位癌（癌细胞未突破末梢乳管或腺泡基膜）及乳头湿疹样乳腺癌。此型属早期，预后较好。

2．早期浸润性癌 包括早期浸润性导管癌（癌细胞突破导管壁基膜，向间质浸润、早期浸润性小叶癌（癌细胞突破末梢乳管或腺泡基膜，向间质浸润，但未超过小叶范围），此期仍属早期，预后较好。

3．浸润性特殊癌 包括乳头状癌、髓样癌（伴大量淋巴细胞浸润）、小管癌（高分化腺癌）、腺样囊性癌、黏液腺癌、大汗腺样癌、鳞状细胞癌等。此型一般分化较高，预后尚好。

4．浸润性非特殊癌 包括浸润性小叶癌、浸润性导管癌、硬癌、髓样癌（无大量淋巴细胞浸润）。

（二）浸润与转移

1．直接浸润 癌细胞沿导管或筋膜间隙蔓延，继而浸润皮肤、胸肌、胸膜等周围组织。

2．淋巴转移 主要有以下两种途径：

（1）癌细胞经胸大肌外侧淋巴管—同侧腋窝淋巴结—锁骨下淋巴结—锁骨上淋巴结—胸导管左（或右）淋巴导管—静脉—远处转移。

（2）癌细胞沿内侧淋巴管—胸骨旁淋巴结—锁骨上淋巴结，再经同样途径侵入静脉血流而发生远处转移。上述两条途径中，以前者更为多见，根据我国各地乳腺癌根治术的病理检查结果，腋窝淋巴结转移率为 60%，胸骨旁淋巴结转移率为 20%~30%，后者原发病灶大多数在乳腺内侧和中央区。

3．血行转移 癌细胞可经淋巴途径进入静脉，也可直接侵入血液循环而致远处转移，早期乳腺癌也可发生血行转移。最常见的远处转移部位依次为肺、骨和肝。

（三）临床分期

乳腺癌的临床分期多采用国际抗癌联盟（UICC）建议的 T（原发肿瘤），N（区域淋巴结），M（远处转移）分期法

T 原发肿瘤

T_X：原发肿瘤不能确定

T_0：没有原发肿瘤证据

Tis：原位癌

T_1：肿瘤最大直径 ≤ 2cm

T_2：2cm< 肿瘤最大直径 ≤ 5cm

T_3：肿瘤最大直径 >5cm

T_4：无论肿瘤大小，直接侵及胸壁或皮肤

N 区域淋巴结

N_0：同侧腋窝无肿大淋巴结

N_1：同侧腋窝有肿大淋巴结，尚可推动

N_2：同侧腋窝有肿大淋巴结彼此融合，或与周围组织粘连

N_3：有同侧胸骨旁淋巴结转移，有同侧锁骨上淋巴结转移

M 远处转移

M_x：远处转移无法评估

M_0：无远处转移

M_1：有锁骨上淋巴结转移或远处转移

三、临床表现

早期乳腺癌往往不具备典型的症状和体征，不易引起重视，常通过体检或乳腺癌筛查发现，以下为乳腺癌的典型体征。（更衣）发现患侧乳房无痛性、单发小肿块，肿块多位于乳房外上象限，质硬、表面不甚光滑，与周围组织分界不清，尚可推动。

1. **乳房肿块**　乳房肿块是很多乳腺癌患者的首发症状，约有 90% 的患者多因无意中（如洗澡）发现。

2. **皮肤改变**　乳腺肿瘤引起皮肤的改变，与肿瘤的部位、深浅和侵犯程度有关。

（1）酒窝征：若肿瘤累及乳房 Cooper 韧带，可使其缩短而致肿瘤表面凹陷，即所谓"酒窝征"局部隆起。

（2）"橘皮样"改变：邻近乳头和乳晕的癌肿因侵及乳管使之缩短，将乳头牵向癌肿一侧，可使乳头扁平、回缩、内陷。若皮下淋巴管被癌细胞堵塞，可引起淋巴回流障碍，出现真皮水肿，乳房皮肤呈"橘皮样"改变。

（3）卫星结节：癌细胞侵犯大片乳房皮肤时皮肤表面出现多个坚硬小结节或条索，呈卫星样围绕原发病灶，称为卫星结节。结节彼此融合、弥漫成片，可延伸至背部及对侧胸壁，致胸壁紧缩呈铠甲状时，呼吸受限，称为铠甲胸。癌肿侵犯皮肤并破溃形成溃疡，常有恶臭，易出血。

（4）其他：炎性乳腺癌时，表现为患侧乳房皮肤红、肿、热且硬，犹似急性炎症，但无明显肿块。

癌肿迅速浸润整个乳房，常可累及对侧乳房。该型乳腺癌恶性程度高，早期即发生转移，预后极差，患者常在发病数月内死亡，多见于年轻女性。

3. 乳头和乳晕改变

（1）乳头回缩及朝向改变：生长在乳头下或导管旁的乳腺癌，侵及导管或周围的纤维组织，使之挛缩，可致乳头回缩、凹陷或乳头朝向改变。朝向改变与肿瘤的位置有关，如癌肿在乳头的正下方，乳头就可能回缩；如肿瘤在乳腺导管旁，当导管及纤维组织挛缩时，乳头便向癌侧偏移。乳腺癌所致的乳头下陷与先天性乳头内陷不同，后者经常可用手牵拉提起，而乳腺癌所致的乳头回缩不能被拉出，而且凹陷的乳头下或周围可扪及肿块。除乳腺癌外，其他一些疾病如乳腺导管扩张症及慢性炎症等也可产生乳头回缩，应仔细鉴别。

（2）乳头湿疹样改变：此改变是乳头湿疹样乳腺癌（Paget 病）的典型表现，即最初为乳头有瘙痒、灼烧感，之后出现乳头和乳晕区皮肤发红、糜烂、潮湿，如同湿疹样，进而形成溃疡。有时覆盖黄褐色鳞屑样痂皮，病变皮肤较硬，部分患者于乳晕区可扪及肿块。该型乳腺癌恶性程度低，发展慢，腋窝淋巴转移晚。

4. 乳头溢液 非妊娠期从乳头流出血液、浆液、乳汁、脓液，或停止哺乳半年以上仍有乳汁流出者，称为乳头溢液. 乳腺癌伴有乳头溢液者为 5%~10%，而乳头溢液为唯一症状者为 1%，乳头溢液多为血性，也可见浆液性或水样。引起乳头溢液的原因很多，常见的疾病有导管内乳头状瘤、乳腺增生、乳腺导管扩张症和乳腺癌。单侧单孔的血性溢液应进一步检查，若伴有乳腺肿块更应重视。

5. 乳房疼痛 乳腺癌通常不会引起疼痛，肿块大多是无痛性的，少数患者可有牵拉或轻微的疼痛，晚期病例肿瘤侵犯胸壁神经可引起明显的疼痛。

6. 转移征象

（1）淋巴转移：乳腺癌的生长过程中，随着癌肿向乳腺周围组织浸润，很快即可出现区域淋巴结转移。由于腋淋巴结是乳腺的主要引流区域，腋淋巴结即为乳腺癌的主要转移途径。部分乳腺癌可向内乳淋巴结转移，此两组淋巴结均为淋巴转移的第一站，锁骨上淋巴结为淋巴转移的第二站，属乳腺癌的远处转移，肿大淋巴结先是少数散在，质硬、无痛、可被推动，继而数目增多并融合成团，甚至与皮肤或深部组织粘连。

（2）血行转移：乳腺癌转移至肺、骨、肝时，可出现相应受累器官的症状。肺转移者可出现胸痛、气急；骨转移者可出现局部骨疼痛；肝转移者可出现肝大或黄疸。

四、辅助检查

1. 影像学检查

（1）X线检查：乳腺钼靶X线摄片是早期发现乳腺癌最有效的方法，检查正确率在90%以上，可发现乳房内密度增高的肿块影，边界不规则，或呈毛刺状，或见细小钙化灶。

（2）B超检查：属无创检查，可反复使用，主要用于区别囊性和实性病灶，能清晰显示乳房各层次软组织结构及肿块的形态和质地，能显示直径在0.5cm以上的乳房肿块。

（3）MRI检查：利用乳腺癌血供较周围正常组织丰富为基本原理，对乳腺病灶的良、恶性做出判断。可以发现多灶、多中心的小病灶，也不失为一种早期诊断的影像学检查方法。

（4）近红外线扫描：可显示乳房肿块和肿块周围血管情况。

（5）热图像：根据恶性肿瘤代谢旺盛、产热较周围组织高的原理，远红外图和液晶膜可显示异常热区而进行诊断。

2. 细胞学和活组织病理学检查

这是确定肿块性质最可靠的方法，对疑为乳腺癌者，可用如下检查：①细针穿刺肿块：将抽吸的细胞做细胞学诊断；②空芯针穿刺肿块：将取出的肿瘤组织条做病理学检查；③完整切下肿块连同周围乳腺组织做快速病理学检查；④有乳头溢液但未扪及肿块者可行溢液涂片细胞学检查。

3. 实验室检查

乳腺癌患者可能有某些血清生化指标升高，检测这些指标对乳腺癌的诊断有一定意义。

（1）癌胚抗原（CEA）检查：乳腺癌术前检查CEA升高占20%~30%，而晚期有50%~70%出现CEA升高。

（2）单克隆抗体：CA15-3，CA125水平可增高。

（3）激素受体（ER/PR）测定：乳房切除后，测定肿瘤中的雌激素受体（ER）和孕激素受体（PR）水平如较高，则该肿瘤对内分泌治疗敏感。

（4）HER-2检测：免疫组化是目前使用最广的HER-2检测方法，3+为HER-2过表达，0，1+为HER-2阴性，2+为可疑，需应用分子病理学技术FISH进一步明确HER-2是否扩增。HER-2过高预示着肿瘤生物学更具侵袭性，预后较差。对于HER-2阳性的患者，应行曲妥珠单抗靶向治疗，是乳腺癌患者重要预后指标，也是靶向药物治疗重要的预后指标。

4. 乳腺导管内视镜检查 有助于早期发现伴乳头溢液的导管内癌。

五、治疗原则

以手术治疗为主，辅以化学药物、内分泌、放射、生物等的综合治疗。

1. 手术治疗是最根本、最首选的治疗方法。手术适应证为 TNM 分期中 0、Ⅰ、Ⅱ期及部分Ⅲ期的患者。已有远处转移、一般情况差、恶病质者、重要器官有严重疾病、不能耐受手术者、年老体弱者均为手术禁忌证。根据病理分型，疾病分期及辅助治疗的条件选择合适的手术方式，临床乳腺癌主要的手术方式如下。

（1）乳腺癌改良根治术（modified radical mastectomy）：有两种术式，一是保留胸大肌，切除胸小肌；二是保留胸大、小肌。该术式适用于Ⅰ、Ⅱ期乳腺癌患者。由于该术式保留了胸肌，术后外观效果好，目前已成为常用的手术方式。

（2）保留乳房的乳腺癌切除术（radical mastectomy conserving）：完全切除肿块及肿块周围 1cm 的组织，并行腋窝淋巴结清扫，适用于Ⅰ、Ⅱ期乳腺癌患者，术后必须辅以放疗、化疗。

（3）乳腺癌根治术（radical operation of breast cancer）：切除整个乳房、胸大肌、胸小肌、腋窝及锁骨下淋巴结，适用于局部晚期乳腺癌、中、高位腋窝淋巴结转移或肿瘤浸润胸大、小肌的患者。

（4）单纯乳房切除术（total mastectomy）：切除整个乳房，包括腋尾部及胸大肌筋膜，适用于原位癌、微小癌及年迈体弱不宜做根治术或晚期乳腺癌尚能局部切除者。

（5）乳腺癌扩大根治术（extensive radical mastectomy）：在传统根治术的基础上再行胸廓内动、静脉及其周围淋巴结清除术，该术式目前较少应用。

2. **化疗** 乳腺癌的辅助化疗是指术后给予的化疗，目的是清除隐性转移灶，延期复发。辅助化疗是重要的全身性辅助治疗，可以提高生存率。一般主张术后早期应用化疗，治疗期为 6 个月左右，能达到杀灭亚临床转移灶的目的。常用的化疗药物有环磷酰胺（C）、甲氨蝶呤（M）、氟尿嘧啶（F）、多柔比星（A）、表柔比星（E）、多西他赛（T）。大量研究已经证实，多药联合化疗在降低原发乳腺癌的复发和死亡率优于单药化疗，传统联合化疗方案有 CMF，CAF，目前临床常用 CEF，TE，TC，T.CET，TP 等。

3. **内分泌治疗** 内分泌治疗（endocrinotherapy）是乳腺癌主要的全身治疗的手段之一。

（1）他莫昔芬：是最常用的药物，可降低乳房癌术后复发及转移，同时可减少对侧乳房癌的发生率，适用于雌激素受体（ER）、孕酮受体（PgR）阳性的绝经妇女。他莫昔芬的用量为每日 20mg，至少服用 3 年，一般为 5 年。该药的主要不良反应有潮热、恶心、呕吐、静脉血栓形成、眼部不良反应、阴道干燥或分泌物多。他莫昔芬的第二代药物是托瑞米芬（法乐通）。

（2）芳香化酶抑制剂（如来曲唑等）：能抑制肾上腺分泌的雄激素转变为雌激素过程中的芳香化环节，从而降低雌二醇，达到治疗乳房癌的目的。适用于受体阳性的绝经后妇女。

（3）卵巢去势治疗：包括药物、手术或放射去势，目前临床少用。

4. 放疗　乳腺癌的放疗属于一种局部治疗的手段，随着保留乳房手术的兴起，放疗在乳腺癌综合治疗中的地位被提高，在局部治疗中起着不可替代的作用。放疗指征为：病理证实有腋中或腋上组淋巴结转移者；阳性淋巴结占淋巴结总数 1/2 以上或有 4 个以上淋巴结阳性者；病理证实胸骨旁淋巴结阳性者；原位癌灶位于乳房中央或内侧并做根治术后，尤其是腋淋巴结阳性者。

（1）根治术或改良根治术：术后的胸壁和区域淋巴结的预防性放疗可显著降低高危患者的局部复发率，从而在整体上提高患者的无病生存率和总生存率。

（2）早期乳腺癌保乳手术后的乳房根治性放疗：是乳房保留治疗不可或缺的部分，不仅保证了保乳手术后的局部控制率，而且照射技术直接影响到长期的乳房美容效果和生存质量。

（3）无手术指征的局部晚期乳腺癌的单纯放疗：与化疗和内分泌治疗配合，放疗可达到满意的局部疾病控制，部分患者由不可手术转为可手术，约25% 的患者可获得长期生存。

（4）局部复发患者的放疗：包括胸壁和淋巴引流区域的复发，是重要的补救性治疗措施，恰当的放疗可有效地控制局部疾病。

（5）转移性乳腺癌的姑息性放疗：放疗可有效地缓解转移灶引起的症状，改善患者带病生存期内的生存质量，并延长部分患者生存时间。

5. 生物治疗　近年来临床上广泛应用的曲妥珠单抗注射液（赫赛汀）是通过转基因技术，对人表皮生长因子受体（HER-2）过度表达的乳腺癌患者有一定的疗效。

六、照护

1. 饮食护理

（1）饮食要平衡，不偏食、不忌食，荤素搭配，粗细搭配，食物品种越多越好。

（2）要排除毒素，不吃腌制、霉变、烟熏、色素香精，不喝烈酒。

（3）多吃天然、野生食物，少吃人工复制和精加工的食品，多食新鲜蔬菜和水果。

（4）合理进补能提高免疫力。某些滋补品如人参、白木耳、红枣等有直接或间接抑癌与强身的功效。

（5）在烹调时多用蒸、煮、炖，尽量少吃油炸、油煎食物。

2. 自我检查 多数乳房疾病是由患者自己发现的，对于 20 岁以上的妇女，特别是 40 岁以上的女性，应每月自我检查一次；宜在月经结束后 5~7 日进行，已进入更年期、妊娠及哺乳的妇女更应定期自我检查。定期的乳房自我检查有助于及早发现乳房的病变，以便于及时治疗。

乳房自我检查方法如下：

（1）视诊脱去上衣，面对穿衣镜，两臂下垂放在身体两侧，观察两侧乳房的大小、形状、轮廓是否对称，有无局限性隆起、凹陷或橘皮样改变，乳头有无回缩、抬高及分泌物，乳晕有无湿疹。然后改换体位，双手撑腰、上举、稍微侧身，以各种姿势、不同角度观察上述内容。

（2）触诊平卧或侧卧触摸乳房，乳房较小者平卧，乳房较大者侧卧，肩下垫软薄枕，左手手臂置于头下，右手手指并拢，用手指掌面轻柔平按，触摸左侧乳房，切忌重按或抓捏。检查一般是从乳房外上象限开始，依次为外上、外下、内下、内上象限，最后触摸乳房中央（乳头、乳晕）区。注意乳头有无溢液。然后左臂放下，用右手触摸左侧腋窝淋巴结有无肿大。用同样的方法检查另一侧。如发现肿块及乳头溢液，应及时到医院作进一步检查，以便明确诊断。

3. 心理护理 有针对性地对患者进行心理护理。向患者和家属解释手术的必要性和重要性，患者面对恶性肿瘤对生命的威胁、不确定的疾病预后、乳房缺失导致外形受损、各种复杂而痛苦的治疗（手术、放疗、化疗、内分泌治疗等）、婚姻生活可能受到影响等问题，容易产生焦虑、恐惧等心理反应，护理人员应多了解和关心体贴患者，鼓励患者表达自己内心的感受。告诉患者乳房重建的可能，鼓励其树立战胜疾病的信心。对已婚患者，应同时对其丈夫进行心理辅导，鼓励夫妻双方坦诚相待，取得丈夫的理解、关心和支持，并能接受妻子手术后身体形象的改变。

七、康复

（一）康复评定

1. 心理评定乳腺癌根治术后患者常常由于自身形象受到损害表现出焦虑、抑郁、恐惧等不良情绪，容易消沉郁闷，面对生活缺乏勇气和自信心。常采用汉密尔顿抑郁量表、汉密尔焦虑量表等情绪测验和艾森克人格问卷评定。

2. 肩关节活动范围评定包括肩关节主动活动范围和被动活动范围的测量，应注意两侧做比较。

3. 上肢围径的测量包括上臂、前臂围径的，注意两侧对比。

（二）康复治疗

1. 心理康复 由于乳腺癌患者需要面对恶性肿瘤和胸部形态改变，震惊、退缩、认可、重建4个阶段才能接受患乳腺癌的事实。应多解释注意事项，解除其思想顾虑。告知患者乳房重建的可能性，介绍义乳手术成功的患者与之进行交流，增强患者的信心。

2. 呼吸功能的康复 患侧胸壁手术切口较大，加压包扎会影响呼吸时的胸廓活动，最好术前先教患者作呼吸练习，术后定时改变体位，叩打振动背部，促进呼吸道分泌物排出。鼓励患者作深呼吸，促使肺叶扩张，防止肺部感染，同时可增加胸壁活动，有利于术区皮肤的放松。患者能坐起或下床时需作深呼吸练习，双手放在上胸部锁骨下方，吸气时用鼻深吸气，双肩缓慢向外旋转，使胸廓扩张，呼气时用嘴呼气，胸廓放松。

3. 肩活动功能的康复 术侧肩胸皮肤皮下组织张力高，容易影响肩关节的活动。术后应使患者处于半卧位，术侧上肢置于功能位，肩外展，肘屈曲或自由放置，以枕头支持前臂和手。次日即可作手指伸屈、握拳、腕伸屈、前臂旋前旋后和肱二头肌静力性收缩活动。拔除伤口引流后改仰卧位，可逐步加入肘、上臂、肩的活动，并在他人协助下用术侧上肢洗脸、刷牙、吃饭，逐渐过渡到自己独立完成。伤口拆线后可增加上臂、肩的活动范围和活动次数，具体的医疗体操如下：

（1）摆动运动 坐位或立位，身体前倾，术侧上肢自然下垂，作向前后内外方向的摆动，做内收活动时使术侧上肢的摆动超过身体中线。

（2）耸肩旋肩运动 坐位或立位，缓慢耸肩，使肩上提达耳朵水平，然后下降，再使肩在水平面上作缓慢的内旋和外旋活动。

（3）双臂上举运动 立位，双手紧握，伸肘、缓慢上举过头，达到尽可能的高度，然后缓慢放下。

（4）爬墙运动 立位，面对墙壁，足趾离墙约30cm，双手指尖抵墙面，缓慢向上爬，使双臂保持平行，连续练习数次，然后改为侧立，使术侧肩对墙壁，肩外展，手指尖抵墙面，缓慢上爬，连续练习数次。肩活动范围有改善时逐渐缩小足与墙的间距。

（5）护枕展翅运动 坐位，双手"十指交叉"，上举至额部，然后移向后枕部，将双肘移向前方，再分开移向耳部。最后将交叉的双手举至头上，再降回到起始位。以上所有动作均宜缓慢进行。

在进行以上训练的初期，可用健侧上肢带动患侧上肢，逐渐加大活动范围。术侧肩出现疼痛时可继续努力试活动，疼痛有所加重时作几下深呼吸，然后继续练习或暂停。疼痛以耐受为度，切忌强力牵拉，以免发生撕裂伤。每日训练3次，一般需坚持6个月至1年。

此外，还要结合日常生活活动进行训练，注意尽量减少或避免以健侧上肢代替术侧上肢完成动作，逐渐增加术侧上肢的活动和负荷。出院前可用患手拿起少于 0.5kg 的物品进行活动，如：水杯倒水，进食、洗脸、化妆、梳头、操纵家用电器、打电话、翻书报等。出院回家的最初两周活动负荷量渐增加，如：洗头、一般打扫房间、一般烹饪、折叠衣服、穿套头衫等。回家一个月时活动负荷量可进一步增加，如：挂衣入柜、铺床被、抓公共汽车把杆等。回家两个月时可作提手提包、提菜篮、背包、轻量体育活动等活动。

4. 淋巴性水肿的康复 由于术侧淋巴结被广泛切除、腋静脉血栓形成、术侧上肢被强力牵张、手术损伤的组织粘连压迫等因素均可导致术侧上肢淋巴回流障碍，形成水肿。轻者可在数月至数年内逐渐消退，重者持续多年不消。患者自觉肢体沉重，影响活动，还容易发生破损、感染持久不愈等，其康复措施如下。

（1）抬高患肢：术后即应将术侧上肢抬高至心脏水平。以后应注意避免上肢下垂或作重体力活动，以促进淋巴回流。

（2）患肢护理：注意保持患肢皮肤清洁润滑，劳动时戴防护手套，缝纫时戴顶针，不使用腐蚀性洗涤剂，防止破损感染，避免在患肢测量血压、作静脉穿刺注射。一旦发生破损感染，宜及早作抗感染治疗。患肢衣袖宜宽松。

（3）运动与按摩：患肢宜作适度活动或做向心性轻手法按摩，以促进淋巴回流，但应避免术后过早、过强活动，以免加重水肿。

（4）压迫性治疗：患肢使用间断性气压轴套，每天 2~12 小时。或穿弹性压力袖套（在上肢高举时套上袖套），以压迫约束上肢，促进淋巴回流。

（5）其他治疗：必要时限盐饮食，用利尿药。严重者试行瘢痕松解术，解除瘢痕对血管、淋巴管的压迫。

5. 形体康复 女性患者在乳房切除后可使用外部假体，年青女患者可考虑进行乳房重建术。

6. 幻乳觉的处理 个别患者术后产生幻乳觉，宜采用对症治疗，如：戴假乳、轻柔按摩、经皮电神经刺激疗法等。

（张科香　江蕊芳）

第十节　职业性尘肺病

一、概念

尘肺病在职业活动中长期吸入生产性矿物性粉尘并在肺内潴留而引起的以肺组织弥漫性纤维化为主的疾病。引起尘肺病的生产性粉尘主要有两类，一类是无机矿物性粉尘，包括石英粉尘、煤尘、石棉、水泥、电焊烟尘、滑石、云母、铸造粉尘等，还有一类是有机粉尘。这些粉尘都能引起尘肺病。我国职业病分类和目录中的法定尘肺病包括十三种：矽肺、煤工尘肺、石墨尘肺、碳黑尘肺、石棉肺、滑石尘肺、水泥尘肺、云母尘肺、陶工尘肺、铝尘肺、电焊工尘肺、铸工尘肺以及根据《尘肺病诊断标准》和《尘肺病理诊断标准》可以诊断的其他尘肺病。

二、病因

尘肺的病因明确，系长期吸入生产性矿物性粉尘引起的肺组织纤维化。肺纤维化就是肺间质的纤维组织过度增长，进而破坏正常肺组织，使肺的弹性降低，影响肺的正常呼吸功能。

矽肺作为尘肺的代表性疾病，是长期吸入结晶型二氧化硅粉尘引起的肺组织广泛纤维化，是当前我国危害面最广、最严重的职业病。早期人们认为矽肺的纤维化是结晶型二氧化硅的理化性状所致，提出了如机械刺激学说、化学溶解（中毒）学说等观点。后来认为在疾病发生过程中不能忽视机体本身的反应性，如免疫学说和个体对粉尘的易感性等问题日益受到重视。近20多年来，由于分子生物学技术的发展，对尘肺的发生在细胞过氧化、细胞因子、基因学说等方面的研究也有不少进展。

三、临床表现

尘肺患者的临床表现主要是以呼吸系统症状为主的咳嗽、咳痰、胸痛、呼吸困难四大症状。早期矽肺没有明显自觉症状，或者只有很轻微的自觉症状，往往是通过职业健康检查时才会发现。但随着疾病的进展，特别是晚期的矽肺患者，就会出现或轻或重以呼吸系统为主的自觉症状。

1. 咳嗽是一种呈突然、暴发性的呼气运动，有助于清除气道分泌物，因此咳嗽的本质是一种保护性反射。咳嗽受体分布于大支气管、气管及咽部等，受呼吸道分泌物刺激而兴奋引起咳嗽。咳嗽是尘肺患者最常见的主诉，主要和合并症有关。早期尘肺患者咳嗽多不明显，但随着病程的进展，患者多合并慢性支气管炎，晚期患者常易合并肺部感染，均使咳嗽明显加重。特别是合并有慢性支气管炎者咳嗽显著，也具有慢性支气管炎的特征，即咳嗽和季节、气候等有关。尘肺患者在合并肺部感染时，往往不像一般人发生肺部感染时有明显全身症状，可能表现为咳嗽较平时加重。吸烟患者咳嗽较不吸烟者明显。少数患者合并喘息性支气管炎，则表现为慢性长期的喘息，呼吸困难较合并单纯慢性支气管炎者更为严重。

2. 咳痰是常见的症状，即使在咳嗽很少的情况下，患者也会有咳痰，这主要是由于呼吸系统对粉尘的清除导致分泌物增加所致。在没有呼吸系统感染的情况下，一般痰量不多，多为黏液痰。煤工尘肺患者痰多为黑色，晚期煤工尘肺患者可咳出大量黑色痰，其中可明显地看到煤尘颗粒，多是大块纤维化病灶由于缺血溶解坏死所致。石棉暴露工人及石棉肺患者痰液中则可检查到石棉小体。如合并慢性支气管炎及肺内感染，痰量明显增多，痰呈黄色黏稠状或块状，常不易咳出。

3. 胸痛是尘肺患者最常见的主诉症状，几乎每个患者或轻或重均有胸痛，和尘肺期别以及其他临床表现多无相关也不呈平行关系，早晚期患者均可有胸痛，其中可能以矽肺和石棉肺患者更多见。胸痛的部分原因可能是纤维化病变的牵扯作用，特别是有胸膜的纤维化及胸膜增厚，脏层胸膜下的肺大疱的牵拉及张力作用等。胸痛的部位不一定常有变化，多为局限性；疼痛性质多不严重，一般主诉为隐痛，亦有描述为胀痛、针刺样痛等。骤然发生的胸痛，吸气时可加重，常常提示气胸。

4. 呼吸困难是尘肺病最常见和最早发生的症状，且和病情的严重程度相关。随着肺组织纤维化程度的加重、有效呼吸面积的减少、通气/血流比例的失调，缺氧导致呼吸困难逐渐加重。合并症的发生则明显加重呼吸困难的程度和发展速度，并累及心脏，发生肺源性心脏病，使之很快发生心肺功能失代偿而导致心功能衰竭和呼吸功能衰竭，这是尘肺患者死亡的主要原因。

5. 咯血较为少见，可由于上呼吸道长期慢性炎症引起黏膜血管损伤，咳痰中带有少量血丝；亦可能由于大块纤维化病灶的溶解破裂损及血管而咯血量较多，一般为自限性的。尘肺大咯血罕见。合并肺结核是咯血的主要原因，且咯血时间较长，量也会较多。因此，尘肺患者如有咯血，应十分注意是否合并肺结核。张连英 2006 年报道，尘肺结核咯血居尘肺结核死因的第一位。一般认为，24 小时内咯血量少于 100ml 者为少量咯血，100~500ml 者为中等量咯血，大于 500ml 或一次咯血量大于 100ml 者为大量咯血。

6. **其他** 除上述呼吸系统症状外，可有程度不同的全身症状，常见有乏力、消瘦、失眠、食欲减退等全身症状。

早期尘肺患者一般无体征，随着病变的进展及合并症的出现，则可有不同的体征。听诊发现有呼吸音改变是最常见的，合并慢性支气管炎时可有呼吸音增粗、干性啰音或湿性啰音，有喘息性支气管炎时可听到喘鸣音。大块状纤维化多发生在两肺上后部位，叩诊时在胸部相应的病变部位呈浊音甚至实变音，听诊则语音变低，局部语颤可增强。晚期患者由于长期咳嗽可致肺气肿，检查可见桶状胸，肋间隙变宽，叩诊胸部呈鼓音，呼吸音变低，语音减弱。广泛的胸膜增厚也是呼吸音减低的常见原因。合并肺心病心衰者可见心衰的各种临床表现：缺氧、黏膜发绀、颈静脉充盈怒张、下肢水肿、肝脏肿大等。

四、辅助检查

X 线后前位胸片表现是诊断的主要依据。尘肺病 X 线胸片的影像学改变是一个渐变的过程，动态系列胸片能系统的观察病变演变过程，更准确的判定小阴影的性质，能为诊断提供更为可靠的依据。因此，原则上两张以上间隔时间超过半年的动态胸片方可作出确诊。由于粉尘引起肺部各种各样的纤维化病理改变，反映在 X 线片上的影像，可概括地分为圆形小阴影、不规则形小阴影、大阴影和胸膜斑等四种。这四种影像与肺内粉尘聚集、肺内纤维化的量亦即尘肺病变的程度有量的相关关系。因此，现在公认可以用小阴影、大阴影和胸膜斑这些术语作为描述尘肺 X 线表现的专用名词。尘肺还有一些其他 X 线表现，如肺门和肺纹理改变等，对尘肺综合诊断均有重要参考价值。

肺的通气功能改变可以反映粉尘对肺功能的损伤，然而不能用来诊断尘肺。因肺的代偿功能强，尘肺患者在早期不一定出现肺功能改变。随着病情进展，尤其并发肺气肿时，肺活量降低，一秒钟用力呼气容积减少，残气量及其占肺总量比值增加。当大量肺泡遭受破坏和肺毛细血管壁增厚时，可引起弥散功能障碍。肺功能损害与 X 线胸片显示的病变不完全一致。肺功能测定可作为矽肺患者劳动能力鉴定的依据。

一般常规检查无特殊意义，血尿常规检查结果多在正常范围。近年来，国内外生物化学和免疫学方面作了许多研究，试图寻找尘肺早期诊断指标，但其临床实用价值尚有待研究。

五、诊断

我国现行职业性尘肺病诊断标准《职业性尘肺病的诊断 GBZ 70—2015》指出：根据可靠的生产性矿物性粉尘接触史，以技术质量合格的 X 射线高千伏或数字化摄影（DR）后前位胸片表现为主要依据，结合工作场所职业卫生学、尘肺流行病学调查资料和职业健康监护资料，参考临床表现和实验室检查，排除其他类似肺部疾病后，对照尘肺病诊断标准片，方可诊断职业性尘肺病。劳动者临床表现和实验室检查符合尘肺病的特征，没有证据否定其与接触粉尘之间必然联系的，应当诊断为职业性尘肺病。职业性尘肺病分为三期：

（一）尘肺壹期

有下列表现之一者：

1. 有总体密集度 1 级的小阴影，分布范围至少达到 2 个肺区。

2. 接触石棉粉尘，有总体密集度 1 级的小阴影，分布范围只有 1 个肺区，同时出现胸膜斑。

3. 接触石棉粉尘，小阴影总体密集度为 0，但至少有两个肺区小阴影密集度为 0/1，同时出现胸膜斑。

（二）尘肺贰期

有下列表现之一者：

1. 有总体密集度 2 级的小阴影，分布范围超过 1 个肺区。

2. 有总体密集度 3 级的小阴影，分布范围达到 1 个肺区。

3. 接触石棉粉尘，有总体密集度 1 级的小阴影，分布范围超过 1 个肺区，同时出现胸膜斑并已累及部分心缘或膈面。

4. 接触石棉粉尘，有总体密集度 2 级的小阴影，分布范围达到 1 个肺区，同时出现胸膜斑并已累及部分心缘或膈面。

（三）尘肺叁期

有下列表现之一者：

1. 有大阴影出现，其长径不小于 20mm，短径大于 10mm。

2. 有总体密集度 3 级的小阴影，分布范围超过 1 个肺区并有小阴影聚集。

3. 有总体密集度 3 级的小阴影，分布范围超过 1 个肺区并有大阴影。

4. 接触石棉粉尘，有总体密集度 3 级的小阴影，分布范围超过 1 个肺区，同时单个或两侧多个胸膜斑长度之和超过单侧胸壁长度的二分之一或累及心缘使其部分显示蓬乱。

六、临床治疗

尘肺病是以肺组织纤维性病变为主的疾病，目前均认为不可能根治，尘肺是"可防而不可治"。一旦确诊为尘肺病，应脱离接触粉尘，根据病情进行综合治疗，常用的治疗手段有对症治疗、抗纤维化药物治疗、中药、肺灌洗以及肺移植等治疗。

目前常用的药物有汉防己甲素、矽肺宁、克矽平、磷酸哌喹等，可以单独或联合应用。近年来临床观察到尼达尼布和吡非尼酮对肺纤维化的微弱阻滞作用。

肺灌洗术是目前治疗尘肺病有效可行的方法之一，通过灌洗液及药物注入，反复冲洗，将肺泡腔内积聚的有害粉尘、吞尘巨噬细胞及释放出的刺激纤维增生因子、炎性刺激因子等清除体外，起到改善症状，延缓晋级的作用，提高生活质量。根据灌洗范围、灌洗量和方法的不同，目前灌洗分为支气管肺泡灌洗术和大容量全肺灌洗术。支气管肺泡灌洗术每次灌洗量为 250~300ml，每次灌洗 1 个肺叶、灌洗完 5 个肺叶为 1 个疗程，均通过支气管镜插管和灌洗 5 次。虽然其适应证广、局部麻醉、治疗安全，但住院时间长；大容量灌洗每次灌洗量为 5 000~10 000ml，每次灌洗一侧肺，灌洗完左右两侧肺为 1 个疗程，具有灌洗量多、灌洗范围大、治疗效果佳等优点，但是该灌洗技术需在全麻下进行，存在病例选择严格、风险系数高、医师技术操作复杂、所需医疗设备特殊等因素。

大部分尘肺病患者多并发肺气肿，尤其是叁期尘肺。首先是脱离粉尘和戒烟，长期吸入支气管扩张剂是主要治疗方法。经内科治疗无效的难治性患者，可以考虑采用肺移植术，但是对患者自身条件以及操作技术要求较高，花费较大，并发症较多。

尘肺患者常常合并肺大疱，其对患者的主要影响：一是咳嗽、深呼吸、剧烈运动等诱因下，肺大疱容易破裂形成气胸，而且气胸会反复发作；二是肺大疱压迫正常组织，而导致呼吸困难。治疗肺大疱的问题上，可以选择手术治疗，将肺大疱结扎或切除，但是，如果患者年龄大、心肺代偿功能差，只能内科保守治疗。这时患者要注意不宜做剧烈运动、剧烈咳嗽以及保持大便通畅，以免肺大疱破裂形成气胸。

慢性阻塞性肺疾病（chronic obstructive pulmonary disease，COPD）是尘肺患者常见的并发症。COPD 是一种以气流受限为特征的呼吸系统多发病，慢性阻塞性肺疾病急性加重期（acute exacerbations of chronic obstructive pulmonary disease，AECOPD）往往存在感染、免疫失衡、气道痉挛、分泌物增多及反应性增高等表现，因此多侧重于抗感染、平喘、祛痰、止咳等治疗，新的 COPD 治疗方案已将糖皮质激素列入急性加重期的治疗。尘肺病并发阻塞性肺部疾病时除了治疗尘肺病外，还要长期规范的治疗慢性阻塞性肺疾病，COPD 临床治疗药物主要包括扩张支气管的 β_2 受体激动剂、M_3 受体阻断剂和抗炎的糖皮质激素、磷酸二酯酶 –4（PDE–4）抑制剂及复方制剂。

肺结核是尘肺病的常见并发症，尤其尘肺病叁期并发肺结核概率非常大，肺结核能促使尘肺病病情的进展，同样尘肺病也能使肺结核逐渐恶化。尘肺病并发肺结核患者在治疗尘肺病的同时更应该给予早期、规律、全程、适量、联合抗结核药物治疗。尽可能抑制病情发展，防止结核恶化和导致病情加重，提高患者生存质量。尘肺病并发肺结核患者由于肺部纤维化，药物到达治疗部位较普通结核病患者难，所以抗结核治疗疗程应适当延长。

七、照护

（一）心理护理

由于尘肺病患者具有复杂的社会性，涉及众多的权利责任关系，故与普通疾病患者相比，其心理特点有一定的特殊性，会产生更多、更严重的心理健康问题。一些研究调查显示，尘肺病患者心理健康状况普遍较差，容易出现严重的焦虑、抑郁及补偿心理等心理障碍。

针对尘肺病患者的心理问题，可以根据患者的具体情况采用合理的心理干预措施，其中支持性心理干预、教育性心理干预及个性化心理干预最为常用。

1. **支持性心理干预** 合理的心理、社会支持有助于缓解患者的焦虑、恐惧、抑郁问题。针对尘肺病患者的心理特点，在心理干预实施过程中首先要使患者产生信任感、安全感，从工作、家庭、生活等方面进行交谈，耐心倾听患者的诉说，解答问题。使其尽可能地倾诉内心痛苦，将其真正的内心感受表达出来。根据患者诉说的内容，分析消极情绪的产生原因，有针对性地给予心理支持。

2. **教育性心理干预** 尘肺病患者不良心理问题的产生很大程度上是源于对疾病及其预后的认知偏差，且容易产生绝对化、灾难化的非理性思维。因此，干预人员应充分了解患者的心理状态和对躯体疾病的认知，以循序渐进、反复施教、耐心、理解和接纳的态度回应患者的感受，鼓励和引导患者寻找问题的症结，共同探讨解决问题的方法，从而赢得患者最大的信赖和配合。通过治疗和心理干预措施能解决的应尽量满足，以减轻患者的心理问题，提高心理护理效果。

3. **团体心理干预** 团体心理干预多采用小组活动讨论形式，指导患者学习日常生活的良好行为习惯，帮助患者宣泄不良情绪，体验积极的情绪情感；引导患者用积极的心态看待过去，珍惜当下，最终提高患者的生命质量。

4. **个性化心理干预** 尘肺病患者的心理特点既有相同之处，也存在一定的差异，尤其是不同病情程度的尘肺病患者心理特点均不相同。因此，在心理干预实施过程中应特别注重个性化心理干预。个性化心理干预的目标，是针对患者心理特性，解决个性化的心理问题，针对患者不同的心理特点，制订合理科学的心理干预计划。鼓励患者抒发自己的想法，与其探讨所关心的问题，评估心理问题严重程度及其主要原因，客观地记录心理干预的情况。此后在日常的接触中加以观察，并予以相应的交流和帮助。

（二）生活护理

因为烟草中的尼古丁，对肺功能会造成衰退，尘肺患者本来就有呼吸困难的危害，再吸烟的话，只会让病情加重。同时长期吸烟可以导致慢性支气管炎、肺气肿。如果本人不吸烟，也要避免接触二手烟及烧香等。对于吸烟者，为了达到戒烟的目的，首先要得到家庭和社会的大力支持，下定决心，在戒烟前可以告诉尽可能多的亲友，寻求他们的鼓励及支持，让他们适时地进行提醒与鼓励。同时避免饮用咖啡或浓茶，为了减少香烟的诱惑，要将烟灰缸、打火机、烟包弃掉，把家里彻底清洁，降低烟味；列出经常抽烟的地点、朋友，避免去这些地方或者避免与吸烟的朋友接触，或者接触时不抽烟，尽量选择一些无烟的环境。同时尽量避免吃辛辣及刺激性的食物。避免有饥饿、愤怒、寂寞或劳累的情况发生，以免容易引起抽烟的冲动，当有抽烟的冲动时，可做深呼吸、多喝开水、沐浴、散步及运动，以减低吸烟的意欲。需要时可参与认可的医疗机构主办的戒烟讲座及尼古丁补充疗法。

保持家居空气流通，注意通风开窗，每天保证通风半小时以上。家居要保持清洁，避免尘埃积聚，有条件者注意定期除螨，避免尘螨繁殖。在家里尽量不要饲养动物，尤其是毛发较长的动物，也避免栽种开花的植物或者有芬香味的植物，保证一定的温度与湿度的恒定，避免一时热一时冷，如果家里过于潮湿，最好用抽湿机保证适当的低湿度环境。由于冬季气温寒冷，持续时间长，是导致上呼吸道感染的主要因素，因此要保持居室的适宜温度，整洁及空气新鲜，对减少上呼吸道感染有积极的预防意义。同时床铺要保持清洁干净，经常更换，最好做到每周更换一次床单、枕套，枕芯要经常暴晒，家里最好不要铺地毯或者使用布艺家具，以免容易积聚灰尘。也应注意个人清洁卫生，格外注意气候的变化，增减衣物。

为减少呼吸道的刺激及感染，空气污染的时候避免外出，外出时建议在烟尘多的地方应戴口罩，待的时间不宜过长；避免接触有刺激性的化学品及气体，如乙醇等；避免与有呼吸道感染者接触，必要时接受流感疫苗注射，注意观察有否呼吸道感染的症状，如发热、痰液增多及变浓等，要及时就诊。

尘肺患者大多体质差及消瘦，应选用低糖、优质蛋白、高维生素的食品，避免血液中的二氧化碳过高，如鱼类、蛋类，并适当进食动物的肺脏、肾脏等。同时多补充热量，例如饭、面等，以补充消耗。

注意补充高维生素的食品：应增加维生素 A 的摄入量，维生素 A 能维持上皮细胞组织，特别是呼吸道上皮组织的健康，对减轻咳嗽症状等有一定的益处。此外，还应补充富有抗氧化等作用的维生素 C，主要存在于新鲜的水果和蔬菜里。必要的时候可根据患者的饮食情况给予复合维生素的补充剂。饮食中也要注意有高纤维的食物，可有效地预防便秘。

如无特殊的医嘱限制，应增加喝水量以防止便秘及帮助稀释痰液，在病情允许的情况下，适量饮水（尤其在炎热的夏季），一般每天饮水量在 2 500~3 000ml。适当增加饮水量，可以防止血液浓缩，呼吸道分泌物干结形成痰栓，堵塞气道，影响通气功能。

八、康复

尘肺病康复治疗是近年来发展起来的一个新领域。它在尘肺病稳定的基础上，通过加强呼吸肌及肢体呼吸辅助肌锻炼，缓解呼吸肌疲劳，是临床治疗的一种延续，它可以有效地减轻呼吸困难，增强机体耐力，减少并发症的发生，提高生活质量。2013 年美国胸科学会对肺康复的定义认为，对尘肺病患者采取以运动疗法为中心的综合康复方案，观察到尘肺病患者的肌肉耐力、营养状况指标均有明显提高，明显减轻呼吸困难及焦虑症状，并发呼吸道感染的次数减少，取得了明显的临床康复效果。超短波可通过温热效应使肺部血液循环改善，免疫系统功能加强，有利于对呼吸系统病原菌的控制，从而达到抵制细菌扩散和加速炎性物质渗出吸收、降低肺部纤维化的目的。肺康复治疗对尘肺病患者的病情控制，并发症的减少或延缓，降低医药费用等均有着重要意义。

（一）呼吸训练（breathing training）

这是尘肺病患者整体肺功能康复方案中的一个重要组成部分，通过各种控制性呼吸技术来纠正患者的异常呼吸模式，以获得最有效的呼吸方式，从而改善通气，增加咳嗽效率，改善呼吸肌的肌力、耐力及协调性，保持或改善胸廓活动度，建立有效呼吸模式，促进放松，教育患者处理呼吸急促，增强患者整体呼吸功能。尘肺患者常用的呼吸训练方法有放松练习、腹式呼吸、缩唇呼吸、呼吸肌训练、局部呼吸训练及呼吸操等。

1. 放松练习 气短、气急常使患者精神和颈背部肌肉紧张，从而导致耗氧量增加。采用放松练习可以减少呼吸肌耗氧量，减轻呼吸困难症状。首先采取放松体位，常用方法有前倾依靠位、椅后依靠位、前倾站位。

（1）前倾依靠位：患者坐于桌前或床前，桌上或床上置两床叠好的被子或四个枕头，患者两臂置于棉被或枕头下以固定肩带并放松肩带肌群，头靠于被上或枕上放松颈肌。前倾位还可降低腹肌张力，使腹肌在吸气时容易隆起，有助于腹式呼吸模式的建立，见图 2-9-1 前倾依靠位。

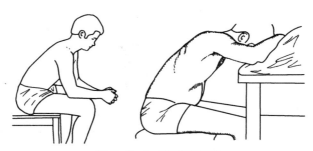

图 2-9-1　前倾依靠位

（2）椅后依靠位：患者坐在柔软舒适的有扶手的椅子或沙发上，头稍后靠于椅或沙发背上，完全放松 5~15 分钟。

（3）前倾站位：自由站立，两手置于身后十字交叉并向下拉以固定肩带，同时身体向前倾放松腹肌，或两手支撑于体前桌上，身体前倾站立，此体位不仅起到放松肩部和腹部肌群的作用。而且有利于训练腹式呼吸，见图 2-9-2 前倾站位。

2. 腹式呼吸 呼吸困难是晚期尘肺病最常见的症状，是由于肺组织纤维化，有效呼吸面积减少，通气/血流比例失调引起缺氧所致。腹式呼吸又称膈式呼吸，主要是通过增大横膈的活动范围，以提高肺的伸缩性来增加通气。横膈活动每增加 1cm，可增加肺通气量 250~300ml，深而慢的呼吸模式可增加潮气量和肺泡通气量，提高动脉血氧饱和度。膈肌较薄，收缩时氧耗量相对较少，有效减少了辅助呼吸肌不必要的使用，因而此时采用膈肌呼吸可以提高呼吸效率，缓解呼吸困难。

（1）要领：肩背放松，吸鼓呼瘪，吸时经鼻，呼时经口，深吸细呼。

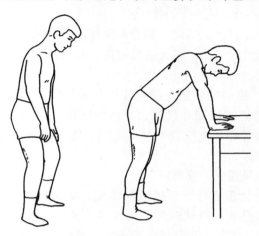

图 2-9-2　前倾站位

（2）方法：见图 2-9-3 腹式呼吸。

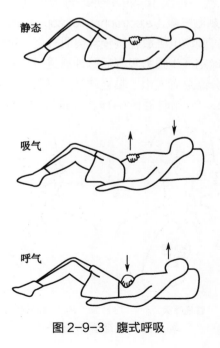

静态

吸气

呼气

图 2-9-3　腹式呼吸

让患者处于舒适放松体位，可取卧位、坐位或活动下（步行、上下楼梯）练习腹式呼吸。一手放置于前肋骨下方的腹直肌上，体会腹部的运动，吸气时手上升，呼气时手下降。指导患者用鼻缓慢深吸气的同时，尽力挺腹，使其鼓起。然后让患者有控制地呼气，将空气缓慢经口呼出体外。每次 15~20 分钟，每日 2 次。患者熟练掌握后可同时配合缩唇呼吸。

（3）注意事项：开始锻炼时，指导者先作示范，然后给予具体的辅导和纠正。同时可配合缩唇呼气法，每天进行锻炼，时间由短到长，逐渐习惯于平稳而缓慢的腹式呼吸。

3. 缩唇呼吸 缩唇呼吸是一种自我控制的呼气末端正压呼吸方式，通过呼气时缩紧嘴唇的方式增加呼气阻力，延长气体呼出的时间，提高气道内压力，从而防止支气管和小支气管的过早塌陷，使气体充分排出，减少残气量，从而改善通气功能。

（1）要领：用鼻吸气，缩唇呼气。

（2）方法：①让患者处于舒适放松体位。②指导患者缓慢地用鼻深吸气后，再将嘴唇缩起呈吹口哨状轻柔呼出气体。尽量将气呼出以延长呼气时间，同时口腔压力增加，传至末梢气道，避免小气道过早关闭，改善肺泡有效通气量，见图 3-6。

（3）吸气和呼气时间比为 1 : 2，尽量深吸慢呼，见图 2-9-4。

（4）每分钟 7~8 次，每次 10~20 分钟，每天训练 2 次。

4. 膈肌起搏 / 电刺激呼吸（electrophrenic respiration） 使用低频通电装置，非刺激电极放在胸壁，刺激电极放在胸锁乳突肌外侧，锁骨上 2~3cm 的部位，用通电时间短的刺激，确定产生强力吸气后脉冲波进行治疗。适用于经过呼吸锻炼后，膈肌运动仍不十分满意者或由于粘连限制了膈肌活动时。由于电极靠近臂丛神经，操作时必须小心。开始时每日 6~15 次，逐渐增加到每日 100 次左右。

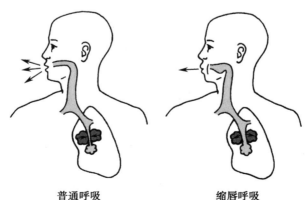

普通呼吸　　　　　缩唇呼吸

图 2-9-4　缩唇呼气法 -1

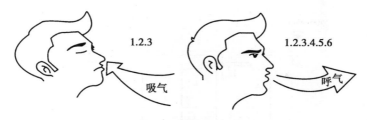

图 2-9-4　缩唇呼气法 -2

5. 呼吸肌训练

（1）膈肌阻力训练：患者取仰卧位，治疗师在患者上腹部放置 1~2kg 沙包作为阻力，令患者做腹式呼吸，深吸气时尽量保持上胸廓不动，避免代偿。通过逐渐延长呼吸时间、增加阻力大小来调整难度。

（2）吸气阻力训练：采用口径可以调节的呼气管，在患者可以接受的前提下，将吸气阻力增大，吸气阻力每周逐步递增 -4~-2cmH_2O。初始练习时间为每次 3~5 分钟，每天 3~5 次，以后可增加至每次 20~30 分钟，以增加吸气肌耐力，见图 2-9-5。

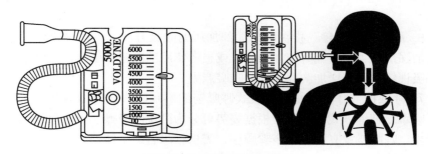

图 2-9-5　吸气肌阻力训练

（3）呼气阻力训练

1）吹蜡烛法：将点燃的蜡烛放在口前 10cm 处，吸气后用力吹蜡烛，使蜡烛火焰飘动。每次训练 3~5 分钟，休息数分钟再反复训练。每 1~2 天将蜡烛与口的距离加大，直到距离增加到 80~90cm。

2）吹瓶法：用两个有刻度的玻璃瓶，瓶的容积为 2 000ml，各装入 1 000ml水。将两个瓶用胶管或玻璃管连接，在其中一个瓶中插入吹气用的胶管或玻璃管，另一个瓶插入一根排气管，见图 2-9-6。

训练时用吹气管吹气，使另一个瓶的液面升高 30cm 左右，休息片刻后反复进行。以液面升高的程度作为呼气阻力的标志。可以逐渐增加训练的呼气阻力，直到达到满意的程度为止。

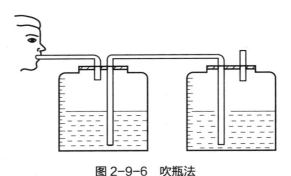

图 2-9-6 吹瓶法

（4）诱发呼吸训练：诱发呼吸训练是一种强调持续最大吸气的阻力训练方式，可提供患者视觉和听觉反馈。方法：

1）让患者处于放松舒适体位。

2）让患者做 3~4 次缓慢、轻松的呼吸，之后做最大呼气。

3）将呼吸器放入患者口中，经由吹嘴做最大吸气并且持续数秒。

（5）其他呼吸锻炼方法：各种传统的民间锻炼方法，如太极拳、气功、保健操等。还有功能性活动，例如行走、上下楼和体能训练，例如快走、慢跑等。

6. 局部呼吸训练 指在胸部局部加压的呼吸方法。治疗师或患者把手放于需加强部位，在吸气时施加压力，或患者使用毛巾施加压力，见图 2-9-7 局部呼吸训练。用于增加胸部局部的呼吸能力。

7. 呼吸操 呼吸操是一种腹式呼吸与缩唇呼吸联合应用的全身参与运动的呼吸康复训练方式。呼吸操根据姿势可分为卧位呼吸操、坐位呼吸操及立位呼吸操。呼吸操没有固定的步骤顺序，需根据患者的个体差异、病情制定合适的呼吸训练计划。

（1）卧位呼吸操：适用于年老体弱不便持久站立者，步骤如下：

1）仰卧，手平放于身侧，两手握拳，肘关节屈伸 5~10 次，平静深呼吸 5~10 次。

2）两臂交替向前上方伸出，自然呼吸 5~10 次，两腿交替膝关节屈伸 5~10 次。

3）两腿屈膝、双臂上举外展并深吸气，两臂放回体侧时呼气，做 5~10 次。

4）缩唇呼吸，先用鼻深吸气，呼气时嘴唇呈吹口哨状用力呼气，做 5~10 次。

5）腹部呼吸，两腿屈膝，一手放在胸部，一手放在腹部，吸气时腹部隆起，呼气时腹部收缩，做 5~10 次。

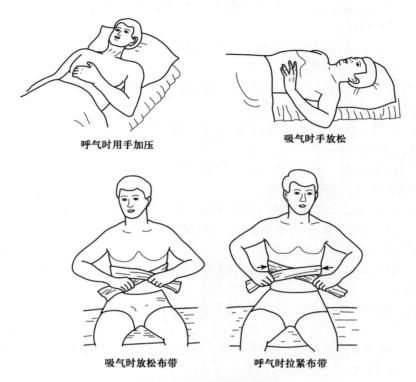

图 2-9-7　局部呼吸训练

　　运用以上卧位锻炼一段时间后，也可选取坐位或立位进行。每次按顺序做完，由慢到快，循序渐进，每日可做 2～3 次，每次 8～15 分钟；身体要自然放松，不要屏气、换气过度，以免造成头昏、眼花、胸闷等。注意呼气比吸气时间长约 1 倍，可指导患者每次呼吸时默念数字。

　　（2）立位呼吸操（全身性呼吸操）：立位呼吸操是在腹式呼吸练习的基础上进行的，即腹式呼吸和扩胸、弯腰、下蹲等动作结合在一起，起到进一步改善肺功能、增强体力的作用。立位呼吸操没有固定的模式，一般按照患者的病情、耐受能力制定。推荐以下分解动作：

　　1）立位腹式呼吸：立位，一手放胸前，一手放腹部，作腹式呼吸。吸气时尽力挺腹，胸部不动，呼气时腹肌缓慢主动收缩，以增加腹内压力，使膈肌上提，按节律进行呼吸。

　　2）头部运动：双脚自然分开，身体直立，双手叉腰，眼看前方，抬头吸气，低头呼气；眼看前方，头向左转吸气，复位呼气，头向右转吸气，复位呼气；眼看前方。

3）伸展运动：立位，两臂向身旁放下，身体稍向前倾呼气，两臂逐渐上举吸气，复位呼气。

4）肩关节运动：双手五指交叉放于脑后，两肘内收，吸气，两肘外展，呼气。

5）肘关节运动：立位，双脚自然分开，双臂向两侧展开，弯肘触肩时吸气，展肘时呼气。

6）扩胸运动：立位，双脚自然分开，双手握拳，弯肘平举于胸前，外展时吸气，复位时呼气。

7）转身运动：双手叉腰，双脚自然分开，向右转身时吸气，复位时呼气，向左转身时吸气，复位时呼气。

8）侧身运动：右手叉腰，双脚自然分开，左手举高，用鼻吸气，弯腰到右边，让左腰部肌肉有微微绷紧感，缩唇呼气，挺直腰背立正，吸气，反复4~8次后换左手叉腰，右手举高。

9）髋关节运动：立位，双手叉腰，双脚自然分开，俯身向前弯腰，呼气，复位吸气。

10）腿部运动：立位，双手叉腰，双腿交替外展4~8次，外展时吸气，复位时呼气。

11）抬腿运动：立位，双手叉腰，双腿交替向前抬高4~8次，抬高时吸气，复位时呼气。

12）抱膝呼吸：立位，一腿向腹部弯曲，以双手捆抱屈腿，以膝压腹时呼气，还原时吸气。

13）下蹲呼吸：立位，两足并拢，身体前倾下蹲，双手抱膝呼气，还原时吸气。根据患者病情及耐受能力，选择以上6~8个动作，每个动作反复进行10~15次，完成一套动作时间在20~30分钟为宜。

（3）呼吸操的相关注意事项

1）确保安全：开始训练时，要密切观察患者的面色、神态及生命体征，如有不适，不宜强行训练，锻炼量以患者自觉稍累而无呼吸困难，心律较安静时增加少于20次/分，呼吸增加少于5次/分为宜。如训练中出现气促、发绀、大汗淋漓、哮喘加重，须马上终止训练，并做好相应处理。

2）耐心宣教：尘肺患者由于病程长、体质差，长期坚持呼吸功能锻炼有一定困难，因此，要求指导者有高度责任心，认真讲解训练方法、目的、作用机制及注意事项，做好耐心细致的健康宣教，帮助患者树立信心。

3）持之以恒：呼吸肌训练要坚持长久，短时间的训练不会有明显成效，要指导患者坚持锻炼，尤其要做好患者出院教育，帮助患者制订持久的训练计划，坚持电话或其他形式的联系，定期随访，确保长期效果。

（二）氧气疗法

氧疗是通过增加吸入氧浓度（FiO_2），提高肺泡氧分压（PAO_2），加大肺泡膜两侧氧分压差，促进氧气（O_2）弥散，从而提高动脉血氧分压（PaO_2）和血氧饱和度（SaO_2），改善全身器官的氧气供给。研究表明，长期氧疗（每天吸氧超过 15 小时）可提高静息状态下严重低氧血症的慢性呼吸衰竭患者的生存率，而对轻到中度低氧血症或只在夜间氧饱和度降低的患者没有提高生存率的作用。因此，在临床实践中需要根据患者情况，选择个体化治疗策略。

1. 氧疗指征

（1）尘肺病患者静息呼吸室内空气时，$PaO_2<7.3kPa$，或 $SaO_2<88\%$，伴或不伴高碳酸血症；

（2）PaO_2 在 7.3kPa 和 8.0kPa 之间，伴有充血性心力衰竭或继发性红细胞增多症（红细胞比容 > 55%）。

2. 氧疗方法

（1）鼻导管（或鼻塞）给氧。鼻导管和鼻塞用具简单，价廉方便，是临床最常用的针对轻中度低氧血症患者的给氧方法。吸入氧浓度与吸氧流量、患者通气量和吸呼气时间比有关，推算增加 1L 氧流量可提高 4% 吸氧浓度。鼻导管或鼻塞吸氧缺点是吸氧浓度不稳定，吸氧流量较高时，干燥氧气致鼻黏膜和痰液干燥。

（2）面罩给氧。面罩给氧浓度稳定，可提供中等氧浓度，一般适用于需要较高氧浓度的患者。简单面罩给氧适用于无 CO_2 潴留的明显低氧血症的患者；储气囊面罩适用于严重低氧血症伴通气过度呼吸性碱中毒的患者；可调式面罩（Venturi 面罩）吸氧浓度不受通气量影响，可以准确控制，适用于低氧血症伴高碳酸血症的患者。面罩给氧缺点是使用时不方便咳痰、进食和说话。

（三）分泌物廓清技术（气道卫生疗法）

应用气道分泌物廓清技术的目的是为了清除过多的或潴留于气道的分泌物，从而减少气流阻力，改善肺的气体交换，降低支气管感染的发生率。此外，也用于预防或治疗因黏液堵塞气道引起的肺不张。常用技术包括体位引流，胸部叩拍、震动，有效咳嗽训练和用力呼气等。气道分泌物廓清技术常用于患有各种肺疾病的住院患者，以减少并发症，以及用于慢性气道阻塞、气道黏液分泌物过多的非卧床患者，如支气管扩张、慢性支气管炎和囊性纤维化患者。

1. 体位引流（postural drainage，PD）

体位引流是依重力作用促使各肺叶或肺段气道分泌物的引流排出。适用于各种支气管－肺疾患伴有大量痰液者。

原则：将病变部位放在高位，使引流支气管开口向下，利用重力使液体向低处流。

方法：每0.5~1小时翻身一次；引流体位下摆放10~20分钟，每日1~2次，清晨／入睡前为佳。

适应证：①身体虚弱、高度疲劳、麻痹、术后并发症。② COPD 出现呼吸道感染、肺脓肿。③分泌物长期不能被清除。

禁忌证：①近期严重咯血、高血压。②严重心脑血管问题。③肺水肿、气胸。④胃液返流。⑤贫血等出血性疾病。

2. 胸部叩拍、振动 在体位引流时，经常应用叩拍、振动和摇动等技术来松解分泌物在气道壁上的黏附。

叩拍法：手掌微屈、机械叩拍器，由下而上，每次15分钟，每日2~3次，见图2-9-8。

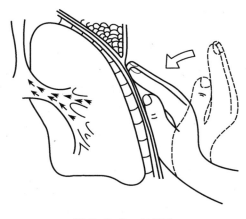

图2-9-8 扣拍法

3. 震动法 用手紧按胸壁产生震动，使患侧部位支气管壁上的分泌物向较大支气管移动。宜呼气时进行，忌吸气时进行。

（刘 璐 夏 倩）

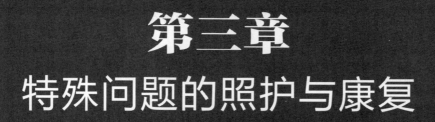

第三章
特殊问题的照护与康复

第一节 慢性疼痛

一、概念

慢性疼痛是指疼痛时间持续 3 个月以上，疼痛频率每周至少 1 次，伴随不愉快的感觉和情绪上的体验，可能伴有现存的或潜在的组织伤害。慢性疼痛是一种长期的疼痛感觉，有研究结果表明 45%~85% 的老年人有各种慢性疼痛存在。

二、病因

（一）内外环境的刺激

外伤、强酸、电流等机械性、物理化学性因素的外环境刺激，机体细胞受损释放的组胺、5- 羟色胺等生物活性物质以及神经痛等内环境刺激。

（二）心理精神因素

疼痛不光是机体对损伤的一种反应，还是一种与情绪有关的不愉快的感觉。乐观的情绪有助于减轻疼痛，消极的情绪往往加重疼痛。

三、临床表现

（一）慢性疼痛的特征

慢性疼痛与急性疼痛相比较而言，存在着一定的差别。急性疼痛是疾病的一种症状，而慢性疼痛不仅是一种症状，其本身就是一种疾病，为主要不适，导致患者出现躯体功能障碍、心理障碍、治疗障碍等问题；心理反应不同，急性疼痛常伴随着焦虑，而慢性疼痛常伴随着抑郁，一旦慢性疼痛形成之后，则疼痛完全缓解的可能性极小，且容易出现药物成瘾，慢性疼痛常产生疼痛之外的各种表现：①疼痛组织的代谢改变；②运动控制不良；③自主神经功能不良；④中枢神经系统功能不良；⑤自我感觉差；⑥心理障碍。

（二）老年慢性疼痛

起病较慢，一般超过 3 个月，多与慢性疾病有关、骨质疏松等，常伴有心理障碍如忧郁等，一般无自主神经症状。

1. 躯体疼痛通常容易定位，表现为钝痛或剧痛，如骨关节退行性病变等。

2. 内脏疼痛位置较深，难以定位，表现为压榨样疼痛，可牵涉到皮肤痛，如腹腔脏器的炎症性疾病等。

3. 神经性疼痛表现为放射样烧灼痛，常伴有局部感觉异常，如疱疹后神经痛等。

（三）老年慢性疼痛的常见相关疾病

1. **慢性复发性头痛** 紧张性头痛、偏头痛、混合性头痛等，患者面部表情痛苦或出冷汗、呼吸困难等症状，并且常伴有焦虑、抑郁、睡眠障碍、疲劳、行走困难和康复缓慢的特点。

2. **中枢神经系统性疼痛** 脊髓或根性疼痛，如椎管狭窄、多发性硬化等。

3. **周围神经系统性疼痛** 糖尿病性周围神经病变所致疼痛、带状疱疹后神经痛、三叉神经痛等。

4. **肿瘤转移引起的疼痛。**

5. **其他疼痛** 骨关节病痛风、骨关节炎、外伤后关节病、类风湿关节炎等引起的疼痛。

（四）疼痛的分类

1. 程度分类

0度：不痛。

Ⅰ度：轻度痛，可不用药的间歇痛。

Ⅱ度：中度痛，影响休息的持续痛，需用止痛药。

Ⅲ度：重度痛，非用药不能缓解的持续痛。

Ⅳ度：严重痛，持续的痛伴血压、脉搏等变化。

2. 性质分类

（1）钝痛、酸痛、胀痛、闷痛。

（2）锐痛、刺痛、切割痛、灼痛、绞痛

3. 形式分类 ①钻顶样痛；②爆裂样痛；③跳动样痛；④撕裂样痛；⑤牵拉样痛；⑥压榨样痛。

四、老年慢性疼痛治疗

老年慢性疼痛治疗原则包括如下几个方面：①明确诊断，积极对因治疗；②病理治疗和心理调节同步进行；③多种方法综合治疗。

（一）药物治疗

药物在疼痛治疗中占有重要位置，药物治疗可分为以下几类。

1. **非甾体类抗炎药** 适用于轻至中度疼痛患者的镇痛治疗，常用的有对乙酰氨基酚（扑热息痛）、吲哚美辛、萘普生、吡罗昔康、尼美舒利、塞来昔布等。

2. **麻醉性镇痛药** 代表药物是吗啡，此类药物镇痛作用强大，易产生耐受性和成瘾性，控制下使用，适用于第二阶梯治疗效果不好的重度疼痛。

3. **非麻醉性镇痛药** 此类药物镇痛作用弱于成瘾性镇痛药，成瘾性小，常用的有曲马朵、喷他佐辛、罗通定、奈福泮等。

4. 非止痛药 此类药物主要作用不是止痛作用，而是起辅助止痛作用的药物。

（1）抗癫痫药物：如卡马西平、加巴喷丁、普瑞巴林等在神经痛治疗中占据重要地位。

（2）三环类抗抑郁药：此类药物可能通过改善心理状况来达到改善疼痛目的，如阿米替林。

（二）外科手术治疗

对于经系统保守治疗无效的顽固性疼痛患者，严重影响患者生活及工作者，可考虑外科手术治疗，主要是切断神经传导来达到止痛目的。

五、老年慢性疼痛患者的照护

（一）环境及日常护理

1. 居住环境 应保持居室安静舒适，温、湿度适宜，天气转冷时尤其应注意防寒保暖。

2. 活动 应进行适当的活动，最好是户外活动，这对于缓解慢性疼痛非常有效，同时改善情绪，缓解抑郁症状。

3. 饮食 慢性疼痛的老年人由于长期疼痛导致食欲差，加之服用止痛药物，可能出现恶心、呕吐等各种胃肠不良反应。因此，在饮食的照护上应尽量根据老年人的喜好制作食物，要便于老年人咀嚼和吞咽，避免气味重的刺激性食物，宜选用清淡、无刺激的易消化食物，多吃蔬菜、水果、富含维生素和膳食纤维、蛋白质的食物。

4. 排便 保持大便通畅，养成定时大便的习惯，减轻腹胀，以免诱发疼痛。

5. 情绪 保持情绪稳定鼓励老年人多与人交流和沟通，使他们感到被关怀，被肯定，以增强其战胜疾病及疼痛的信心和勇气，老年人可以找些力所能及的事去做，看书、下棋等使注意力分散；听音乐，深呼吸或进行适当活动，使疼痛得到缓解，以稳定情绪。

（二）慢性疼痛的用药护理

1. 老年人慢性疼痛的基本用药护理方法 药物治疗是疼痛最基本、最常用的方法。治疗疼痛的药物主要分阿片类镇痛药、非阿片类镇痛药和镇痛佐药3种类型。

（1）老年人发生慢性疼痛时应严格按照医嘱使用镇痛药，观察老年人用药反应及效果。

（2）定时间、定剂量服用止痛药，这样能够维持药物在血液里的浓度，达到最佳的疼痛控制。

（3）向老年人解释药物的有关知识，提高老年人的依从性和耐受性。

（4）在药物服用期间，观察可能出现的不良反应。

1）阿片类镇痛药：不良反应主要包括嗜睡、谵妄、认知障碍、呼吸抑制、尿潴留、便秘、恶心、呕吐、瘙痒、头晕、成瘾性等。嗜睡表现为老年人白天晚上都昏睡，呼唤反应差，睁眼后又很快入睡；呼吸抑制表现为呼吸深大、减慢，呼吸频率少于8次/分；尿潴留表现为患者很长时间都没有自己排小便，或是想解小便而不能解出的情况，如发生此类情况应及时送医院就诊。

2）非阿片类镇痛药：容易导致消化道和神经系统、泌尿系统的不良反应，如上腹不适、隐痛、恶心、呕吐、饱胀、嗳气、食欲减退、头痛、头晕、耳鸣、耳聋、弱视、嗜睡、失眠、麻木等感觉异常，严重者出现胃出血或穿孔。所以这类药物最好是饭后服用，对于长期服用此类药物的老年人还要定期到医院监测肝肾功能。

2. 慢性非恶性疼痛用药护理 慢性非恶性疼痛是指持续6个月以上、对常规治疗反应不佳比其他类型疼痛影响更多的一类疼痛。有代表性的是关节痛、腿痛、背痛。对于轻至中度的肌肉关节痛，对乙酰氨基酚（泰诺林）是首选药物，（此类药物大多对胃黏膜有刺激，宜饭后服用）；对于中重度的疼痛，如口服或肌内注射镇痛剂，止痛作用是可以肯定的，但是由于患者的个体差异，选用此类药物，还必须由医生开处方并判定药物的疗效。对需要应用镇痛药物的患者要深入持续的关注，出现药物不良反应时及时就医。

3. 癌痛的用药护理 老年癌痛患者的生活质量取决于疼痛症状的控制、镇痛药的适当使用、以及阿片类镇痛药相关副作用的处理。对癌痛患者根据疼痛的程度，使用世界卫生组织推荐的三阶梯止痛原则，可使70%~90%的患者达到满意的效果。方法是：依据患者疼痛程度开始治疗，建议一阶梯用非阿片类药物，但是老年患者长期使用非甾体类药物，胃肠道反应及肾毒性增加。无效时下一阶梯包括阿片类药物，重度疼痛时先用阿片类药物。一般情况下老年人体内水分减少，脂肪与肌肉的比率相对增加，因此水溶性药物的分布容积减少，由此加速了水溶性药物的起效时间，如吗啡，并且提高了药物峰浓度；对于脂溶性阿片类药物则延长了作用时间如芬太尼、而且增加了蓄积的风险。由此可见，老年人对阿片类药物不敏感，疼痛缓解的时间相对延长。非阿片类药物能够增强阿片类药物的反应，如果对最初的非阿片类药物没有反应，下一步应该用阿片类药物。

（三）慢性疼痛的运动锻炼

运动锻炼对缓解慢性疼痛非常有效。进行运动锻炼能增强骨骼承受负荷和肌肉牵张的能力，缓解骨骼疏松的进程可改善全身状况，调节情绪，振奋精神，缓解抑郁症状，恢复身体的协调和平衡。老年人进行运动锻炼以有氧运动为主，根据身体情况选择，如散步、太极拳、游泳等，并配合局部运动改善功能，而且需要坚持进行。

（四）慢性疼痛的心理护理

1. 尊重并接受患者对疼痛的反应，照护者不能以自己的体验来评判患者的感受。认真倾听老年人的主诉，给予安慰，减轻老年人的心理负担。

2. 解释疼痛的原因、机制，介绍减轻疼痛的措施，有助于减轻患者焦虑、恐惧等负性情绪，从而缓解疼痛压力。

3. 通过参加有兴趣的活动，看报听音乐、与家人交谈、深呼吸、放松按摩等方法分散患者对疼痛的注意力，有助于减轻老年人的疼痛及焦虑、抑郁情绪。

4. 尽可能地满足患者对舒适的需要，如帮助变换体位，减少压迫；做好各项清洁卫生护理；保持室内环境舒适等。

5. 做好家属的工作，争取家属的支持和配合。

（五）老年慢性疼痛的健康教育

1. **居住环境** 保持居室安静舒适，温、湿度适宜。天气转冷时尤其应注意防寒保暖。

2. **适当运动** 应进行适当的活动，最好是户外活动，可以根据病情为其选择合适的锻炼项目，如散步、按摩、太极等，对老年患者的慢性疼痛均有一定疗效，同时改善情绪，缓解抑郁症状。

3. **饮食** 饮食宜选用清淡、无刺激的易消化食物，多吃蔬菜、水果。

4. **保持大便通畅** 养成定时大便的习惯，保持大便通畅，减轻腹胀，以免诱发疼痛。

5. **保持情绪稳定** 鼓励老年人多与人交流和沟通，使他们感到被关怀，被肯定，以增强其战胜疾病及疼痛的信心和勇气，老年人可以找些力所能及的事去做，看书、下棋等使注意力分散；听音乐，深呼吸或进行适当活动，使疼痛得到缓解，以稳定情绪。

6. **其他** 老年患者多伴有其他的慢性疾病，如糖尿病、高血压、心脏病等，为了治疗相应的疾病，需同时服用多种不同的药物，而老年人对药物的耐受性较低，容易发生不良反应，因此，患者不能单独依靠药物止痛，必须尽可能多的学习疼痛的自我护理，例如：应用冷热疗法、针刺疗法、运动疗法等缓解部分疼痛。

出现下列情况应及时就诊：

①初次反复出现不明原因的疼痛或慢性疼痛突然加重，伴有头晕、乏力、麻木等症状时。②服用止痛药效果下降时，或出现不良反应时。

六、老年慢性疼痛的康复

（一）康复评定

疼痛评定方法分为两种：①直接法：即依据刺激－反应的原则，直接给患者以某种致痛性刺激所测得的痛阈，包括压痛评定法、肢体缺血性痛测定法、激光测痛法、电测痛法、温度痛阈评定法等；②间接法：即让患者自己描述或评定他现有疼痛的性质和程度的方法，包括视觉模拟评分法、口述分级评分法、问卷法、行为评定法等。临床上多以间接法评定为主，常用的疼痛评定方法如下：

1. 视觉模拟评分法 视觉模拟评分法（visual analogue scale，VAS）也称为目测类比评分法，是在白纸上划一条长 10cm 的线段，线段左端表示无痛（0），右端表示极痛（10）。目测后让患者根据自己所感受的疼痛程度，在线段上用手指出疼痛位置。从起点至记号处的距离长度也就是疼痛的强度一般重复两次，取两次的平均值。

VAS 是用来测定疼痛的幅度或强度，此法简单、快速、精确易操作，具有较高的信度和效度，在临床上广泛应用于评价治疗的效果。缺点是不能做患者之间的比较，而只能对患者治疗前后做评价。

应用视觉模拟评分法的关键是医生或检查人员在使用前需要对受检者进行详细的解释工作，让患者理解该方法的操作以及此法测痛与真正疼痛的关系，然后让患者在直线上相应的部位标出自己疼痛的强度。该方法对那些理解能力差的患者会有困难。

2. 口述分级评分法 口述分级评分法（verbal rating scale，VRS）是另一种评价疼痛强度和变化的方法。特点是列举一系列从轻到重依次排列的关于疼痛的描述性词语，让患者从中选择最适合于形容自身疼痛程度的词语。VRS 是由简单的形容疼痛的字词组成 1~4 级或 5 级，最轻程度疼痛的描述常为口令，每增加 1 级即增加 1 分。因此每个描述疼痛的形容词都有相应的评分，以便定量分析疼痛。这样，患者的总疼痛程度评分就是最适合其疼痛水平有关的形容词所代表的数字。此类方法简单，适用于临床简单的定量评测疼痛强度以及观察疗效的指标。

3. 全面评估 由于疼痛的病因复杂，因此应对患者进行全面的评估，除医学方面的评估外，还应包括社会心理学方面等的内容。医护人员应根据有关疾病进行针对性询问，重点了解患者疼痛的特征，主要包括以下：

（1）疼痛的部位、范围和过程：是哪个部位疼痛，是局部的还是全身的，是急性起病还是慢性起病，可要求患者指出疼痛的具体部位和描述疼痛。

（2）疼痛的时间：了解疼痛持续的时间，是否间歇性或持续性，有无周期性或规律性。

（3）疼痛的性质：要求患者对疼痛性质进行描述，如刺痛、钝痛触痛、酸痛、压痛等，描述疼痛性质时，让患者用自己的话才能正确表达其疼痛的感受。

（4）疼痛的程度：可用疼痛评估工具判定患者疼痛的程度。分为无痛、轻度疼痛、中度疼痛、重度疼痛。

（5）疼痛对患者的影响：疼痛是否伴有呕吐、头晕、发热等症状，是否影响睡眠、食欲、活动等，是否出现愤怒、抑郁等情绪改变。

（6）加重或缓解的因素：

1）加重因素：体位变化、运动、劳累、天气变化、冷热等。

2）缓解因素：休息、按压、冷敷、热敷、制动等。缓解和加重疼痛的因素这可能为病因或疾病诊断提供线索。

4. 疼痛问卷调查表 此类问卷分别从疼痛性质、程度、情感、感觉、评价等多方面因素综合设计而成，涉及患者心理方面的因素，常用的有 MPQ 疼痛问卷（McGill paquestionnaire，MPQ）以及简化的 McGl 疼痛问卷 SF-MPQ（SF-MPQ 是由 MPQ 简化而来）。SF-MPQ 适用于检测时间有限而同时又要获得其他疼痛强度信息如 VAS 评分结果时，同典型的 MPQ 一样，SF-MPQ 也同样是一种敏感、可靠的疼痛评价方法。

5. 其他疼痛评价方法 有压力测痛法、行为观察法等，适用于肌肉骨骼系统疾病以及老年痴呆的患者。

6. 老年人慢性疼痛评估的注意事项

（1）全面评估：评估疼痛的部位及强度，还要评估疼痛对老年人的情绪、睡眠、活动能力、食欲、日常生活、行走能力、与他人交往等生活质量的影响。重视和鼓励老年人诉说对止痛治疗的需求及顾虑，并且要根据老年人的病情和意愿，一起制定提高老年人的功能和生活质量的具体措施，进行个体化的疼痛治疗。

（2）动态评估：动态评估是指持续、动态评估老年人疼痛症状变化情况，包括评估疼痛程度、性质变化情况，爆发性疼痛发作情况，疼痛减轻及加重因素，以及止痛治疗的不良反应等，及时向医护人员反应老年人的疼痛情况。

（二）康复治疗

1. 康复治疗目标 慢性疼痛患者康复治疗的目标是消除疼痛行为的强化因素、缓解或控制疼痛反应、提高功能水平和日常生活活动的能力，减少药物使用、防止慢性症状的复发、提高生活质量。

2. 康复治疗综合措施 在疼痛的急性期即应强调预防性干预，一旦发现慢性疼痛的危险因素要及时治疗。在慢性疼痛的治疗中，康复医生首要的职责就是要确实证明患者的疼痛是良性的，没有进行性的破坏性疾病存在。然后根据全面评估的结果，针对存在的问题，确定治疗目标，为患者制订和实施合理的治疗方案。由于慢性疼痛是一个复杂的问题，是由多因素造成的，因此其治疗应该是从多方面入手，主要有以下几方面：

（1）物理因子治疗：

1）低、中频刺激疗法较好镇痛效果。方法：每次 20 分钟，每日 1~2 次，5~7 天为 1 个疗程。

2）选用短波、超短波、或微波的高频电疗法等，从小剂量开始，每次 20 分钟，每日 1~2 次，5~7 次为 1 个疗程。

3）光疗法包括红外线、红外偏振光、激光、紫外线等。

4）超声波疗法特别适合神经肌肉、骨骼系统所引起的疼痛。

5）运用水疗、石蜡等温热疗法，通过提高痛阈、改善循环、放松肌肉等减轻疼痛。

（2）运动疗法：通过牵伸训练、主被动训练等方法改善肌痉挛、提高肌力、降低疼痛敏感性，适用于运动损伤、慢性劳损、肩周炎造成的疼痛，提高了躯体功能的同时也改善了心理状况。

（3）注射疗法：通过注射药物，麻醉或阻断神经，促进炎症和水肿消退，达到缓解疼痛的目的。常用的方法有：

1）关节内注射将药物注入关节腔，治疗关节疼痛，常用的是将玻璃酸钠注入膝关节，治疗膝关节骨性关节炎。

2）扳机点注射引起肌筋膜疼痛的触发点，常位于体表，一般为 1 个，有时也有多个，注射时一般每个点注射 1~2ml 麻醉剂。

3）神经阻滞疗法，使神经的传导功能得到永久的或暂时的丧失。常用的阻滞神经有感觉神经阻滞、交感神经阻滞、A 型肉毒素神经阻滞。

4）其他静脉型、硬膜外型、皮下型等自控镇痛技术疗法，通过手控或自动定时将痛药物注入，达到止痛目的。

（4）中医传统疗法

1）通过刺激神经，促进镇痛物质释放的针灸治疗能达到止痛目的。

2）通过放松肌肉、改善活动度、增弹性等来止痛的中医的推拿按摩有很好的止痛效果。

3）通过刀具刺入病变部位，松解粘连，切割有害组织，进而起到止痛治疗作用的小针刀疗法因其损伤小、起效快、疗程短、费用低，因而受到广大患者欢迎。

（5）行为疗法：50%~70% 的慢性疼痛患者均伴有认知行为和精神心理的改变，从而进一步加重疼痛，不进行干预，易形成恶性循环。对于慢性疼痛患者，其重要的一个治疗目标是降低心理不良应激控制病态行为（如减少用药量和就诊次数），改善生活习惯以获得良好的适应行为，改变对人、对己、对事物的错误思想观念，从而改善个人与生活环境的关系，强化健康行为（如增加体能锻炼及日常活动、逐步恢复工作等）。为此，必须阻断伤害性刺激的输入，缓解紧张和压抑，引导患者重新安排和强化新的健康行为。认知行为疗法是针对慢性疼痛患者的综合性、多方面的治疗，可采用的治疗方法有生物反馈疗法、认知行为矫正、放松训练、疼痛想象转移、注意力训练等。

（6）心理治疗：疼痛是一种不愉快的感觉，不仅仅是机体损伤的一种反应，还与情绪、心理因素有关，慢性疼痛患者常常合并有焦虑抑郁，心理治疗也是慢性疼痛综合治疗的一个重要组成部分。

（周　菊　张晔芳）

第二节　大小便功能障碍

一、老年人尿潴留

（一）概念

尿潴留是膀胱内的尿液不能自主排出，老年人感觉下腹部肿胀、疼痛，用手触及下腹部膨隆，有囊性包块。

（二）病因

1. **机械性** 最常见，任何原因引起的尿道阻塞、尿道狭窄都可导致尿道机械性梗阻，使尿液无法顺利排出。如尿道炎症性水肿、结石或肿瘤、前列腺增生、尿道损伤或狭窄等，此外，直肠肿瘤、妇科肿瘤的压迫以及女性膀胱颈部梗阻也可引起。

2. **神经源性** 中枢神经系统和周围神经系统的器质性和功能性病变可不同程度地影响正常排尿的神经生理反射，也是导致尿潴留的常见原因，如糖尿病、单纯疱疹、广泛的盆腔手术影响膀胱的运动和感觉神经，腰麻后膀胱过度膨胀、会阴部手术、疼痛等所致尿道括约肌痉挛。

3. **药物性** 很多药物都可引起尿潴留，如中枢神经抑制药可抑制大脑皮质及脑干的自主排尿控制功能、抗胆碱类药物如阿托品、普鲁本辛可使逼尿肌松弛、α肾上腺素类药物可使括约肌收缩，其他药物如抗高血压药物、抗心律失常药物、钙通道阻断药、抗组胺药以及某些抗抑郁药都有引起尿潴留的报道。

4. **其他原因** 如果逼尿肌收缩与膀胱颈或括约肌弛张的协同发生失调，就可导致排尿困难、尿潴留的发生，神经源性膀胱可出现协同失调。此外，醛固酮增多症、长期腹泻或应用利尿药等致低血钾，可使膀胱逼尿肌无力。急性尿潴留也可见于高热、昏迷患者，精神因素、不习惯卧位排尿也是导致尿潴留的原因。

（三）临床表现

尿潴留可分为急性和慢性，不同类型的尿潴留患者临床表现存在差异。

1. 急性尿潴留 也称为完全性尿潴留，为突然发生的短时间内膀胱充盈，尿液不能排出，膀胱迅速膨胀而成为无张力性膀胱。下腹胀满并膨隆，尿意急迫而不能自行排出，患者感到尿胀难忍，辗转不安，十分痛苦。在触诊或叩诊膨胀的膀胱区时，有尿意感。常见于尿道损伤、尿道结石嵌顿、前列腺增生。

2. 慢性尿潴留 又称为部分性尿潴留，起病缓慢，患者可无明显表现，有的人只是通过体检或出现其他并发症而被发现。慢性尿潴留引起大量残余尿时，尿液可因充盈过满而溢出，出现尿失禁，这种失禁称为假性尿失禁。慢性尿潴留常见于前列腺增生、尿道狭窄、神经源性膀胱、膀胱膨出及其他尿道梗阻性疾病。

（四）临床治疗

尿潴留的治疗原则是解除病因，恢复排尿。但对病因不明或梗阻一时难以解除的患者，应当先做尿液引流，如导尿、膀胱造口等，以后再做病因处理。尿潴留的患者无论是否导尿，均易并发尿路感染，应积极予以抗感染治疗。

1. 对症治疗 病因明确并有条件及时解除者，应立即解除病因，恢复排尿。例如包皮口或尿道口狭窄切开，尿道结石立即取出结石。药物或低血钾引起的尿潴留，停药或补钾后即可恢复正常排尿。

2. 病因治疗 腰麻或肛管手术后的尿潴留，可用针灸或穴位注射新斯地明治疗。

3. 导尿 急性尿潴留时最常用的方法，任何情况下膀胱高度膨胀时应立即导尿，以免膀胱极度膨胀后成为无张力膀胱。

4. 膀胱穿刺或膀胱造瘘术不能插入导尿管者，可在无菌操作下自耻骨上缘穿刺膀胱，抽出尿液，如需长期引流，应行膀胱造瘘术。

5. 防止感染。

6. 后期病因治疗，如手术去除结石、肿瘤和增生前列腺，积极治疗尿道狭窄、神经源性膀胱等。

（五）老年尿潴留的照护

1. 一般护理 仔细询问老年人的感受，是否出现尿液不能排出，是否有下腹部肿胀、疼痛。用手检查是否下腹部膨隆明显，有囊性包块。有以上征象提示，应紧急就诊处理，以免导致严重并发症，甚至危及生命。

2. 心理护理 老年人发生尿潴留时，首先要安慰老年人，消除紧张焦虑情绪，以免影响排尿，加重病情。

3. 体位护理　卧床老年人可改变体位，卧位变为站立位再进行排尿。

4. 诱导排尿　采取诱导排尿法，可用水龙头放出水声，让老年人听水流声以诱导排尿；用温热毛巾敷下腹部或温水坐浴、温水冲洗会阴部等，使腹部肌肉松弛，以促进排尿。

5. 二次排尿护理　对于慢性尿潴留的老人，除了积极治疗引起尿潴留的疾病外，教会老人养成 2 次排尿的习惯，即在排尿后，站或坐 2~5 分钟再次排尿，这样做可增加膀胱的排尿效应，减少残余尿。

6. 留置导尿管的护理　①应选择对尿路刺激小、大小适合的导尿管，保持导尿管的通畅，防止扭曲受压或折叠；②注意观察尿袋中尿液的性质、尿量、颜色及尿袋的位置等，患者下床活动时注意尿袋的高度不应超过耻骨联合的水平；③应注意无菌操作，并用碘伏棉球行会阴部擦洗 2 次 / 天，防止泌尿系统感染；④尽可能减少导尿管与储尿袋接口的拆卸次数，在尿液清亮和无尿路感染时，避免冲洗膀胱，尿袋 3 天更换 1 次，以减少尿路感染机会；⑤病情允许的情况下，嘱多喝水，尿量每日不少于 2 500ml，增加尿液对尿路的冲洗作用，减少尿路感染、结石的发生率；⑥间歇开放引流和训练逼尿肌功能，每2~3 小时开放 1 次，可预防膀胱萎缩；⑦定期更换导尿管，以防止导尿管堵塞或与组织粘连。

7. 老年尿潴留的预防措施

（1）养成良好的排尿习惯：老年人日常应多饮水，有尿意应及时排尿，不憋尿，养成定时排尿的习惯；掌握排尿的规律，快到排尿时间照护者应协助老年人等待排尿；排尿时，等候者不要催促，以免影响排尿；保护老年人隐私，夜间在床旁放置便器，以减少顾虑心理。

（2）注意防寒保暖，避免感冒：日常生活中，老年人要防止各种感染的发生，积极治疗易引发尿潴留的各种疾病，避免尿潴留发生。当老年人有排尿不畅或夜尿次数增加，要及时到医院就诊，以确定前列腺是否肥大，及时治疗，以免耽误病情。

（3）适当活动，以不劳累为宜：不要过度疲劳，特别是男性老年人不宜久坐，以防发生前列腺部位血流不畅。

（4）保持清淡饮食：少吃辛辣刺激性食物，少饮或者不饮酒；保持大便畅通，防止便秘，长时间便秘会压迫膀胱颈部，导致尿潴留。

（5）避免服用或慎用引发尿潴留的药物：应在医生指导下用药。若出现排尿不畅或困难，及时就诊，及时治疗。

（六）老年尿潴留的康复

1. 康复评定　包括病史采集、临床检查、辅助检查等。

（1）询问患者的发病经过及排尿障碍特点，了解患者以往的饮水和排尿习惯，是否有外伤、手术、糖尿病、脊髓炎等病史。

（2）针对原发病的全身体格检查。

（3）针对膀胱的检查包括简易膀胱容量和压力测定以及残余尿量的测定。

2. 康复治疗 首先制定患者排尿时间表，避免膀胱过度充盈。诱导排尿护理：一些机械性梗阻所致的尿潴留患者可使用诱导排尿措施使患者排出小便。明确病因后，可采取腹部热敷、按摩下腹部或听流水声诱导患者排尿。对尿潴留时间较短、膀胱充盈不严重的患者采取热敷耻骨上膀胱区，诱导排尿较有疗效。按摩时顺脐到耻骨联合中点处轻轻按摩并逐渐加压，以手掌自膀胱上方向下轻压膀胱帮助排尿，切忌用力过猛，造成膀胱破裂。用温水清洗外阴诱导排尿，机械温度可刺激相应的阴部神经支配区的皮肤，诱发排尿反射，也可在足底部用湿纱布或温水浸泡、按摩足底（S1、L5 神经支配足底）。主要通过强化局部感觉刺激和增加肌肉力量来改善排尿。

二、老年人尿失禁

（一）概念

尿失禁是指老年人由于膀胱括约肌的损伤或神经功能障碍而丧失排尿自控的能力，使其尿液不受主观控制而自尿道口溢出或流出的状态。尿失禁分为暂时性尿失禁和已经形成的尿失禁。暂时性尿失禁是指通过治疗或纠正其影响因素后可以恢复的尿失禁。已经形成的尿失禁是指由于疾病本身原因导致的尿失禁，其不容易恢复。

（二）病因

1. 中枢神经系统病变 脑血管病、痴呆等，导致大脑对脊髓排尿中枢起抑制作用减轻，从而导致尿失禁。

2. 尿道过度下移 老年女性盆底肌肉松弛，导致膀胱颈后尿道下移。

（三）常见临床表现

1. 尿液不受主观控制而自尿道口溢出或流出。

2. 伴发其他症状 ①尿急；②尿频：日间排尿超过 7 次；③夜尿；④突然出现的排尿急迫感等。

3. 尿失禁的常见类型 ①真性尿失禁：膀胱或尿道感染、结石、肿瘤或结核等疾患使膀胱逼尿肌过度收缩，尿道括约肌过于松弛，造成膀胱失去贮尿功能以致尿液不由自主地从膀胱排出，有尿即排，类似尿频。②假性尿失禁：下尿路梗阻（如尿道狭窄、前列腺增生或肿瘤等）或膀胱逼尿肌无力、麻痹（先天性畸形、损伤性病变等导致调节膀胱的下运动神经元损害），造成膀胱过度膨胀、内压升高，致尿液被迫溢出，又称溢出性尿失禁。③压力性尿失禁：

尿道括约肌松弛致使用力咳嗽、打喷嚏、大笑、举重物时，少量尿液不自主溢出，见于功能性尿道括约肌松弛，如产伤历史、盆腔肿瘤压迫等。

（四）检查

1. 常规检查 尿常规、尿培养检查对尿液进行化验，以了解有无泌尿系感染。

2. 测定残余尿量 通过排空尿液后来测定膀胱内残余尿量的方法，一般可以使用导尿、超声等方法检测。

3. 尿道压力测定 膀胱内充满尿液，在站立时咳嗽或举起重物，观察是否出现漏尿现象。

4. 尿垫试验 放置一块已经称重的卫生棉后再进行指定活动，锻炼3分钟后再次称重卫生棉，以了解漏尿情况。

（五）临床治疗 根据尿失禁的不同类型，选择不同的治疗方法。

1. 药物治疗

（1）一线药物：托特罗定、曲司氯胺和索利那新。

（2）其他药物：①其他 M 受体拮抗剂，如奥昔布宁；②镇静抗焦虑药，如安定、氯丙嗪等；③钙拮抗剂，如异搏定、心痛定等；④前列腺素合成抑制剂，如消炎痛。

2. 手术治疗 尿道悬吊术、膀胱颈悬吊术及阴道前壁修补术等。

（六）老年人尿失禁的照护

1. 环境和日常护理 ①卧室靠近厕所（卫生间），厕所照明充分；②对于小便困难的老年人，尿壶放在床旁，夜间鼓励老年人用尿壶；③睡前限制饮水以减少夜间尿量，避免摄入有利尿作用的咖啡、浓茶、可乐和酒类等饮料。

2. 病情观察 观察老年人尿失禁的情况，关注并记录老年人尿失禁的次数、每次排尿量、排尿时间、伴随症状等，并且比较尿失禁有无加重，为就诊时提供依据。

3. 皮肤护理 对于无法自己如厕小便的尿失禁老年人，为老年人提供尿壶、便盆，更换尿布、简易尿袋，清洁并且保持会阴部及臀部局部皮肤干燥，观察老年人会阴部及臀部局部皮肤的情况观察，会阴部及臀部局部皮肤有无发红、压疮等，如果有则及时给予积极处理。

4. 用药 一些药物（如镇静剂、钙通道阻滞剂）可引起或加重尿失禁，故尿失禁老年人应尽量在医生指导下改用其他药物或减少用量。

5. 心理支持 顾及老人的尊严，以减轻老年人的内疚、羞愧及尴尬感；用心聆听老年人抒发困扰及愤怒情绪，解释尿失禁是可治疗的症状，以舒缓其压力。

6. 发生以下情况及时就诊 ①新发生的不明原因的尿失禁；②尿失禁症状

加重；③会阴部或者臀部皮肤出现红肿、压疮；④有留置导尿管的尿失禁老年人，定期到医院更换尿管、尿袋，检查小便是否有感染。

（七）老年尿失禁的康复

1. 康复评定

（1）排便情况：尿频（白天超过 6 次，晚间超过 2 次）、尿急、尿痛、排尿中断、排尿次数、尿潴留及尿失禁情况。

（2）尿流动力学检查：包括尿流率测定、膀胱压力容积测定、尿道压力分布测定等。

（3）括约肌肌电图：了解尿道肌肉是否有失神经支配情况。

（4）影像尿动力学检查：是在影像（X 线或超声）记录下进行膀胱测压和尿动力学参数测定。

2. 康复治疗

（1）运动疗法：尿失禁通过强化盆底肌肉力量，来改善控制排尿能力。①提肛运动：提起、收紧肛门，保持 5 秒，再放松，反复 10 次以上，每次治疗 10 分钟，每日 3 次以上，坚持 1 个月以上。②膀胱功能训练：通过控制排尿来纠正尿急、尿失禁。方法：收缩盆底肌肉，控制排尿间隔时间，由 30 分钟逐渐延长至 2~3 小时。

（2）电刺激法：通过刺激骶神经或逼尿肌，促进逼尿肌收缩，引发尿液排出。

（3）磁疗法：通过刺激骶神经，促进尿液排泄。

（4）注射疗法：将 A 型肉毒毒素注入膀胱壁肌肉，抑制逼尿肌收缩，适用于逼尿肌反射亢进患者。

（5）其他中医传统治疗等。

三、老年人便秘

（一）概念

正常人每天排便 1 或 2 次或 2~3 天排便 1 次。老年便秘是指老年人排便次数减少，每周排便少于 3 次，并且排便费力，粪质硬结，量少，排不尽感，或努力排便时间大于排便时间的 25%。

（二）病因

1. 消化功能减退
老年人消化系统功能衰退，唾液腺、胃肠和胰腺的消化分泌量减少，消化吸收功能降低，故进食量相对减少。老年人胃肠反射减弱，腹部及骨盆肌肉收缩力下降，使排便困难。

2. 缺乏膳食纤维
老年人牙齿不健全，饮食过于精细，偏向摄取易消化营养丰富、软烂无渣的食物，缺乏蔬菜及瓜果等富含水分膳食纤维的食品；加之老年人偏食、进食单调，形成粪块的机械性刺激不足以使直肠黏膜充盈扩张，肠蠕动能力减弱，无法产生排便反应。

3. **肠蠕动缓慢** 老年人体力活动减少，或久病长期卧床，肠蠕动功能减弱，排便无力，粪便在肠内停留时间过长，所含水分大部分被肠黏膜重吸收，致使粪便干燥、坚硬，难以排出。

4. **精神心理因素** 老年人常会出现便秘症状。这是神经调节功能紊乱引起精神紧张、心情抑郁，环境改变或打乱生活规律导致胃肠功能紊乱，引起或加重便秘。

5. **肛门直肠疾病** 老年人因患痔疮、肛裂等，为避免排便时疼痛和害怕出血，总是有意识地控制便意，久之则发生便秘。

6. **体内缺水** 老年人感觉口渴的能力下降，在体内缺水时也不会感到，致饮水量较少使肠道中水分减少，导致大便干燥。

7. **药物因素** 老年人多潜在各种疾病，长期服用某些药物，如抗忧郁剂氟西汀（百优解）、抗酸剂雷尼替丁、利尿剂呋塞米、铁剂、抗帕金森病药物等。这些药物会抑制肠蠕动，引起便秘。

8. **排尿不便** 老年人由于前列腺肥大、瘫痪，或长期卧床的老年人，因排尿不便而自行减少饮水，使大便干结。

9. **排便受阻** 肠肿瘤阻塞、肠炎、放疗反应、手术创伤致肠腔狭窄或粘连可引起梗阻性便秘。

（三）临床表现

1. **排便困难** 排便次数每周少于3次，粪便量少，排便间隔时间延长，并逐渐加重；粪便干硬，难以排出；或粪便并不干硬，也难以排出。

2. **伴随症状** 口渴、恶心、腹胀、腹痛和会阴胀痛等。

3. **与便秘有关的疾病表现** 肛裂可有排便疼痛、鲜血便；直肠肿瘤、憩室炎、肠缺血等可有黏液血便、肿块；内分泌疾病如甲状功能减退，会出现畏冷、黏液水肿等。

（四）便秘的常见检查

根据临床表现选择检查方法，病因明确的便秘（活动少，用药引起的便秘），不需要检查，可以直接治疗。病因不明确的便秘，要进行下列检查。

1. **肛门直肠指检** 一般取左侧卧位、仰卧位或者肘膝位，医生戴手套并涂以液体石蜡等润滑剂，轻轻按摩肛门周围后，手指缓缓插入肛门和直肠进行触摸检查。直肠指检是便秘初步筛选的重要检查。

2. **钡剂灌肠** 钡餐检查一方面可以发现患者有无器质性病变，同时还可用于了解钡剂通过胃肠道的时间、小肠与结肠的功能状态。

3. **直肠肛门压力测定** 可以帮助判断有无直肠、盆底功能异常或直肠感觉阈值异常。

4. 球囊排出试验 它有助于判断直肠及盆底肌的功能有无异常。

（五）便秘的治疗

治疗原则包括：个体化治疗；早期治疗；综合治疗；避免滥用泻药。基本治疗方法如下。

1. 饮食控制与规律排便 ①饮食控制非常重要，应增加水分和膳食纤维含量高食物的摄入，减少高脂肪、高蛋白食物的摄入；②充足的饮水能使大便软化而促进其在肠道内的传输；③食入膳食纤维能增加水分吸收，使粪便软化，并使大便维持一定的体积并成形，有助于神经功能完好患者的结肠传输；④定时、规律排便能防止大便过分堆结和嵌塞，避免便秘。

2. 药物治疗

（1）口服缓泻剂：如麻仁丸、液体石蜡、硫酸镁等。

（2）胃肠动力药：如枸橼酸、莫沙比利、西沙比利。

（3）简易通便剂：如开塞露、甘油栓、肥皂栓等。

（4）灌肠：便秘严重者必要时给予灌肠。可选用温盐水、开塞露或肥皂水行小量不保留灌肠。

3. 人工排便 若发生粪便嵌塞，且灌肠后仍未排便者，用戴手套的手指润滑后伸入直肠，将粪便挤碎后取出。

4. 中医辨证施治 传统医学认为，便秘多由体内大肠积热、气滞、寒凝或阴阳气血亏虚，进而使大肠的传导功能失调所致。便秘病因的不同，所伴随的症状也不同，因此要采取辨证施治的方法治疗不同类型的便秘。

5. 去除导致便秘的原因 如药物引起的便秘，尽量改用其他药物；活动减少引起的相关便秘，应减少卧床，增加活动。

6. 手术治疗 经保守治疗无效者可考虑手术治疗，常用的方法有肠造瘘或回肠造瘘术。

（六）老年人便秘的照护

1. 养成良好的排便习惯 定时排便，早餐后或临睡前按时蹲厕，培养便意，但最好是在早餐后15~45分钟，最初可用甘油栓剂、开塞露等帮助建立规律的便意，取坐位，即使无便意，也要坚持蹲厕3~5分钟排便时身体前倾，排便用力勿过猛，心情放松，先深呼吸，后闭住声门，向肛门部位用力解便，注意力集中，避免排便时看书看报有便意则立即排便，勿忽视任何一次便意，不要留宿便。

2. 少用泻药 勿长期服用泻药，防止药物依赖发生。

3. 保证良好的排便环境 环境安静、空气流通、无异味、无他人打扰，便器应清洁而温暖。

4. 使用辅助器 体质虚弱的老年人可使用便器椅，提供排便坐姿的依托，减轻排便不适感，保证安全。

5. 伴发其他疾病时注意安全 高血压、冠心病和脑血管意外患者应避免用力排便，若排便困难，要及时就诊，以采取相应措施，以免发生意外。

6. 适量活动 老年人根据自身情况参加运动，若患者身体条件允许可适当参加体育锻炼，如散步、慢跑、打太极拳等。

7. 避免久坐 若患者长期卧床或坐轮椅，应该避免久坐久卧，可扶助站立非睡眠时间，能够站立就不要坐，能够坐就不要卧床。

8. 腹部按摩 取仰卧位，用手掌从右下腹开始沿顺时针向上、向左再向下至左下腹，按摩至左下腹时应加强力度，每天2~3次，每次15分钟左右，站立时也可以做，每天早晚、便前20分钟或餐后2小时进行，在按摩同时可做肛门收缩动作。

9. 收腹运动和肛提肌运动 收缩该部位的肌肉10秒后放松，重复训练数次，以提高排便辅助肌的收缩力，增强排便能力。

10. 卧床锻炼方法 躺在床上，将一条腿屈膝抬高到胸前，每条腿练习10~20次，每天3~4次，从一侧翻身到另一侧（10~20次），每天4~10次。

（七）老年人便秘的康复

1. 康复评定

（1）排便情况：①排便时间：正常3~10分钟，努力排便时间占排便时间是否大于25%。②间隔时间：正常排便每周3次到每日3次，便秘者少于每周3次。③排便量及性状正常排便量一般50~200g，为黄褐色软便，便秘者至少粪便量的25%为硬粪块。④其他如进食量是否过少、排便习惯有否改变、是否服用影响排便药物、纤维素摄入是否不足、有没有抑郁等精神因素等。

（2）直肠肛管测压：了解内外括约肌张力及功能分布情况、直肠括约肌反射、最大肛管收缩压及收缩时间，排便时直肠括约肌的协调情况。

2. 康复治疗

（1）饮食调节：进食高纤维素食物（如蔬菜类：笋干、辣椒、菜花等；粮食类：大麦、玉米、荞麦面等；水果类：红果干、樱桃、黑枣等；豆类：黄豆、青豆、蚕豆等），可促进肠蠕动，促进大便排泄。

（2）排便训练

1）定时排便：养成每日定时排便的习惯，尽量沿用以前的排便习惯，由于早餐后或早晨起床后胃结肠反射最强，所以，此时排便为最佳时间。

2）排便体位：以蹲位、坐位较好，如不能保持上述体位，尽量以左侧卧位。

3）促进排便反射：排便前按顺时针方向按摩腹部，刺激肛门括约肌和盆底肌以利于排便反射形成。

（3）物理因子治疗

1）干扰电疗法：取坐位或卧位，用四块电极，分别有乙状结肠和降结肠两种位置放置方法，电极采取交叉放置，频差 0~5Hz 治疗 10 分钟，再改用频差 0~100Hz 治疗 10 分钟，每日 1 次，20 次为 1 疗程。

①乙状结肠位置：左下腹外下和腰骶部中间，耻骨联合外上和下腰部左侧。

②降结肠位置：左下腹下部和左腰部，左下腹上部和左骶部。

2）音频电疗法：采用两块电极，放在脐左右两侧，频率 2001，调制中频电（输出波形选用连调波），电流强度最好达到腹部有明显跳动感，每次治疗 20 分钟，每日 1 次，10 次为 1 个疗程。

3）低频电疗法：选用两块大小 200~250cm 电极，放在腰骶部（阳极）和下腹部（阴极），选用三角波，频率 0.5Hz，电流强度最好达到腹部有明显肌肉收缩，每次治疗 10 分钟，每日 1 次，20 次为 1 个疗程。

4）肌电生物反馈：将电极放置在骨盆肌肉对应的皮肤上，通过放松练习拟排。

5）水疗法：先用温水（20℃）坐浴 10 分钟，再用冷水（15℃）和热水（40℃）交替用来治疗便秘进行冲洗腹部 1 分钟，重复 4 次，适用于腹肌及提肛肌无力患者。

（4）运动疗法：根据病情，选择适合自己的运动项目，如步行、太极拳等有氧运动来提高肌力、耐力，改善自主神经功能，达到改善临床症状目的。

（5）中医传统治疗：针灸治疗，推拿按摩。

（6）精神心理疗法：通过合理的心理疏导，缓解老年人抑郁、害怕和恐惧等负性心理。

（7）生物反馈治疗：通过电脑进行信息转换，把一些不能被自身所感知的生理及病理生理活动（如排便过程），转化为声音、图像等可被感知的形式（如卡通图像等），从而让老年人意识到自己的错误行为并按要求改正，以达到治疗便秘的目的，这是目前临床较推崇无副作用、效果较好的治疗方法之一。

（8）其他治疗。

四、老年人大便失禁

（一）概念

是指粪便不随意地呈液态流出，自己不能控制。大便失禁随年龄增大发病率也增加，65 岁以上的老年人大便失禁的发病率为年轻人的 5 倍。美国的多项调查提示大便失禁发生率约 2.2%~18.4%，其中 30% 的患者大于 65 岁，63% 为女性。

（二）病因

1. 直肠肛门病变

（1）肛门直肠先天性异常、瘘、直肠脱垂。

（2）肛门直肠创伤：损伤、手术（包括痔核切除术）、肛门直肠感染、克罗恩病等。

2. 神经性病变

（1）中枢神经系统受累：痴呆、镇静状态、精神发育迟缓、脑卒中、脑肿瘤、脊柱损伤、多发性硬化等。

（2）外周神经系统受累：马尾损害、多发性神经炎、糖尿病和中毒。

（3）骨骼肌疾患：重症肌无力、肌病和肌营养不良。

（4）平滑肌功能异常：直肠顺应性异常、炎症性肠病、放射性直肠炎、直肠缺血和粪便嵌顿。

（5）肛门内括约肌功能不全：放射性直肠炎。

（6）其他：严重腹泻、肠易激综合征、特发性甲状腺功能肥大细胞增生症、脾大、肛门直肠感染等。

（三）临床表现

1. 完全大便失禁，不能随意控制粪便及气体排出。

2. 不完全大便失禁，可控制干便排出，却不能控制稀便和气体排出。

3. 并发症会阴部、骶尾部皮炎及压疮；患者的心理困窘甚至恐怖。

（四）大便失禁的常见检查

1. 影像学检查 肛管内超声可简便快速了解肛门括约肌解形态，若操作者经验丰富，发现括约肌病变的敏感性及特异性可接近 100%。

2. 肛管动力测量 肛管动力测量可评估肛门内外括约肌、直肠、肛门抑制反射和直肠感觉功能，为该病的诊断提供重要依据。

3. 肛直肠生理学测定 肛管测压、肌电图描记肛门括约肌的功能状况及神经支配情况，肛管超声检查直肠黏膜及黏膜下层组织结构。

4. 排粪造影检查 应用放射造影方法观察排便时盆底肌和直肠动力活动，通过直肠角改变，可以推测耻骨直肠肌的状态和损伤程度。

5. 内镜检查 直接了解肠道情况。

（五）老年人大便失禁的临床治疗

1. 非手术治疗 老年人中轻度大便失禁较常见，大部分通过非手术治疗即可获得满意疗效。

（1）去除病因：如果病因能够找到，应设法予以去除。例如对于糖尿病性神经病变引起的大便失禁者，有效地控制高血糖即可使症状改善。

（2）控制腹泻：对于合并腹泻的患者，应设法控制腹泻，以使粪便成形，更易被节制机制所控制。

（3）药物治疗：能较有效地使大便回纳入直肠的药物有阿片类止泻剂。

2. 外科手术 如大便失禁经过保守治疗后仍无改善则应手术治疗。包括肛门括约肌修补术、括约肌移植加电刺激装置植入术、人工肛门括约肌和人工肛门。

（六）老年人大便失禁的照护

1. 环境及日常护理 保持环境整洁，处理排泄物后用有杀菌效果的去污剂清洁双手，保持房间空气流畅，及时开窗通风，及时更换并清洁污染的衣裤、床单、垫子。失禁老年人每日饮水应该在 2 000~2 500ml 基础上加上失禁过量排出的水分。

2. 皮肤护理 ①长期卧床的大便失禁老年人常有会阴部或臀部损伤，应该选择适当的护理用具，防止肛周皮肤长时间受大便刺激，注意失禁袋的固定，以及局部皮肤的观察，无破损者及时更换失禁袋；②照顾者应该及时为大便失禁老年人清洁肛周皮肤，注意观察局部皮肤黏膜有无红肿、破损，外擦鞣酸软膏、扑粉、药物等，防止发生皮肤破损，清洁的频率根据大便失禁的程度及肛周皮肤的情况而定。③清洁大便失禁时用棉质小毛巾沾温热水后轻柔擦拭肛门周围皮肤，并且保证局部皮肤干燥；④发生皮肤破损时积极处理局部的同时应注意变换体位、加强营养等，必要时应该到医院就诊。

3. 规范用药 大便失禁的老年人，应该遵从医嘱用药，因为大便失禁的发生原因较多，滥用药常常没有效果，而且有可能加重大便失禁。

4. 心理支持 评估患者是否有难以启齿、意志消沉、孤僻、害怕、孤寂、抑郁和惧怕社交等灰色心理，尊重患者，鼓励他们回到社会。主动提供照顾，给患者精神上的理解，同时及时处置大便失禁的困窘，帮他们渡过难关。

5. 及时就医 发生以下情况，大便失禁老年人应该及时就诊①新发生不明原因的大便失禁；②出现肛门周围皮肤破损或压疮；③患者出现脱水、消瘦等不适；④大便失禁加重。

（七）大便失禁的康复

1. 康复评定

（1）了解是否有神经系统疾病、胃肠道疾病等影响胃、直肠功能的疾病病史。

（2）了解发病前、后的肠道功能和排便模式，如完成排便所需时间、排便频率、大便的性状。

（3）了解有无使用直肠刺激、计划外排便、使用诱发排便的食物及影响肠道功能的药物史等。

（4）评估肠道症状对患者日常生活能力及社会参与能力的影响。

（5）检查肛门周围皮肤的触觉及针刺觉，通过直肠指检，评估外扩约肌的张力等。

2. 康复治疗 根据评定结果及早制定一个综合性的、个体化的肠道管理方案。降低大便失禁的发生率，降低对药物的依赖性，帮助患者建立胃结肠反射、直结肠反射、直肠肛门反射，使大部分患者在厕所、便器上利用重力和自然排便的机制独立完成排便。

（1）肠道管理：定时排便制度，促进直结肠反射的建立，腹部按摩，排便体位，饮食管理。

（2）加强盆底肌训练：可适当给予直肠收敛性药物、直肠动力控制药物，对于合并直肠炎症的患者需注意抗感染治疗。

（3）经肛门电刺激：能改善某些大便失禁患者的大便节制能力。

（4）生物反馈治疗：若药物治疗无效则推荐生物反馈治疗。生物反馈治疗指对大便失禁患者进行排便生理过程训练。因其简单、经济且无副作用，近年来得到了广泛应用。

（周　菊　张晔芳）

第三节　压力性损伤

一、概念

压力性损伤或压力性溃疡，临床上常称压疮，是由于身体局部组织长期受压，血液循环障碍，组织营养缺乏，致使皮肤失去正常功能，而引起的组织破坏和坏死。

二、病因

（一）力学因素

1. 垂直压力 是导致压力性损伤的首位因素。

正常毛细血管压力 15.75~22.5mmHg。压力若超过此值可阻断毛细血管对组织灌流，引起组织缺氧。并与持续时间长短有关。在临床工作中，不论采用何种姿势、体位都应注意经常变换。

2. 剪切力 是引起压力性损伤的第二位因素，比垂直方向的压力更具危险。剪切力是两层组织相邻表面间滑行时所产生的进行性相对移位而引起，与体位关系甚为密切。由于床头抬高使身体下滑，或坐轮椅者身体后倾时，均可产生与皮肤相平行的摩擦力及与皮肤垂直的重力，从而在骶尾部和坐骨结节处产生较大的剪切力。

3. **摩擦力** 是机械力作用于上皮组织，能去除外层的保护性角化皮肤，增加皮肤对压力性损伤的敏感性。床铺皱褶不平、渣屑或搬动时拖、拽、扯、拉患者均产生较大摩擦力。

（二）理化因素

1. **潮湿** 潮湿可由大小便失禁、引流液污染、出汗等引起。过度潮湿引起皮肤软化及抵抗力降低，潮湿会浸润皮肤组织，削弱皮肤角质层的屏障作用，造成局部皮肤水肿，使上皮组织更容易受到剪切力和摩擦力所伤。

2. **温度** 已有研究体温每升高 1℃ 组织代谢的氧需要量增加 10%，如果软组织已处于压迫引起缺血的危险时限，当受压组织的温度升高时，更容易发生坏死。因此，以往的压力性损伤治疗中用烤灯法是不妥的。另外，不合理使用热水袋、冰袋等，也会影响局部组织代谢或使局部血管收缩而缺血缺氧。

（三）自身因素

1. **年龄** 老年人皮下脂肪和皮脂腺减少，汗腺萎缩，表皮细胞再生缓慢，皮肤的营养供给不足和功能减退，血液循环不良等，是压力性损伤的内因之一。

2. **营养** 是直接影响压力性损伤愈合的因素。往往年纪大的人易发生营养不良，不良的营养摄取或贫血皆会影响伤口的愈合以及导致免疫力的下降。

3. **失禁** 老年患者出现生理性退变，尿道括约肌松弛、肛门括约肌松弛以及盆腔内肌肉韧带力量减退、膀胱容量缩小、雌激素水平下降等生理因素；神经精神系统疾病、尿路梗阻、活动能力受限等病理性因素。药物作用等外界因素容易出现压力性和急迫性尿失禁及排便失控，造成局部组织潮湿。各国尿失禁患病率虽有差异，但是均随患者年龄的增加而增加，且女性发生率高于男性。尿失禁虽然不会对老年患者造成致命性损害，但是会影响老年患者生活质量和心理健康，更会增加患者尾骶部、会阴部皮炎及压力性损伤的发生率。正常皮肤偏酸性，pH 4.0~5.5，尿液为碱性，尿液的浸渍使皮肤酸碱度发生改变，保护能力下降。尿失禁时，尿液长期浸渍皮肤可能使皮角质层变软而失去正常的防御功能。潮湿增加皮肤和床单间的摩擦力，削弱皮肤角质层的屏障作用，导致皮肤保护力下降，局部皮肤易于破损。

4. **活动能力下降** 跌倒在老年人中是常见的，每年大概有 1/4~1/3 的年龄 ≥ 65 岁的老人发生跌倒。有研究显示，美国 2001~2008 年间住院老年患者跌倒发生率增加了大约 50%，并且跌倒发生率随年龄增长而上升。跌倒会导致老年患者软组织挫伤、脱臼、骨折等损伤。这些损伤或是慢性消耗性疾病等均会限制老年患者的活动能力，甚至需要长期卧床。长期卧床的老年患者常因疾病而失去活动能力或失去自主变换体位的能力，会导致尾骶部、足跟部、内外踝部、肩胛部、左右股骨大转子等骨性突起部位持续受压而发生压力性损伤。在长期的临床实践中发现压力性损伤不仅发生于卧位，也常发生于坐位，而老年患者因为年老体弱或失去活动能力，除了卧床外其活动方式也被轮椅取代，因此，坐位时坐骨结节处发生压力性损伤的概率也增加。

5. 老年慢性疾病 老年患者身体功能逐渐衰退，各系统功能逐渐下降，身体内环境不稳定，容易发生各种疾病，由于老年患者生理、心理方面的特殊性，老年患者疾病具有其特殊性，主要表现在病因、病理机制复杂；多种疾病并存；容易伴发并发症；非特异性症状多见；易发生精神异常和意识障碍；起病急、易发生全身衰竭；患病后恢复慢、易反复发作；服用药物种类多；沟通交流困难等。老年人易患的慢性疾病包括充血性心力衰竭、慢性阻塞性肺病、心血管疾病、糖尿病、肥胖等慢性疾病，并使用糖皮质激素等药物，研究结果显示，这些因素会增加压力性损伤的发生、发展。

三、临床表现

1. 疼痛和瘙痒 大多数压力性损伤患者有不同程度的疼痛和瘙痒，而感觉迟钝者，即使有较严重的深溃疡也可能不会出现疼痛。

2. 局部皮损 皮肤充血、水疱、破损或坏死；周围皮肤弹性和营养差。部分患者深层可受累，包括出现肌炎和骨髓炎。

3. 并发症 包括脓毒血症、败血症、贫血及坏疽等。

4. 基础疾病 患者常合并多种基础疾病，主要表现为不能活动或活动受限，如瘫痪、身体虚弱、神经损伤、脑卒中、糖尿病、营养不良或昏迷等。

5. 易发部位 压力性损伤发生部位 90% 以上的压力性损伤出现在腰部以下，骶骨、髂棘、股骨大转子、足跟及外踝等处为好发部位。其他部位也可发生，主要取决于患者的体位。

四、常见检查

1. 细菌培养压力性损伤创面 细菌培养对选用抗生素帮助不大，因为创面往往有多种细菌生长。但是，如果发生菌血症、全身感染或压迫性压力性损伤持续不愈，则需要进行伤口细菌培养和药物敏感试验。

2. X 线 未被治愈的压迫性压力性损伤可引起蜂窝组织炎或更深层的感染，应警惕压力性损伤下面的骨髓炎，这常易被遗漏，通过 X 线片可以发现骨髓炎，这对下一步治疗非常有用。

3. 压力性损伤的局部评估

（1）压力性损伤的大小、潜行、分期、形状、部位、渗出液的量、感染、疼痛。

（2）使用测量工具或参照物。

（3）压力性损伤的记录：压力性损伤的部位，大小，分度，组织形态，气味，渗出液量，潜行隧道，有无存在感染，周围皮肤情况，患者一般情况及基础疾病。

（4）由于大量的压力性损伤表皮仅出现小创面，但却深及肌肉和骨组织显层，单从外观判断，常会低估，因此，临床对压力性损伤的评估，应该特别注意其是否深及肌肉和皮下组织。

五、临床治疗

1. 压力性损伤的分期及治疗 依据压力性损伤严重程度共分为四期。

（1）Ⅰ期：皮肤完整伴有局部无法消褪的红色，仅有单纯表皮受损害及软组织没有淤肿。深色皮肤也可较邻近皮肤颜色加深，皮肤温度可能更高或更低。皮肤一致性变硬，或表现疼痛。

治疗措施：加强翻身，预防为主。此期为可逆改变，只要及时去除诱因，就可恢复。

（2）Ⅱ期：皮肤部分变厚，破损累及表皮和（或）真皮层，溃疡仅限于表皮，临床可见有破皮、浆液性小水疱，干性湿性浅溃疡。治疗措施：保护创面和预防感染。水泡的处理：未破溃的小水泡，应尽量减少局部受摩擦，让其自行吸收。大水泡则应在无菌条件下，用注射器穿刺抽吸泡内渗液后，覆盖无菌敷料。破溃创面的处理：消毒创周皮肤，清洁创面，然后根据创面有无感染，选用无菌敷料覆盖或抗生素纱布湿敷。

（3）Ⅲ期：皮肤全部增厚或脱失，深及皮下组织，可见皮下脂肪，但无腐败组织。不见或不能直接扪及骨、肌腱或肌肉。创面存在或部分出现腐败组织。治疗措施：处理原则为清洁创面，去除坏死组织和促进肉芽组织生长。基本措施是清创、外敷、无菌敷料包扎。

（4）Ⅳ期：完全变厚的皮肤已经脱失，可看见或直接扪及骨、肌肉和肌腱。创面部分或全部存在腐败组织和焦痂。

治疗措施：必要时行植皮手术。

2. 压力性损伤的基本治疗方法

（1）局部治疗：

1）湿性敷料使用：湿性敷料能促进坏死组织软化、溶解、清除和营造有利于愈合的微环境，效果较好，湿润的面有助于表皮在创面迅速播散性生长，敷料的选择要在全面评估创面情况的基础上，针对不同的创面和不同的时期应用相应的敷料，以控制创面的微环境，要根据渗出液的情况更换敷料，每次更换纱布时要清拭周围皮肤并使之干燥。

2）清创：根据创面情况选择清创的方法，清创是伤口愈合的第一步，其目的是去除坏死组织，促进健康组织生长，可用普通盐水在一定压力下冲洗清洁创面，若已发生感染且阻碍创面愈合时，则根据创面情况选择保守尖锐性清创、自溶性清创、机械性清创等方法，但应避免损伤正常肉芽组织，影响上皮组织生长或引起感染扩散。

3）感染的治疗：预防污染，减少细菌滋生，控制感染的主要方法是加强局部的护理，勤更换敷料，保持创口引流良好。如果压力性损伤创面局部感染，一般不使用药物以免影响新生组织的生长，但受到多种微生物感染则用银离子敷料。如果出现全身症状时要考虑抗生素的应用，多采用口服或静脉途径全身给药，而局部不使用抗生素。

（2）手术治疗：对严重压力性损伤（如达到Ⅲ～Ⅳ期者）、长期非手术治疗不愈合、创面肉芽老化边缘有瘢痕组织形成、合并有骨关节感染或深部窦道形成者，应采用手术治疗。创口的早期闭合可减少液体和营养物质的流失，改善患者的全身状况，并使患者早日活动并重返社会，而不需长期卧床并受制动并发症的威胁。压力性损伤的手术方法包括直接闭合、皮肤移植、皮瓣、肌皮瓣和游离瓣，其复杂性逐渐增加。

（3）物理因子治疗：紫外线可有效杀灭细菌及促进上皮再生，促进压力性损伤创口愈合，小剂量一般用于压力性损伤早期或清洁新鲜的创口，较大剂量时可使溃疡面分泌物和坏死组织脱离，同时还有一定的杀菌作用，但禁用于极易受损伤的皮肤或创口周围组织严重水肿的患者；红外线可改善受压组织的血液循环，适用于各期溃疡创面，感染已完全控制、创口肉芽新鲜、无脓性分泌物的患者；治疗性超声波可增强炎性反应期，从而更早进入增生期来加速创口的愈合，但对急性感染性伤口或伴发有骨髓炎时，应慎用或禁用超声；应用低强度直流电、高压脉冲电流和单相脉冲电流进行电刺激，可刺激内源性生物电系统，还有杀菌作用，促进慢性伤口愈合，可用于常规治疗无效的Ⅲ度和Ⅳ度压力性损伤以及难治的Ⅱ度压力性损伤；也可应用成纤维细胞生长因子离子导入疗法、共鸣火花、漩涡浴等。

（4）全身治疗

1）改善营养状况：纠正贫血或低蛋白血症脊髓损伤患者往往处于负氮平衡状态，这对于压力性损伤的恢复极为不利，因此对有压力性损伤的患者，应给予高蛋白、高热量及高维生素饮食，适时适量地应用丙睾酮，使损伤组织蛋白合成加速。必要时可静脉输入人体蛋白、脂肪乳及全血等，可以服用维生素

C、锌制剂和复合维生素片等。

2）控制感染：当患者出现高热、全身严重感染、败血症、骨炎，脓肿等时，需根据全身症状和细菌培养结果，考虑全身应用敏感抗生素控制感染。

3）积极治疗原发病如控制糖尿病、消除水肿，治疗和处理脊髓损伤等。

4）解除肌肉痉挛根据患者情况，通过手法或药物等合理方法缓解痉挛。

3. 特殊的治疗方法

（1）氧气方法：是利用纯氧抑制创面厌氧菌生长，提高创面组织供氧量，改善局部组织有氧代谢，并利用氧气流干燥创面，促进结痂，有利于创面愈合。简便的新方法，即用塑料袋罩住创面，向袋内送入纯氧，几分钟内可见坏死组织液化，活组织变红。安装备齐给氧装置，常规操作打开总开关，调流量表每分钟 2~3 升流量，用氧时间视其疮面面积大小决定。用氧 15~20 分钟，2 次 / 天，吹氧前根据压力性损伤的程度按外科创面处理常规彻底清创，清除脓性分泌物，用无菌生理盐水冲洗清洁伤口，然后将吸氧管距疮面 15cm，由压力性损伤中心处向外旋转吹氧，反复数次，吹氧完毕，按无菌操作换药，用碘伏擦涂疮面，用无菌纱布包扎或暴露。

（2）鸡蛋膜法：用鸡蛋膜贴于创面（用 0.1% 洗必泰清洗创面，电吹风吹干）不漏空隙，4~5 天后鸡蛋膜与痂壳同时脱落，在此期间不必换药。

（3）云南白药法：云南白药具有止血愈伤、活血散瘀、消炎散肿、排脓去毒的作用，适用于有脓性渗出物的压力性损伤，创面小、浅，脓性渗出物少者，清创后将云南白药粉均匀撒在创面上。该方法可达到消炎止痛、改善血液循环的目的，从而加速溃疡面的愈合，适用于Ⅲ期压力性损伤的治疗。

六、压力性损伤的照护

1. 合理饮食，改善机体营养状况

供给老人合理的营养和水分，进食富含维生素 C 的食物，如新鲜蔬菜、水果、富含蛋白质、锌微量元素的饮食，如瘦肉、鸡蛋、鱼类、禽肉等，增强机体的抗病能力和组织的修复能力。水肿患者应严格限制水和盐的摄入，脱水患者应及时补充水和电解质。如果不能进食足够有营养的饮食，应该就诊。

2. 避免局部长期受压

（1）鼓励和协助卧床老人经常更换卧位，减少组织受压：至少每 2 小时翻身 1 次，视病情及局部受压情况及时予以调整，必要时 1 小时翻身 1 次，翻身时切忌推、拉、拽、拖等动作避免擦破皮肤。

（2）保护骨隆突处和支持身体空隙处：将患者体位安置妥当后，可在身体空隙处垫海绵垫或一些经特殊设计的垫褥，如交替充气式床垫、水褥、明胶床垫和羊皮垫等，使体重的面积加大且受力均匀，从而降低在隆突部位皮肤上所受的压

力。床上盖被通常用支架撑起，可减轻被褥对足部的压迫。将棉褥或软枕铺在床垫上留出的空隙处，使易受压处悬空，有利于减轻对骨隆突处的压力。

（3）正确使用石膏、绷带及夹板固定：衬垫应平整、松软适度，尤其要注意骨隆突部衬垫，仔细观察局部皮肤和肢端皮肤颜色改变的情况，认真听取患者反应，如发现石膏凹凸不平，应及时修正。

（4）避免力学因素的综合作用：患者取半卧位时，床头抬高不超过45°，支起下肢避免患者滑向床尾以减轻剪切力和摩擦力。

3. 避免局部理化因素刺激

（1）保持皮肤的清洁干燥：高热患者出汗后及时擦干，并更换衣裤和床单；对大小便失禁的老人及时用清水清洗会阴和臀部，并更换尿垫和床单，局部皮肤可涂擦润滑剂以保护湿润皮肤，如有皮肤破溃者暂停止使用。严禁让患者直接卧于橡胶单或塑料布上。

（2）保持床单和被褥清洁　保持床单元干燥、平整，定期更换床单、被套，及时更换污湿的被单。

（3）不使用陶瓷的便器　使用便器时避免拖拉等动作，可以在便器边沿垫柔软的布垫，避免皮肤直接接触瓷面。

4. 促进局部血液循环　定期为患者进行温水擦浴，按摩局部受压骨隆突出处或协助患者做关节活动等，促进局部营养。

5. 鼓励和协助患者增加活动量　疾病允许的情况下，白天尽量多活动，能够行走就不要只站立能够站立就不要坐下，能够坐椅子就不要卧床，促进静脉回流，起到预防压力性损伤的作用。注意安全保持皮肤清洁、光滑、干爽，特别是多汗、大小便失禁的老年人，必须卧床的老年人，日常保持床头低于30°，但进食、服药时仍然应该抬高床头将肢体放置于特殊位置以支撑身体，使其不移动或滑动。

6. 掌握相关的健康知识　照护者应了解各项预防措施的重要意义，学会经常检查易发生压力性损伤部位的皮肤状况，并能做出判断。根据需要选择合适的防压力性损伤护理用品，使用充气床垫、软枕、水垫、海绵垫等减压器具，避免骨突出处受压。

7. 及时就诊　出现以下情况时及时就诊：①压力性损伤首次红肿基础上，翻身等处理无效，出现破皮等；②压力性损伤在治疗的过程中加重；③压力性损伤的敷料湿透；患者诉说局部疼痛等加重。

8. 照护注意事项

（1）不主张按摩：对皮肤受压后出现的反应性充血时不主张按摩，按摩使局部皮肤温度上升，皮肤持续发红，软组织更容易受损伤，从而加重局部损害。

（2）避免使用橡皮圈：橡皮圈因其引起中央组织血流减少，加之不透气，妨碍汗液蒸发，对压力性损伤更加不利，应避免使用。

（3）敷料更换不要太频繁：敷料一旦使用应维持适当的时间，过度频繁更换敷料可能损及创面的修复。敷料材质要求柔软，过硬会加重压力性损伤。

（4）不要滥用药物：部分老年人或其家人根据自己或他人处理日常生活小伤口的经验，在容易发生压力性损伤的局部，甚至已经发生压力性损伤的局部皮肤，用酒精擦拭、油膏涂抹、冰敷、热烤等，而这些措施容易降低老年人局部皮肤的抵抗力、刺激局部皮肤，不利于压力性损伤的修复。应该在医护人员的指导下，正确预防和治疗压力性损伤。

（5）重视预防：许多卧床老年人及其照顾者不重视压力性损伤的预防，常常在发生压力性损伤后才开始注重日常生活中压力性损伤的预防。发生压力性损伤给老年人带来痛苦，而多数压力性损伤能够预防，故对于有压力性损伤风险的老年人应注重日常生活中对压力性损伤的预防。

七、康复

（一）康复评估

1. 压力性损伤发生的原因　是否为局部组织长期受压，有无理化因素刺激和机体营养不良等，有无特殊的约束。

2. 易发生压力性损伤部位的皮肤情况　易发生压力性损伤的高危人群：①截瘫、偏瘫、昏迷等失去知觉的患者；②因超重增加了承重部位的压力活动能力较差的卧床患者；③极度瘦弱的患者、体重肥胖的患者；④高热多汗、大小便失禁等经常受潮湿等刺激的患者；⑤石膏、牵引、应用夹板及特殊约束的患者；⑥营养不良的患者。

3. 已发生压力性损伤的，应评估压力性损伤的分期

4. Norton 量表和 Braden 量表都是公认的压力性损伤评定量表，见表 3-3-1 和表 3-3-2。

表 3-3-1　Norton 量表

身体状况	精神状况	活动能力	移动能力	大小便失禁	得分
非常差	昏迷	昏迷	不能移动	完全	1
较差	混乱	轮椅活动	严重受限	经常	2
一般	淡漠	辅助下行走	轻度受限	偶尔	3
优良	清醒	可行走	不受限	无	4

注：Norton 量表总分 20 分，12~14 分为有压力性损伤出现的可能，低于 12 分为高危

表 3-3-2 Braden 量表

感知	潮湿	活动能力	移动能力	营养状况	摩擦力和剪切力	评分
完全受损	持久潮湿	卧床不起	完全受限	重度营养摄入不足	有此问题	1
大部分受损	经常潮湿	局限于轮椅	严重受限	营养摄入不足	有潜在问题	2
轻度受损	偶尔潮湿	可偶尔行走	轻度受限	营养摄入适当	无明显问题	3
没有改变	很少潮湿	经常行走	不受限	营养摄入良好		4

注：Barden 量表总分 23 分，15~18 分为低危，13~14 分为中危，10~12 分为高危，≤9 分为极高危

（二）康复治疗

1. 一般治疗 解除压迫，悬空压力性损伤部位，经常变换体位，增加翻身次数。保持皮肤清洁，正确转移患者，加强营养、支持治疗，纠正负氮平衡。

2. 创面换药。

3. 物理治疗

（1）红外线疗法：改善组织血液循环、增强组织营养、促进水肿吸收、炎症消散，对创口渗液起到收敛作用，促进创口愈合。

（2）紫外线疗法：紫外线可杀灭细菌，促进肉芽和上皮细胞再生，促进压力性损伤愈合。

（3）激光疗法：改善循环，加快代谢产物排除，提高白细胞吞噬能力，增强免疫功能，组织代谢与生物合成，加速组织修复。

（4）超声波疗法：可改善循环，增强炎症反应期，促进增生，加速压力性损伤愈合。

（周　菊　张晔芳）

第四节　吞咽障碍

一、概念

是指由于下颌、双舌、软腭、咽喉、食管括约肌或食管的结构和（或）功能受损，不能安全有效地把食物正常送胃内的一个过程。

二、吞咽生理

吞咽过程分为口腔准备期、口腔期、咽期和食管期。其中口腔准备期及口腔期是在随意控制下完成的，而咽期及食管期则是自动完成的。

1. 口腔准备期 指摄入食物，在适量唾液参与下，咀嚼磨碎形成食团，完成咀嚼的阶段。此期发生于口腔，可随意控制，在任何时候都可停止，口面部肌群以及舌的活动在此期特别重要。

2. 口腔期 指将咀嚼形成的食团运送至咽喉的阶段，主要是食团的形成及运送至咽喉的过程。食团被放置在舌面中间，舌以快速的波浪式运动把食物推向咽喉（首先是舌尖部，继而中部、后部依次抬起），舌上举，与硬腭的接触面积增大至后方，食团被推送至口腔后部，同时软腭上提封闭鼻咽部，舌后部下降舌根稍稍前移，食团被挤压入咽部以触发吞咽反射，口腔期在吞咽过程中是可以由意识控制的，舌的运动在此期特别重要。此期要求：①双唇肌肉的力量完好，确保嘴唇适当的密闭，防止食物从口腔中流出；②很好的舌运动，可自主的往各个方向移动，可将食团送至口腔后部；③两侧颊肌运动功能良好，防止食物残渣留于两侧颊沟；④腭肌的正常确保呼吸顺畅。

3. 咽期 即食物经咽喉进入食管的过程，是吞咽的最关键时期，最容易发生误吸。食物到达舌根部诱发咽期吞咽的启动点产生吞咽反射，带动了一系列的生理过程，包括以下动作：①软腭上抬与后缩而完全闭锁腭咽，避免鼻腔逆流；②舌骨和喉部上举关闭呼吸道入口，前移有助于松弛环咽肌，使食管上括约肌打开，能够向下推动食团；③气道关闭，关闭由下向上产生，可预防误吸的发生；④舌根下降、后缩形成舌腭连接，闭锁上咽腔，增加咽推动食团的运动防止食物重新进入口中；⑤咽缩肌规律地由上到下收缩，推动食团向下运动；⑥会厌反转，覆盖喉前庭；⑦环咽肌舒张以打开进入食管之门。此期运动是不受随意控制的自主运动，一旦启动则是不可逆的。

4. 食管期 即食物通过食管输送到胃的过程。吞咽反射结束后，食团因重力及食管螺动而顺食管往下推送到达胃部，正常情况下由喉部下降、环咽肌开放开始，食物通过整个食管经贲门进入胃内结束，约需820秒，此期为食物通过时间最长的一个期。

三、病因及分类

吞咽障碍可由多种原因引起，多见于脑部病损患者如脑卒中、帕金森病、脑外伤、脑肿瘤等；也可见于重症肌无力、食管癌、多发性肌炎、其他神经肌肉或上消化道构造上的损伤、放射线治疗期等。

根据病因一般将吞咽障碍分为

1. 功能性吞咽障碍 此类障碍吞咽相关解剖结构一般正常，属于口腔、食管运动异常引起的障碍。包括：①肌肉病变：如重症肌无力、多发性肌炎、肌萎缩侧索硬化症、颈部肌张力障碍等；②食管动力性病变：如胃食管反流病、弥漫性食管痉挛；③心理因素：如患者害怕吞咽，对吞咽表现出一种癔症性反应或拒绝吃东西。

2. 器质性吞咽障碍 与吞咽相关的器官如口、咽、喉、食管等解剖结构出现异常改变所致常见有吞咽通道及邻近器官的炎症、损伤、肿瘤、外伤手术或放射治疗等。

3. 神经源性吞咽障碍 因神经系统疾病引起的与吞咽功能有关的脑卒中、痴呆、帕金森病、多发性硬化或运动神经元病等所致。

主要症状为进食速度慢，出现吞咽反射延迟，吞咽费力、小口多次下咽、进食或饮水呛咳。

三、临床表现及并发症

（一）常见的临床表现

流涎；食物从口角漏出；饮水呛咳；咳嗽；梗噎；吞咽延迟；进食费力，声音嘶哑，进食量少；食物反流，食物滞留在口腔和咽部；误吸及喉结构上抬幅度不足等临床表现。

（二）并发症

1. 吸入性肺炎是吞咽障碍最常见且最危险的并发症，食物残渣等误吸或反流入支气管和肺，引起反复肺部感染，出现窒息危及生命。

2. 营养不良、脱水因机体所需能量和液体得不到满足，出现水电解质紊乱、体重下降。

四、吞咽功能障碍的分期

1. 认知期 认识摄取食物的硬度、温度味道、进而决定进食速度和食量，激活脑干吞咽中枢。

2. 准备期 是指摄入食物至完成咀嚼，为吞咽食物做准备的阶段。

3. 口腔期 是将食物送至咽部的过程。

4. 咽期期 吞咽的启动标志着吞咽反射的开始，吞咽反射一旦开始，就会继续，直到全部动作完成。

5. 食管期 食团通过食管上 1/3 处平滑肌和横纹肌的收缩产生的蠕动波，以及食管下的收缩送入胃内，该期不受吞咽中枢控制。

五、临床检查

包括患者主观上吞咽异常的详细描述、相关的既往史、有关的临床观察和物理检查。检查目的是确定吞咽困难是否存在；提供吞咽困难的解剖和生理学依据；确定患者有关误吸的危险因素，为吞咽困难进一步检查和治疗提供依据。当怀疑患者有吞咽功能异常时，临床评估的方法和过程包括以下几个方面：

1. **病史** 任何大脑损伤及影响口腔活动障碍的疾病或损伤均可导致吞咽障碍，主要包括神经系统疾病。高级脑功能和意识状态对吞咽过程也有影响。此外，吞咽障碍的患者常伴有不同程度的误咽或误吸，因此常有吸入性肺炎的病史。

2. **主诉** 记录患者吞咽困难的具体描述，吞咽困难的症状、持续时间、频率、加重缓解因素等。

3. **临床观察** 观察患者精神状态及合作能力，以及是否存在鼻饲管、气管切开、流涎、脱水等情况。

4. **临床功能性检查** 包括食道吞钡造影检查、气钡双重食道造影检查、吞咽X线荧光透视检查、吞咽造影检查、表面肌电图等。

六、吞咽障碍的治疗

1. **吞咽障碍的处理策略** 首选营养问题，营养是首先需要考虑的问题，经口进食、经鼻胃管、经鼻肠管喂食、经胃造瘘术、空肠造口术、全肠道外营养。

2. **食物调配及喂食指导创新性治疗方法** 导管球囊扩张术，电刺激治疗。

七、照护

（一）急性期照护

1. 急性期患者如昏迷状态或意识尚未完全清醒，对外界的刺激反应迟钝，认知功能严重障碍，吞咽反射、咳嗽反射明显减弱或消失，处理口水的能力低下，不断流涎，口咽功能严重受损，应使用鼻饲或经皮内镜下胃造瘘术。早期进行吞咽功能训练，尽快撤除鼻饲或胃造瘘。

2. 吞咽障碍患者首先应注意口腔卫生及全身状况的改善，膳食供给量可按体重计算出每日热量的需要给予平衡膳食，对于脱水及营养状态极差患者，应给予静脉补液、营养支持。糖尿病患者应注意进食流质食物的吸收问题，特别是应用胰岛素的患者，注意瞬时低血糖或高血糖的发生，加强血糖监测。

（二）食物的选择

选择患者易接受的食物，磨烂的食物最容易吞咽，糊最不易吸入气管，稀液最易。故进食的顺序：先磨烂的食物或糊→剁碎的食物或浓液→正常的食物和水，酸性或脂肪的食物容易引起肺炎，清水不易引起肺炎，如用糊太久，则患者所得的水分过少可能脱水，所以有时也给清水。

（三）进食规则

1. 进食时采用半坐位或坐位；选择最佳食物黏稠度；限制食团大小，每次进食后，吞咽数次使食物通过咽部；通常禁饮纯液体饮料，饮水使用水杯或羹匙，不要用吸管；每次吞咽后轻咳数声；起初应是以黏稠的食物为主，黏稠的食物通常使用起来较安全，纯净的食物或口中变成流质的食物不会提供所需的刺激，以重新获得正常的口腔功能并且容易吸入。

2. 给患者不同结构的食物和可咀嚼的食物。如果患者咀嚼困难，应将患者的下颌轻轻合上，有助于患者咀嚼。可分为不用食物，针对功能障碍的间接训练（基础训练）和使用食物同时并用体位、食物等补偿手段的直接训练（摄食训练）。

3. 选择营养丰富易消化、密度均匀易变形、偏凉食物为宜，避免过于干燥食物、过多粉末状及油炸、熏制、烧烤辛辣刺激食物。

（四）摄食照护注意事项

1. 进食时应采用半坐位或坐位，头部不可过低，掌握一口量，正常成人约20ml，健侧喂食，尽量把食物放在舌根部，不使用吸水管，速度宜慢，每次进食量不超过300ml，进食后30分钟内不宜翻身、叩背、吸痰等，进食时不要说话。

2. 告知患者预防呛咳的方法，即空吞咽与吞咽食物交替进行、侧方吞咽、点头样吞咽。

3. 指导患者吞咽康复训练，包括咽冷刺激、触觉刺激及吸吮训练、声门上训练、局部肌肉运动训练。

4. 患者严重呛咳、呼吸困难时，应立即用筷子、压舌板等物品分开口腔并刺激咽部催吐，同时轻拍背部，若催吐无效或不清醒的，应立即用食、中二指伸向口腔深部清除积食。

5. 心理护理，吞咽障碍的患者往往有心理障碍。也许患者仅仅是个吞咽失用，或者是食物感觉失用、口腔感觉减低，或者本身吞咽障碍并不是很严重，从而拒绝进行训练，最终不能经口进食，影响到全身和肢体的康复。根据患者的个人情况，对患者的不良心理进行疏导，帮助患者建立心理防线，正确面对疾病，积极进行各项治疗，提高患者治疗的依从性。

八、康复评估

1. 筛查的方法包括症状筛查、吞咽障碍简易筛查表（EAT-10）、反复唾液吞咽试验、饮水试验与改良饮水试验、染料测试及吞咽障碍的临床评估。

2. 了解与吞咽相关的临床情况、病史、服药史、营养状态。

3. 口颜面运动及感觉功能评估口腔黏膜颊部唇、舌、软腭等进食姿势。

4. 食物每口量、放入口位置、进食吞咽所需时间、呼吸情况、口腔残留情况。

5. 是否有吞咽失用、仪器检查、吞咽造影检查、定性分析、定量分析。

6. 常用的评估量表

（1）EAT-10 吞咽筛查量表（见表 3-4-1）

目的：EAT-10 注意在测试有无吞咽困难时提供帮助，在您与医生就有无症状的治疗进行沟通时非常重要。

A. 说明：将每一题的数字选项写在后面的方框，回答您所经历的下列问题处于什么程度？

0 没有，1 轻度，2 中度，3 重度，4 严重

表 3-4-1 EAT-10 吞咽筛查量表

1. 我的吞咽问题已经使我体重减轻	0	1	2	3	4
2. 我的吞咽问题影响到我在外就餐	0	1	2	3	4
3. 吞咽液体费力	0	1	2	3	4
4. 吞咽固体费力	0	1	2	3	4
5. 吞咽药片（丸）费力	0	1	2	3	4
6. 吞咽有疼痛	0	1	2	3	4
7. 我的吞咽问题影响到我享用食物的快感	0	1	2	3	4
8. 我吞咽时有食物卡在喉咙里	0	1	2	3	4
9. 我吃东西有时会咳嗽	0	1	2	3	4
10. 我吞咽时感到紧张	0	1	2	3	4

B. 得分：

将各题的分数相加。将结果写在下面的空格。

总分（最高 40 分）　□

C. 结果与建议：

如果 EAT-10 的每项评分超过 3 分，您可能在吞咽的效率和安全方面存在问题，作进一步的吞咽检查和 / 或治疗。

（2）简易吞咽功能评定

表 3-4-2　简易吞咽功能评定

描述	评分	标准	评定情况
洼田饮水试验： 让患者喝 1~2 勺水，如无问题 患者取坐位，将 30ml 温水递给 患者，让其像平常一样喝下 记录饮水情况	Ⅰ	可一口喝完，无噎呛	
	Ⅱ	分两次以上喝完，无噎呛	
	Ⅲ	能一次喝完，但有噎呛	
	Ⅳ	分两次以上喝完，且有噎呛	
	Ⅴ	常常呛住，难以全部喝完	
情况Ⅰ：若 5 秒内喝完，为正常			
超过 5 秒，则可疑有吞咽障碍；情况Ⅱ也为可疑			
情况Ⅲ、Ⅳ、Ⅴ则确定有吞咽障碍			
如饮用一勺水就呛住，可休息后进行，两次均呛住属异常			

九、康复治疗

（一）基础训练

1. 口腔周围肌肉训练　包括口唇闭锁训练（练习口唇闭拢的力量和对称性）；下颌开合训练（通过牵伸疗法或振动刺激，使咬肌紧张度恢复正常）；舌部运动训练（锻炼舌上下、左右、伸缩功能，可借助外力帮助）等。

2. 颈部放松　前后左右放松颈部，或颈左右旋转，提肩沉肩。

3. 寒冷刺激法　①吞咽反射减弱或消失时：用冰冻的棉棒，轻轻刺激软腭、腭弓、舌根及咽后壁，可提高腭和咽部的敏感度，使吞咽反射容易发生。②流涎对策：颈部及面部皮肤冰块按摩直至皮肤稍稍发红，可降低肌张力，减少流涎；1 日 3 次，每次 10 分钟。

4. 屏气发声运动　患者坐在椅子上，双手支撑椅面做推压运动，或两手用力推墙，吸气后屏气。然后，突然松手、声门大开、呼气发声。此运动可以训练声门闭锁功能、强化软腭肌力，有助于除去残留在咽部的食物。

5. 咳嗽训练　强化咳嗽、促进喉部闭锁的效果，可防止误咽。

6. 屏气吞咽　用鼻深吸一口气然后完全屏住呼吸，空吞咽，吞咽后立即咳嗽。有利于使声门闭锁，食块难以进入气道，并有利于食块从气道排出。

7. 门德尔松手法（Mendelsohn 手法）　吞咽时自主延长并加强喉的上举和前置运动，来增强环咽肌打开程度的方法，具体操作可于咽上升的时候用手托起喉头。

（二）摄食训练

包括间接训练，直接训练，代偿性训练，电刺激治疗，环咽肌痉挛（失弛缓症）球囊导管扩张术等。

1. 间接训练

（1）口唇运动：利用单音单字进行康复训练：如嘱患者张口发"a"音，并向两侧运动发"i"音，然后再发"u"音。其他练习方式如吹蜡烛、吹口哨动作缩唇、微笑等动作也能促进唇的运动，加强唇的力量。此外，用指尖或冰块叩击唇周，短暂的肌肉牵拉和抗阻运动、按摩等，通过张闭口动作促进口唇肌肉运动。

（2）颊肌、喉部运动：颊肌运动嘱患者轻张口后闭上，使双颊部充满气体、鼓起腮，随呼气轻轻吐出，也可将患者手洗净后，作吮手指动作，或模仿吸吮动作，体验吸吮的感觉，借以收缩颊部及轮匝肌肉，每日2遍，每遍重复5次。喉上提训练方法是患者头前伸，使颌下肌伸展2~3秒。然后在颌下施加压力，嘱患者低头，抬高舌背，即舌向上吸抵硬腭或发辅音的发音训练。目的是改善喉入口的闭合能力，扩大咽部的空间，增加食管上括约肌的开放的被动牵张力。

（3）舌部运动：患者将舌头向前伸出，然后左右运动摆向口角，再用舌尖舔下唇后转舔上唇，按压硬腭部，重复运动20次。

（4）屏气—发声运动：患者坐在椅子上，双手支撑椅面做推压运动和屏气。此时胸廓固定、声门紧闭；然后，突然松手，声门大开、呼气发声。此运动不仅可以训练声门的闭锁功能，强化软腭的肌力而且有助于除去残留在咽部的食物。

（5）冰刺激：用头端呈球状的不锈钢棒蘸冰水或用冰棉签棒接触咽腭弓为中心的刺激部位，左右相同部位交替刺激，然后嘱患者做空吞咽动作。冷刺激可以提高软腭和咽部的敏感度，改善吞咽过程中必需的神经肌肉活动，增强吞咽反射，减少唾液腺的分泌。

（6）呼吸道保护手法：声门上吞咽法：也称自主气道保护法，先吸气，后在屏气时（此时声带和气管关闭）做吞咽动作，然后立即做咳嗽动作。亦可在吸气后呼出少量气体，再做屏气和吞咽动作及吞咽后咳嗽。超声门上吞咽法：吸气后屏气，再做加强屏气动作，吞咽后咳出咽部残留物。门德尔松手法：指示患者先进食少量食物，然后咀嚼、吞咽，在吞咽的瞬间，用拇指和食指顺势将喉结上推并处于最高阶段，保持这种吞咽状2~3秒，然后完成吞咽，再放松呼气，此手法是吞咽时自主延长并加强喉上举和前置运动来增强环咽肌打开程度的方法，目的可帮助提升咽喉以助吞咽功能。

2. 直接训练 即进食时采取的措施，包括进食体位、食物入口位置、食物性质（大小、结构、温度和味道等）和进食环境等。

（1）体位：进食的体位应因人因病情而异。开始训练时应选择既有代偿作用且又安全的体位。对于不能坐位的患者，一般至少取躯干 30° 仰卧位，头部前屈，偏瘫侧肩部以枕垫起，喂食者位于患者健侧。此时进行训练，食物不易从口中漏出、有利于食团向舌根运送，还可以减少向鼻腔逆流及误咽的危险。颈部前屈是预防误咽的一种方法。仰卧时颈部易呈后屈位，使与吞咽活动有关的颈椎前部肌肉紧张、喉头上举困难，从而容易发生误咽。

（2）食物形态：食物形态应本着先易后难原则来选择，容易吞咽的食物特征为密度均一有适当的黏性、不易松散、容易变形、不易在黏膜上残留。同时要兼顾食物的色、香味及温度等。

（3）每次摄食一口量：一口量正常人为 20ml 左右，一口量过多，食物会从口中漏出或引起咽部食物残留导致误咽；过少，则会因刺激强度不够，难以诱发吞咽反射。一般先以少量试之（3~4ml），然后酌情增加。指导患者以合适的速度摄食、咀嚼和吞咽。

（4）指导吞咽的意识化：引导患者有意识地进行过去习以为常的摄食、咀嚼、吞咽等一系列动作，防止噎呛和误咽。

（5）咽部残留食块去除训练：包括空吞咽、数次吞咽训练、交替吞咽训练等。

（6）其他：配合针灸、高压氧、吞咽障碍康复体操、心理康复护理等。

3. 代偿性训练 代偿性训练是进行吞咽时采用的姿势与方法，一般是通过改变食物通过的路径和采用特定的吞咽方法使吞咽变得安全。

（1）侧方吞咽：让患者分别左、右侧转头，做侧方吞咽，可除去梨状隐窝部的残留食物。

（2）空吞咽与交替吞咽：每次进食吞咽后，反复做几次空吞咽，使食团全部咽下，然后再进食。可除去残留食物防止误咽，亦可每次进食吞咽后饮极少量的水（1~2ml），这样既有利于刺激诱发吞咽反射，又能达到除去咽部残留食物的目的，称为"交替吞咽"。

（3）用力吞咽：让患者将舌用力向后移动，帮助食物推进通过咽腔，以增大口腔吞咽压，减少食物残留。

（4）点头样吞咽：颈部尽量前屈形状似点头，同时做空吞咽动作，可去除会厌谷残留食物。

（5）低头吞咽：颈部尽量前屈姿势吞咽，使会厌谷的空间扩大，并让会厌向后移位，避免食物溢漏入喉前庭，更有利于保护气道。收窄气管入口，咽后壁后移，使食物尽量离开气管入口处。

4. 电刺激治疗包括神经肌肉低频电刺激和肌电反馈技术。

5. 球囊导管扩张术用于脑卒中、放射性脑病等脑损伤所致环咽肌痉挛（失弛缓症）患者。方法是用普通双腔导尿管中的球囊进行环咽肌痉挛（失弛缓症）分级多次扩张治疗。此方法操作简单，安全可靠，康复科医生、治疗师、护士均可进行。

（1）用物准备：14号双腔球囊导尿管或改良硅胶双腔球囊导管、生理盐水、10ml注射液体石蜡及纱布等，插入前先将水注入导尿管内，使球囊充盈，检查球囊是否完好无损，然后抽出水后备用。

（2）操作步骤：由1名护士按插鼻饲管操作常规将备用的14号导尿管经鼻孔插入食管中，确定进入食管并完全穿过环咽肌后，将抽满10ml水（生理盐水）的注射器与导尿管相连接，向导尿管内注水0.5~10ml，使球囊扩张，顶住针栓防止水逆流回针筒。将导尿管缓慢向外拉出，直到有卡住感觉或拉不动时，用记号笔在鼻孔处作标记（长度18~23cm），再次扩张时或扩张过程中判断环咽肌长度作为参考点。抽出适量水（根据环咽肌紧张程度，球囊拉出时能通过为适度）后，操作者再次轻轻地反复向外提拉导管，一旦有落空感觉，或持续保持2分钟后拉出，阻力锐减时，迅速抽出球囊中的水。再次将导管从咽腔插入食管中，重复操作。

6. 管饲饮食 管饲饮食能保证意识模糊和不能经口进食患者的营养、水分供给，避免误吸。

（1）2周内的管饲饮食采用鼻胃管和鼻肠管方法：2周以上的管饲饮食采用经皮内镜下胃造瘘术和经皮内镜下空肠造瘘术。对于管饲饮食患者需同时进行康复吞咽训练。

（2）经皮内镜下胃造瘘术：是在内镜的协助下，经腹部放置胃造瘘管，以达到进行胃肠道营养的目的。手术只需在腹部切开约0.5cm的小切口，然后经导丝通过胃镜送出约0.5cm左右的造瘘管，固定于腹壁，手术即告完成。

（三）注意事项

1. 重视初步筛查及每次进食期间的观察和护理，防止误吸特别是隐性误吸发生。

1）在进行摄食训练之前，要做感觉促进训练。如用冰冻以后的棉签，划患侧的软腭，刺激其咽反射的出现，用纱布将切好的水果包好，并用一根绳子系好，使水果在口腔里，绳子在口腔外，让患者用后牙进行咀嚼等。

2）摄食时，患者应取躯干屈曲30°，仰卧位，头部前屈，用枕头将患侧肩部垫起。头部歪向健侧。该体位有利于将食团运送到舌根部，减少误吸的危险。

3）喂食者要站在患者的健侧，将食物送入口腔的健侧。

4）喂食时，要选择容易吞咽的食物，要密度比较均一，有适当的黏性，容易变形，不易粘在黏膜上。

2. 运用吞咽功能训练，保证患者安全进食，避免渗漏和误吸。

3. 进食或摄食训练前后应认真清洁口腔防止误吸。

4. 团队协作精神可给患者以最好的照顾与护理。

5. 进行吞咽功能训练时，患者的体位尤为重要。

6. 对于脑卒中有吞咽障碍的患者，要尽早撤鼻饲，进行吞咽功能的训练。

（1）口腔周围肌肉的运动训练：唇运动：包括闭唇、噘嘴和唇角上抬。

（2）寒冷刺激法：吞咽反射减弱或消失时：用冰冻的棉棒，轻轻刺激软腭、腭弓、舌根及咽后壁，可提高软腭和咽部的敏感度，使吞咽反射容易发生。

（3）流涎对策：对颈部唾液腺用冰块按摩，直至皮肤稍稍发红。1 日 3 次，每次 10 分钟

（4）咳嗽训练：患者反复咳嗽，清嗓子，促进喉部闭锁的效果。

（5）构音训练：患者张口发"a"音，并向两侧运动发"yi"音，然后再发"wu"音，每次每音发 5 次。也可嘱患者缩唇然后发"hu"音，像吹蜡烛、吹哨动作。进一步让患者发"你、我、他"简单音。然后唱一段最熟悉的歌，鼓励大声唱，通过张闭口动作，声门开闭来促进口唇肌肉运动和声门的闭锁功能。

（6）呼吸训练：通过延长呼气吸气，控制呼吸能力。

（周　菊　张科香）

第五节　植物状态

一、概念

持续性植物状态是指机体能生存和发展，但无意识和思维，缺乏对自身和周围环境的感知能力的生存状态。患者有睡眠觉醒周期，部分或全部保存下丘脑和脑干功能但是缺乏任何适应性反应，缺乏任何接受和反映信息的功能性思维。植物状态可以是暂时的，也可以呈持续性植物状态（PVS）。有人认为植物状态超过 1 个月或 1 年者称 PVS，但一般认为必须大于 1 年方可诊断 PVS。PVS 表现类似于昏迷，易与昏迷相混淆，而且，起初是昏迷的患者，在长短不一的时间后，可逐渐发展为这些状态。一旦患者出现睡眠 – 觉醒周期，真正的昏迷就不再存在。PVS 与真性昏迷的鉴别，对使用恰当的治疗及判定预后是重要的。

二、病因及发病机制

（一）发病原因持续性植物状态的病因，大致可分为 3 类

1. 急性损伤 这是最常见的原因。创伤最为常见，包括交通事故、枪伤及产伤等。非创伤性损伤包括各种原因引起的缺氧缺血性脑病，如心跳呼吸骤停、窒息、绞死、溺水等。严重持续性低血压发作，脑血管意外，如脑出血、脑梗死、蛛网膜下隙出血等，此外还有中枢神经系统的感染、肿瘤、中毒等。

2. 变性及代谢性疾病 多发性脑梗死、痴呆、Pick 病等是成人中常见的病因。在儿童常见于神经节脂质沉积病，肾上腺白质营养不良、线粒体脑病、灰质变性等疾病。

3. 发育畸形 包括无脑畸形、先天性脑积水、小头畸形、脑膨出等。

（二）发病机制

PVS 患者的病理改变常因人而异，脑部损害到死亡之间的时间不同，可以影响病理改变的性质和严重程度，患者的原发病也可以影响检查结果。其病理改变大致有 2 种。

1. 慢性皮质层样坏死 这一类型改变，主要见于缺血性脑病。

2. 弥漫性轴突损害 此种异常见于急性颅脑损伤，是由于广泛皮质下轴突损害中断了大脑皮质与脑的其他部位的联系，有时弥漫性轴突损害可伴有原发性或继发性脑干损伤。个别报道下丘脑也可有严重损害。

三、临床表现

1. 持久性植物状态患者丧失认知神经功能，但保留自主功能。此状态在昏迷之后出现，特点为对周围事物无意识或认知功能缺如，但保持睡眠觉醒周期。

2. 症状自发动作可出现，对外界刺激会睁眼，但不会说话、不会服从命令患者貌似清醒，眨眼自如，瞪目凝视或无目的的转动眼球，但无任何意识活动，缺少知觉、思维情感、意志等活动。

3. 无任何自发语言及有目的的四肢活动，对言语、周围环境及事物缺乏有意识性的反应，不言不语。皮质下无意识活动，如咀嚼、吞咽反射、瞳孔对光反射、角膜反射、睫毛反射、咳嗽反射均存在，对于疼痛或有害刺激可出现痛苦表情或逃避反应，但通常无定位反应。

4. 可有无意识的哭叫，有不规则的睡眠醒觉周期，视觉反射可以有一定程度的保留。

5. 可出现吸吮和强握等原始反射，双侧病理反射阳性，患者的心跳、呼吸、血压和体温都正常，但大小便失禁。

四、辅助检查

1. **脑电图** 早期多认为等电位或脑电静息是 PVS 的脑电图基本特征；但缺乏特异性，长期随访对于 PVS 的疗效观察和预后判断有较高的价值（δ 或 θ 活动减少常提示临床好转）。

2. **诱发电位** 主要是指脑干听觉诱发电位（BAEP）和体感诱发电位（SEP）；SEP 是目前诊断 PVS 最敏感和最可靠的实验室指标，主要表现为 N14–N20 的中枢传导时间延长和 N20 波幅降低。SEP 波幅正常意识有望恢复，如果波幅消失则提示预后不良。

3. **脑血流及脑代谢** TCD 是近年来判断脑循环最简便的有效方法，PVS 患者大脑前、中动脉血流缓慢或无血流，而双椎动脉、基底动脉血流相对较好。

4. **SPECT、PET** 可发现患者脑代谢明显降低，尤其是葡萄糖代谢在额、顶、枕叶皮质明显减低。头颅 CT、MRI：脑软化、脑萎缩、脑积水、皮质下脱髓鞘、混合性改变。

五、诊断标准

（一）中国南京标准（1996、2001）

1. 认知功能丧失，无意识活动，不能接受指令。
2. 保持自主呼吸和血压。
3. 有睡眠—觉醒周期。
4. 不能理解和表达语言。
5. 能自动睁眼或在刺激下睁眼。
6. 可有无目的性眼球跟踪运动。
7. 丘脑下部及脑干功能基本保存。

（二）美国多学科 PVS 研究组标准（1994）

1. 对自身及周围缺乏认识，不能与他人交谈。
2. 缺乏对视、听、触或有害刺激持续的、可重复的、有目的的或随意的行为反应。
3. 缺乏语言的理解及表达能力。
4. 有睡眠—觉醒周期。
5. 丘脑下部及脑干的自主神经功能保持良好，通过治疗及护理可以保持生存。
6. 大小便失禁。
7. 脑神经反射（瞳孔、眼—头）、角膜、前庭—眼及呕吐反射不同程度保留。

六、PVS 的治疗

1. 药物促醒疗法

（1）脑代谢赋活剂：目前公认的比较有效的药物有，儿茶酚胺能促效药和胆碱能促效药，如苯丙胺、美多巴、溴隐亭、胞二磷胆碱、安理申等。

（2）脑代谢改善剂：钙离子拮抗剂、长春西汀、维脑路通、己酮可可碱等，剂量因人而异。

（3）中药：根据辩证分为气滞血瘀、气血两虚、痰浊闭窍、髓海空虚四型，分别以行气活血、气血双补、豁痰开窍、益肾填髓等治法立方用药，安宫牛黄丸、补阳还五汤等。

2. 高压氧治疗

高压氧疗法是指在大于 1 个标准大气压（1 ATA）的高压氧舱内间断吸入 100% 氧的治疗方法。临床实践证实高压氧可以：①提高血氧张力，增加血氧含量，提高组织的氧储量、血氧弥散率及有效弥散距离。②降低颅内压，减轻脑水肿。③改善脑微循环。④改善脑干网状激活系统功能，促进昏迷觉醒。

3. 电刺激疗法

（1）颈部脊髓硬膜外刺激（后索刺激、脊髓侧柱刺激、cSCS）：通过手术将刺激器的电极和储存器分别植入颈部硬膜外和前胸部皮下，按照一定的强度和频率通过体外遥控器根据患者的反应进行刺激，时间为 3~24 个月。

（2）脑深部刺激疗法（DBS）：通过立体定向技术将深部刺激电极植入中脑网状结构的楔形核或丘脑的非特异性核团，接受器置入前胸壁皮下，通过体外遥控装置按照一定的参数进行刺激，可连续刺激 6 个月以上。

（3）正中神经电刺激治疗（MNS）：应用低频脉冲电刺激仪置于双侧腕关节正中神经点上进行刺激治疗，每日两次，每次 20~30 分钟，连续 3 个月一疗程。

（4）脑循环功能治疗（CVFT）：采用脑循环功能治疗仪的表面电极贴于患者两耳背乳突处皮肤，通过数字频率合成技术，产生安全有效的仿生物电流刺激小脑顶核区，可显著提高脑循环血量，减少半影区神经元死亡数目，有助于 PVS 的清醒。

4. 感觉刺激疗法

也叫昏迷刺激疗法，是一种昏迷促醒的方法之一，是由医务人员或患者家属实施的，应用一种或多种的感觉刺激，来增加患者反应的一种治疗方法。PVS 患者经常接受各种不同的刺激，可提高上行网状激活系统的活动水平，改善患者因长期卧床不起而造成的感觉剥夺，这种感觉剥夺阻碍了大脑的康复过程，抑制了中枢神经功能的发展。患者长期接受各种不同的刺激有利于损伤大脑的树突生长和增加突触的连通，增加了觉醒的程度，促使PVS 患者意识的恢复。

（1）视觉刺激：熟悉、鲜艳、对比度好的物体（反复、移动）。

（2）听觉刺激：家人或熟人经常呼唤，讲以前有趣的事或熟悉的歌曲（反复、避免使用刺耳、易吃惊的声音）。

（3）触觉刺激：经常触摸或按摩身体的敏感部位。应注意兴奋反应和抑制反应的平衡。（疼痛刺激、皮肤轻轻短暂触摸可引起抑制反应。皮肤持续性的触摸、口周及脊柱的按摩可引起兴奋反应。冰块刺激面部及躯干可引起交感神经兴奋性增加，血压上升，心率增快等）。

（4）运动及体位变化的刺激：站立训练，关节活动范围的练习，体位变化练习（应注意观察身体的保护性反应和延迟的平衡反应）。

（5）嗅觉、味觉刺激：香水、磨碎的咖啡、芳香的气味，甜、咸、酸味物品与舌前部的接触等。

5. 其他 干细胞移植疗法、支持与同情疗法等。

七、PVS 患者的照护：

（一）病情观察

1. 生命体征观察 密切观察生命体征变化不但能反应脑损伤情况，也能反应有无并发症，心率是反应病情变化较敏感的指标，观察中如发现心率较快，应及时观察有无呼吸道分泌物增多，呼吸紊乱及衰竭，及时给予吸痰，保持呼吸道通畅等。

2. 意识观察 意识障碍的程度与脑组织受损程度有关，是判断颅脑损伤轻重的重要指标之一，临床将其分为清楚、嗜睡、昏睡、浅昏迷、深昏迷 5 类，护士可通过痛觉刺激、眼球运动及角膜反射来判断患者意识障碍程度。及时观察患者表情与姿势，可用对话或压眶上神经等刺激，必要时给予针刺来观察患者反应，如意识障碍进行性加深，一侧瞳孔散大，对光反射迟钝，提示脑疝发生，应立即报告医生处理。

3. 瞳孔的观察 瞳孔是反映病情变化的窗户，也是反应颅脑损伤程度及病情变化的重要标志，尤其是对于意识障碍的患者来说尤为重要，观察瞳孔的大小及对光反射的敏感程度，有助于进一步判断病情，做出恰当的处理，及时抢救患者的生命。

4. 并发症的观察 临床上最常见的并发症有肺部感染、应激性溃疡等，因此应加强呼吸道分泌物及呼吸情况的观察，每次鼻饲前均先抽吸胃液，定期检测胃液和大便性质；加强对留置导尿管的消毒，定期检测小便性质。脑干及丘脑下部损伤可出现中枢性高热，给予亚低温治疗控制高热，以降低脑代谢和脑耗氧，防止脑水肿。

（二）照护措施

1. **常规及呼吸道护理** 保持室内空气清新流通，每日消毒 2 次，保证适宜的温湿度，严格控制探视，减少感染机会。对气管切开术患者，应及时吸痰，保持呼吸道通畅，加强气管切开护理，并定期做痰培养及药敏试验，按时给患者翻身叩背，促进痰液排出，严格掌握无菌吸痰技术，并遵循先气道后口腔的原则。

2. **各种引流管护理** PVS 患者多安放多种引流管，应准确观察记录引流液的颜色、性质及量，妥善固定引流管，防止折叠、扭曲，保持引流通畅，每日更换引流袋，严格无菌操作，防止逆流感染。发现异常及时报告医生处理。

3. **卧位护理** 将患者头部抬高 15°~30°，以利颅内静脉回流和减轻脑水肿。对伴有颅底骨折、脑脊液耳鼻漏的患者，头偏向一侧以防污物逆流至颅内感染，尽量减少用力咳嗽等动作，严禁手掏、堵塞鼻腔和耳道，头部垫无菌小毛巾或无菌纱垫，并随时更换。定时翻身叩背，更换体位，并按摩受压部位。

4. **低温疗法的护理** 对植物状态患者应早期使用冬眠药物及物理降温的方法，使机体处于休眠和低温状态，从而降低组织代谢，特别是降低脑代谢，减少耗氧量，调节自主神经和内分泌功能紊乱，增强脑细胞对创伤和缺氧的耐受性，减轻脑水肿，降低颅内压力，改善脑的缺氧状态，以利于受伤脑细胞的恢复。

5. **药物护理** 脱水剂应用时间长，易并发水、电解质、酸碱平衡紊乱、急性肾功能衰竭，需加强护理观察，记录 24 小时出入量。使用脑活素、纳洛酮等保护营养脑神经的药物，严格按医嘱给药，严密观察药物的副作用。应用冬眠药物的患者易致神志障碍加重、呼吸道分泌物坠积，须加强呼吸道护理。注意保护长期静脉输注浓度高、刺激性大、易致静脉炎药物患者的静脉。一旦发生静脉炎，立即停止病变肢体输液，抬高患肢，根据情况采取相应的护理措施。

6. **鼻饲护理** 因昏迷时间长不能经口进食的患者，机体消耗量增加，应鼻饲营养丰富易消化的流质饮食，饮食请营养科配制，并加用肠内营养剂以保护胃肠黏膜，促进机体功能恢复，增强机体抵抗力，防止多脏器功能衰竭。鼻饲时注意床头抬高至 30°，开始以一次半量为宜，温度 38~40℃为宜，速度不宜过快，鼻饲后 30 分钟内不宜翻身叩背和搬动患者，尽量不咳痰以免发生吸入性肺炎。每日口腔护理 2 次，鼻饲管定时更换。

7. **康复护理** 大多数患者因脑组织损伤严重，并发症多，且常有不同程度的意识障碍，此时脑细胞功能受损或处于不应答状态。早期功能锻炼对肢体进行各种方式的活动，刺激表皮感受器和深部肌腱，通过神经传递对脑细胞施加良性刺激，促进细胞功能恢复。

（三）家庭照护注意事项

1. **建立清洁的家庭病房**　最好将患者安排在朝阳的房间，安装空调或定时开窗通风，保持室内空气清新。屋内安装紫外线设施定时照射消毒，被褥要干净舒适整洁，室温保持在 18~22℃，湿度为 40%~60%，屋内可养一些植物。

2. **日常护理**　每天早晚用生理盐水棉球对患者的口腔进行擦拭清洗，注意拧干并夹紧棉球，防止棉球遗落引起窒息。每日用温水擦浴，保持会阴部清洁，便后及时清洗。

3. **保证充足的能量和营养**　有些家属误认为患者长期卧床体能消耗少，不需额外补充能量。其实，植物人中很多合并有感染，肌肉痉挛等病变的要消耗掉很多的能量，因此要给予充足的高蛋白、低脂肪、高热量及足量的维生素和水分。饮食中要多加鸡蛋、瘦肉、牛奶等高蛋白的食物，富含维生素的青椒、西红柿、菜花以及有补血效果的黑芝麻、黑米等。可将以上食物打磨成糊状，经口或鼻饲管喂食，一次 250~300ml，每日 5~7 次。

4. **压疮的预防与处置**　家人每日应给患者交替采用仰卧位、侧卧位翻身，间隔时间不超过 2 小时，翻身动作要轻柔，不可拖拽，避免摩擦皮肤及外伤，每次翻身时用手轻轻叩打臀部及背部。每日可用 50% 的酒精按摩受压部位，力度宜轻。若皮肤有轻度破损，可用碘酒涂于患处，一天 2 次；若局部皮肤发红加强翻身次数可以使用防压疮敷贴予以预防。

5. **预防关节痉挛和肌肉萎缩**　每天定时扶患者起床，坐于床上或被动地固定在起立平台上，使之站立 40~60 分钟，这样既可锻炼患者的颈部肌肉，腰肌和下肢力量，预防肌肉萎缩，还能提高躯体平衡能力，使患者中枢神经得到兴奋冲动刺激。

6. **良肢位**　这是预防肌肉痉挛的重要体位，在床上给患者做肢体关节被动运动，每日上、下午和晚上睡前各做一次，让患者仰卧位，肩外展 90°，前臂稍向前、腕伸直，指骨关节与掌指关节微曲，拇指外展。

7. **加强刺激**　家人应加强与患者的语言交流，多和他说些曾经谈论过的话题。说话语速要慢，语调要温和，对相同的话题要多重复。另外，对患者进行各种感官刺激也很重要：如按揉肢体的痛觉，冰热水的温度觉，按摩器的震动觉，抚摸时的触觉等，以及彩色灯光闪烁的视觉刺激，音乐的听觉刺激，香水和醋的嗅觉刺激等。

八、康复评估

（一）格拉斯哥昏迷量表评定（GCS）（见表 3-5-1）

表 3-5-1　格拉斯哥昏迷量表评定（GCS）

内容	标准	评分
睁眼反应	自动睁眼	4
	听到言语、命令时睁眼	3
	刺痛时睁眼	2
	对任何刺激无睁眼	1
言语反应	回答正确	5
	回答错误	4
	用词不适当但尚能理解含义	3
	言语难以理解	2
	无任何言语反应	1
运动反应	能执行简单命令	6
	刺痛时能指出部位	5
	刺痛时肢体能正常回缩	4
	刺痛时躯体出现异常屈曲（去皮质状态）	3
	刺痛时躯体异常伸展（去大脑强直）	2
	对刺痛无任何运动反应	1
总得分：		
时间：		
评定者：		

　　注：最高计分 15 分为正常，最低计分 3 分，小于 7 分属昏迷，≥ 9 分不属昏迷。昏迷愈深，伤情愈重，得分愈少。下述 2 种情况不计入评分：①脑外伤入院 6 小时死亡；②颅脑火器伤。

　　根据昏迷时间长短，可将颅脑损伤分为 4 型：轻型：总分 13~15 分，伤后昏迷 20 分钟以内者。中型：总分 9~12 分，伤后昏迷 20 分钟~6 小时。重型：总分 6~8 分，伤后昏迷或再次昏迷持续 6 小时以上。特重型：总分 3~5 分

（二）PVS（持续性植物状态）的疗效临床评分量表（见表 3-5-2）

表 3-5-2　PVS 的疗效临床评分量表

评分	肢体运动	眼球运动	听觉功能	进食	情感	备注
0	无	无	无	无	无	
1	刺激可有屈伸反应	眼前飞物，有警觉或有追踪	声音刺激能睁眼	能吞咽	时有兴奋表现（呼吸、心率增快）	
2	刺激可定位躲避	眼球持续追踪	对声音刺激能定位，偶尔能执行简单指令	能咀嚼，可执行简单指令	对情感语言（亲人），出现流泪、兴奋痛苦等表现	☆ MCS
3	可简单摆弄物体	固定注视物体或伸手欲拿	可重复执行简单指令	能进普食	对情感语言（亲人）有较复杂的反应	
4	有随意运动，能完成较复杂的自主运动	列举物体能够辨认	可完成较复杂指令	自动进食	正常情感反应	

注：一、每次评分包括两个方面：1. 临床评分；2. 客观检查评分。

二、临床疗效评分量表至少每月检查登记一次。☆ 即 MCS。

总的疗效评分：Ⅰ植物状态：疗效、提高 0~2 分无效；提高 ≥ 3 分好转；提高 ≥ 5 分显效；≥ 6 分 MCS。

Ⅱ初步脱离植物状态；微小意识状态（MCS）

Ⅲ脱离植物状态

客观检查：1. 神经电生理：EEG、SEP；2. 特殊检测技术：MRI、PET/CT、脑磁图等。

三、一般医院 5 项评分法。

四、有条件医院　5+1 评分法　5+2 评分法。

九、康复治疗

1. **运动疗法**　包括床边肢体被动运动、神经肌肉促通术、关节松动术、电动站立斜床训练等）。每天 1~2 次，增加各种刺激的输入，防止肌肉进一步萎缩、关节畸形，减少肺部等感染各种并发症。肢体功能训练可防治植物状态患者的肌肉、骨骼和皮肤的失用性萎缩及改善肌张力，可使关节活动度（ROM）有一定的提高，为患者清醒后肢体功能恢复打下良好的基础。

2. **针灸治疗**　针灸具有醒脑开窍、改善大脑的血液循环、促进脑神经细胞的恢复与再生、刺激处于"休眠"状态的神经细胞、解除大脑皮质抑制的作用。穴位的强刺激，可激活脑干网状觉醒系统的功能，促进脑外伤后持续性植物状态患者的意识恢复，起到醒神开窍之效。

3. 刺激疗法 多数植物状态患者的听、视、触、嗅的感觉传导是正常的。根据婴儿发育的规律，听觉、视觉、味觉和嗅觉等刺激是非常重要的。环境刺激的上行有助于促进皮质与皮质下的联系，因此 PVS 患者皮质功能有可能经过多种刺激得到恢复。

4. 声刺激 给患者戴耳机听各种动物的叫声，如鸡、鸭、猫、狗等；听各种自然环境音，如汽车、火车、风、雨、雷、电等，以及进行亲情呼唤。

5. 光刺激 将病房光线调暗，用手电包上红、绿、蓝彩纸和本光源，对患者头面部照射或用设计的彩色灯泡照射，促进患者视反应或注视。有条件可利用电脑播放多媒体影像资料进行声、光刺激。

6. 神经电刺激 包括脊髓电刺激（SCS），深部脑电刺激（DBS），正中神经电刺激（MNS），前二者为有创电刺激，费用高，可能出现并发症，而 MNS则较经济简单易行。触觉刺激如快速擦刷、叩击敲打、挤压等。

7. 本体感觉器的刺激 如快速而轻柔地牵张肌肉，轻叩肌腱与肌腹，挤压肌腹，继发的牵伸，牵伸手或足的内附肌，抵抗阻力，较有力地挤压关节，骨突处的施压。

8. 其他包括痛觉刺激 如针刺、捏挤、拍打产生疼痛感；温度刺激如强冷热刺激；嗅觉刺激取味道较多鲜明的液体或半固体等进行嗅觉刺激，如芥辣油、香精、香水等；味觉刺激用沾有甜、咸、酸溶液的棉签刺激舌头的前部。如果患者无法控制唾液，则避免甜味刺激，因为甜味能促进唾液分泌。

9. 音乐疗法 音乐不但可以增加脑血流，还可影响脑神经递质的水平，使上行网状激动系统受刺激而促进意识水平的改善。音乐治疗时应为患者播放舒缓优美的乐曲，最好选择患者较喜欢的音乐。音乐的早期治疗，可使上行冲动增多，大脑皮质处于持续兴奋状态，而易于唤醒；治疗启动太晚，由于昏迷时间长，又没有声波刺激，脑干网状结构上行激活冲动减少，使大脑皮质长期处于抑制状态，故不易被唤醒。音乐治疗虽看似易于操作，但要长期面对一个意识不清、无应答能力的患者，并对其施以治疗，就要求操作者和患者家属要有足够的耐心、信心和恒心，不能轻易放弃。

10. 注意事项 控制各种并发症和保证患者足够营养是延长持续性植物状态患者生存期的关键，利用各种治疗技术和刺激是提高持续性植物状态患者促醒的方法，促进功能恢复是改善持续性植物状态患者生命质量的保证。应按三个步骤开展临床工作：①规范系统评价；②分秒必争地开展有效的基础治疗，如营养支持，防治常见并发症；③尽早介入综合促醒治疗，如中西药物、各种被动运动、针灸理疗、神经电刺激及各种感官刺激，坚持亲情呼唤，音乐治疗，加强康复护理，结合患者具体情况，拟定个性化促醒治疗方案。

（周 菊 吴 娜）

第六节 骨质疏松症

一、概念

骨质疏松症是以骨量减少、骨的微观结构退化为特征，致使骨的脆性增加，以致极易发生骨折的一种全身性骨骼疾病。老年人骨质疏松症的发生不仅与年龄因素有关，还与饮食结构不合理、长期缺乏运动、吸烟、过度饮酒及咖啡、遗传及环境等因素有关。骨质疏松症通常没有症状，常常要等到骨折时才被发现。常见的骨折部位有髋骨、椎骨和手腕骨等。尤其是髋关节骨折的老年人，因长期卧床可能并发肺炎、尿路感染及压疮等并发症，使老年人丧失独立生活能力，给老年人造成极大的痛苦，甚至威胁生命。

二、病因

（一）特发性（原发性）

幼年型成年型、经绝期、老年性。

（二）继发性

1. 内分泌性皮质醇增多症、甲状腺功能亢进症、原发性甲状旁腺功能亢进症、肢端肥大症、性腺功能低下、糖尿病等。

2. 妊娠，哺乳。

3. 营养性蛋白质缺乏、维生素 C、维生素 D 缺乏，低钙饮食、酒精中毒等。

4. 遗传性成骨不全染色体异常。

5. 肝脏病。

6. 肾脏病慢性肾炎血液透析。

7. 药物皮质类固醇、抗癫痫药、抗肿瘤药（如甲氨蝶呤）、肝素等。

8. 失用性全身性骨质疏松见于长期卧床、截瘫、太空飞行等；局部性的见于骨折后、Sudecks 骨萎缩、伤后骨萎缩等。

9. 胃肠性吸收不良胃切除。

10. 类风湿关节炎。

11. 肿瘤多发性骨髓瘤转移癌、单核细胞性白血病、Mast-Cell 病等。

12. 其他原因骨质减少、短暂性或迁徙性骨质疏松。

三、临床表现

1. **疼痛** 原发性骨质疏松症最常见的症状，以腰背痛多见，占疼痛患者中的 70%~80%。疼痛沿脊柱向两侧扩散，仰卧或坐位时疼痛减轻，直立时后伸或久立、久坐时疼痛加剧，弯腰、咳嗽、大便用力时加重。一般骨量丢失12% 以上时即可出现骨痛。老年骨质疏松症时，椎体压缩变形，脊柱前屈，肌肉疲劳甚至痉挛，产生疼痛。新近胸腰椎压缩性骨折，亦可产生急性疼痛，相应部位的脊柱棘突可有强烈压痛及叩击痛。若压迫相应的脊神经可产生四肢放射痛、双下肢感觉运动障碍、肋间神经痛、胸骨后疼痛类似心绞痛。若压迫脊髓、马尾神经还影响膀胱、直肠功能。

2. 身长缩短、驼背多在疼痛后出现。脊椎椎体前部负重量大，尤其第 11、12 胸椎及第 3 腰椎，负荷量更大，容易压缩变形，使脊椎前倾，形成驼背，随着年龄增长，骨质疏松加重，驼背曲度加大，老年人骨质疏松时椎体压缩，每椎体缩短 2mm 左右，身长平均短 3~6cm。

3. 骨折是退行性骨质疏松症最常见和最严重的并发症。

4. 呼吸功能下降，胸腰椎压缩性骨折，脊椎后弯，胸廓畸形，可使肺活量和最大换气量显著减少，患者往往可出现胸闷、气短、呼吸困难等。

四、辅助检查

（一）实验室检查

1. 血钙、磷和碱性磷酸酶在原发性骨质疏松症中，血清钙、磷以及碱性磷酸酶水平通常是正常的，骨折后数月碱性磷酸酶水平可增高。

2. 血甲状旁腺激素应检查甲状旁腺功能除外继发性骨质疏松症。原发性骨质疏松症者血甲状旁腺激素水平可正常或升高。

3. 骨更新的标记物骨质疏松症患者部分血清学生化指标可以反映骨转换（包括骨形成和骨吸收）状态，这些生化测量指标包括：骨特异的碱性磷酸酶（反应骨形成）、抗酒石酸酸性磷酸酶（反应骨吸收）、骨钙素（反应骨形成）、I型原胶原肽（反应骨形成）、尿吡啶啉和脱氢吡啶啉（反应骨吸收）、I 型胶原的N-C- 末端交联肽（反应骨吸收）。

4. 晨尿钙与肌酐比值正常比值为 0.13 ± 0.01，尿钙排量过多则比值增高，提示有骨吸收率增加可能。

（二）辅助检查

骨影像学检查和骨密度

1. 摄取病变部位的 X 线片可以发现骨折以及其他病变，如骨关节炎、椎间盘疾病以及脊椎前移。骨质减少（低骨密度）摄片时可见骨透亮度增加，骨小梁减少及其间隙增宽，横行骨小梁消失骨结构模糊，但通常需在骨量下峰30%以上才能观察到；大体上可见椎体双凹变形，椎体前缘塌陷呈楔形变，也称压缩性骨折常见于胸椎第11，12和第1，2腰椎。

2. 骨密度检测骨密度检测是骨折的预测指标。测量部位的骨密度可以用来评估总体的骨折发生危险度，测量特定部位的骨密度可以预测局部的骨折发生的危险性。

根据美国最新的国家骨质疏松症基金会制定的治疗指南规定，以下人群需进行骨密度的检测；65岁以上的绝经后妇女尽管采取了各种预防措施，这类人群仍有发生骨质疏松的危险，如有骨质疏松症存在则应该进行相应的治疗，存在1或1个以上危险因素、小于65岁的绝经后妇女；伴有脆性骨折的绝经后妇女；需根据BMD测定值来决定治疗的妇女，长期激素替代疗法的妇女；轻微创伤后出现骨折的男性；X线片显示骨质减少的人群以及存在可导致骨质疏松后的其他疾病的患者。

WHO建议相据BMD值对骨质疏松症进行分级，规定正常健康成年人的BMD值加减1个标准差（SD）为正常，较正常值峰低（1–2.5）SD为骨质减少；降低25SD以上为骨质疏松症；降低25SD以上并伴有脆性骨折为严重的骨质疏松症。

五、诊断

（一）鉴别诊断

1. **骨软化症** 临床上常有胃肠吸收不良、脂肪痢，胃大部切除病史或肾病病史。早期骨骼X线常不易和骨质疏松区别。但如出现假骨折线（Looser带）或骨路变形，则多属骨软化症。生化改变较骨质疏松明显。

（1）维生素D缺乏所致骨软化则常有血钙、血磷低下，血碱性磷酸酶增高，尿钙、磷减少。

（2）肾性骨病变多见于肾小管病变，如同时有肾小球病变时，血磷可正常或偏高。由于血钙过低、血磷过高，患者均有继发性甲状旁腺功能亢进症。

2. **骨髓瘤** 典型患者的骨骼X线表现常有边缘清晰的脱钙，须和骨质疏松区别。患者血碱性磷酸酶均正常，血钙、磷变化不定，但常有血浆球蛋白（免疫球蛋白M）增高及尿中出现本周蛋白。

3. **遗传性成骨不全症** 可能由于成骨细胞产生的骨基质较少，结果状如骨质疏松，血及尿中钙、磷及碱性磷酸酶均正常，患者常伴其他先天性缺陷，如耳聋等。

4. **转移癌性骨病变** 临床上有原发性癌症表现，血及尿钙常增高，伴尿路结石。X线所见骨质有侵袭。

六、临床治疗

西方国家成年人中患骨质疏松症者较为普遍，虽然研究的历史已有半个多世纪，但目前为止尚无任何理想的手术疗法和特效药物能够从根本上治愈该症。目前临床应用的药物根据其作用机理大致可分为骨质形成促进剂和骨质丢失剂两大类。

1. 骨形成促进剂此类药物有 PTH 甲旁腺激素、雄激素等。

2. 骨质丢失抑制剂此类药物有钙、雌激素、异内氧草酮、钙三醇、二磷酸盐类、骨磷等。

3. 钙类制剂随着制药业的不断发展，近几年相继研制生产了多种治疗骨质疏松症的钙类制剂，临床可以选用。

4. 手术治疗目前主要的非手术治疗方法是卧床休息、口服钙剂和止痛剂、佩带支具、物理和康复治疗等，但是，尽管应用了许多抗骨质疏松药物，仍有大量的骨折发生。Lindsay 认为，在开始应用抗骨质疏松药物后的 1 年内，将有 19% 的患者发生椎体骨折，84% 的患者将遗留急慢性胸腰部疼痛，脊柱畸形（后凸畸形、侧凸畸形）等，限制日常活动，影响脊柱功能，降低生活质量。经皮椎体成形术（percutaneous vertebro-plasty，PV）自 1985 年问世以来，1993 年在美国进行了首例手术，该术的适应症是骨质疏松性椎体压缩骨折、恶性肿瘤的椎体转移、多发性骨髓瘤、椎体恶性淋巴瘤、椎体血管瘤、外伤性椎体压缩性骨折等脊柱疾患。其目的是通过骨水泥注入椎体，强化椎体，重建脊柱稳定，减轻和消除椎体病变引起的疼痛，许多文献证明 VP 具有安全性高、有效缓解疼痛、并发症少、疗程短、显著改善生活质量等诸多优点。

5. 中医治疗祖国医学认为"肾藏精生髓、主骨、主生殖、发育"为先天之本，"脾主肌肉、四肢、受纳五谷、化生气血"为后天之本。肾与脾的关系是先天生后天，后天养先天，方可生化无穷。骨质疏松症属祖国医学"骨痿"、肾虚骨病"范畴。补肾健脾汤治疗骨质疏松症，应用临床多年，疗效满意。充分证明了祖国医学"肾主骨"理论独特性和补肾生精，添髓壮骨中药疗效的可靠性。方剂组成：白参、白术、黄芪、茯苓、山药、香附、熟地、龟板、鹿茸、枸杞、山茱萸、女贞子、胡桃肉（嚼服）、淫羊藿、骨碎补、杜仲、续断、甘草，上肢加桂枝，下肢加牛膝，水煎服，每日 1 剂。

七、照护

（一）避免诱因

原发性的骨质疏松症的病因尚未明确，但目前已经研究确认与引起骨的净吸收增加和促进骨微结构紊乱的因素都会引起骨质疏松症，其中分为骨吸收及其影响因素和骨形成及其影响因素。其中有以下的影响因素：

1. **妊娠与哺乳** 妊娠期间，母体血容量增加，血钙的分布比正常时期增加一倍。如果摄入的量不够或者存在矿物质的吸收障碍，钙离子在体内的平衡被打破，需要消耗骨盐维持平衡，引起母体骨质松症或骨软化症。

2. **性激素** 雌激素缺乏使破骨细胞功能增强，容易导致骨的丢失加速，这是绝经后骨质疏松症的主要病因。

3. **活性维生素 D** 这种维生素 D 会促使钙结合蛋白质生成，增加肠对于钙的吸收。所以这种维生素 D 缺乏会引起血清钙浓度降低。

4. **降钙素** 当降钙素水平降低时，不利于成骨细胞的增强与钙在骨基质中沉淀，因此对骨吸收形成了抑制作用。

5. **甲状旁腺素** 甲状旁腺素是促进骨吸收的重要介质。因此，在甲状旁腺素分泌增加的时候，破骨细胞介导骨吸收会增强。

6. **细胞因子** 肿瘤坏死因子对骨吸收有非常明显促进功能。

7. **遗传因素** 多种基因的表达水平和基因多态性可对于峰值骨量和骨转换、骨质量有明显的影响性。遗传因素会决定生长中峰值骨量，影响的程度比较大，决定性在 60%~70% 左右。

8. **钙的摄入量** 钙是骨质中最为基本的矿物成分，在钙摄入不足的情况下，会造成峰值骨量的下降。

9. **生活方式和生活环境** 足够的体力活动是有益于我们提高峰值骨量的，但活动过少或者过度的运动则会减弱峰值骨量造成骨质疏松症。另外吸烟、酗酒、高蛋白和高盐饮食、大量的饮用咖啡、维生素 D 的摄入不足都会引起钙质缺失。某些地区的人则由于阳光照射不足影响了钙的吸收，这也是骨质疏松症的发病原因。经常熬夜的人体质容易下降，容易犯困，不利于机体的正常运转。

10. **骨重建功能的衰退** 这可能是老年性骨质疏松的重要的发病原因，由于功能的衰退导致成骨细胞的功能与活性缺陷导致骨形成的不足和丢失。

（二）饮食护理

1. 骨质疏松症在平时的饮食禁忌

（1）患者在平时需要避免吃一些含有草酸过多的食物。这些食物不能和高钙食物一起使用，否则会形成草酸钙，就会影响钙吸收，例如菠菜，莴笋，茭白等就一定要避免和豆腐汤等高钙食物一起食用。

（2）在平时还要减少食用油腻煎炸的食物。一些过于甜，过咸，辛辣的食物都对骨质疏松的患者不利，所以患者在平时一定要谨慎使用。

（3）患者在平时对浓茶，咖啡等食物也不能够食用。因为这些食物会加速钙流失，导致骨质疏松症更加严重。所以患者在平时一定不能食用浓茶和咖啡。

（4）患者也不能吸烟、酗酒，均能促进老年人尿钙排泄量的增加，导致其骨钙溶出、骨量降低，从而发生骨质疏松症。饮酒过量也会使骨骼的新陈代谢减慢。

（5）污染的食物也不能吃，被污染的水、家禽、鱼蛋、农作物等，都不能吃。可以吃一些绿色的有机物，这样才有利于身体健康，同时也对骨骼有帮助。

2. 骨质疏松的症状吃什么　膳食营养疗法是公认的防治骨量减少和骨质疏松症的重要方法之一，WHO 推荐老年人每天钙摄入量为 1 000~1 200mg。

（1）多吃含钙量高的食物：患者在日常生活中可以多吃些含钙量高的食物，尤其是像牛奶、豆制品、扇贝，甚至是芝麻等，当中都含有丰富的钙质，可以适量摄入补钙。中老年也可以经常吃一些钙制剂。

（2）多吃维生素 D 丰富的食物：维生素 D 我们很少会接触到，但是这是一种可以促进机体对钙的吸收和利用的营养元素。想要缓解骨质疏松的症状，在日常生活中可以多吃点维生素 D 丰富的食物，例如海鱼、瘦肉等，都可以达到很好地预防以及缓解效果。不宜摄入过多蛋白质，否则会造成钙的流失。

（3）低盐饮食：防止因增加食盐摄入量而促进尿钙排泄，导致老年人钙丢失。

（4）多喝骨头汤：对于骨质疏松的患者来说，骨头汤是非常不错的一种食物。首先骨头当中含有大量的骨质纤维以及维生素等，多喝骨头汤自然可以吸收当中的骨质纤维、维生素以及钙质等，对于预防以及改善骨质疏松症都有很好的帮助。熬骨头汤时加些醋，可帮助溶解骨头中的钙。

（5）注意烹调方法：烹调方法也相当重要，植酸酶在 55℃环境下活性较好，为了增加植酸酶的活性，可以先将大米加适量的水浸泡后再洗，在面粉、玉米粉、豆粉中加发酵剂发酵并延长发酵时间均可使植酸水解，使游离钙增加。

（三）防跌倒护理

每个老年人都有不同程度的骨质疏松，老年人又易发生跌倒，跌倒后最易发生骨折，一旦骨折给老年人带来了诸多不宜，而跌倒是可以预防可控制的。增强防跌倒意识，加强防跌倒知识和技能学习。居家老人预防跌伤，应在以下几方面予以注意：

1. 让老年人提高自身的警觉性，在日常生活提高对预防跌倒的重视程度。

2. 定期体检，排除心、脑血管疾病的风险。

3. **防地板打滑**　地板打滑引起跌倒是很常见的，应慎选室内地板的材料，以木质地板最为安全，如选用地砖应选择防滑型地砖，而且要及时擦干水或油渍，同时为防止打滑可铺上几块地毯，但地毯要粘牢，以防滑动。

4. **防浴室内打滑**　浴缸打滑引起摔跤也不少见，最好在浴缸中放置防滑垫子。对老年人及患有站立不稳疾患者，应在浴缸周围安装扶手。在浴缸外铺上垫子，以防因脚底潮湿而滑倒。垫子都需要用固定的胶布粘牢，以防滑动。

5. **防梯子打滑**　家庭中往往需要借助搭梯子或凳子上高处取物，梯子底部和顶端都应放在牢靠的依托面上，以防意外倾斜或倒塌。对木质梯子，应检查有无缺陷或开裂之处，以确保安全。取东西时，要格外小心，特别不要凳子摞凳子。

6. 防绊倒 在老年人经常走动的地方，应常清理杂物，将杂物有序地摆放在角落或储藏间。活动室和卧室内物品应以简单为宜。家用电线的软线要压在地毯下，或者固定在墙壁上和地板的角落。为了防止老年人在门槛上绊倒，在门槛处垫一块有一定倾斜度的三角形木板（过桥），形成斜坡，便于行走。同时应特别注意卫生间、厨房、餐厅、卧室与客厅的地面保持相平，减少台阶。

7. 防楼梯滑倒 老年人最好居住在底层或带电梯的楼区，楼梯应不陡，楼梯边上装上扶手，扶手要稳，每个台阶上贴上防滑带也很有效果。

8. 防光线不足 居室要宽敞明亮，避免光线直射，不应采用容易造成视觉误导、眼花缭乱的玻璃纸装饰。应安装夜间照明。安置床边方便开关等，电源开关应易触及。

9. 老年人衣服要舒适，尽量穿合身宽松的衣服，裤子不要太长，穿鞋应合适，尽量穿防滑鞋。

10. 避免单独外出，避免拥挤的环境，避免高速交通工具。

11. 老年人活动要缓慢 老年人血管运动中枢功能减低，腿脚欠灵活，因此，在活动时，每个动作后可暂停片刻，防止眩晕和不稳定；在睡醒后不宜立即起床，应在床上躺半分钟，然后坐起半分钟，再双腿下垂半分钟，坚持这三个"半分钟"可有效防止许多意外事故发生。

12. 增加体力锻炼 增加体力活动对骨骼老化速率有何影响，尚未定论，但对预防老年人跌倒有重要作用。活动多的老年人因跌倒的麻烦明显低于不活动者。大多数老年人最早改变是举步高度降低，常常在高低不平的路上跌倒。部分原因是肢体协调能力呈增龄性减退，而骨盆运动减少则是重要因素。行走时，骨盆必须侧向支持体重的那条腿，才能腾出另一条腿向前行走，如果腿移动太慢，则可能发生跌倒。因此，增加腿部活动和做平衡体操有助于防止跌倒。一位比较健康的老年人可能会不知不觉地陷入跌倒 – 丧失信心，而引起减少活动 – 再次跌倒的恶性循环。预防这种危险的最好办法是坚持体力锻炼和精神鼓励。

平衡体操做法如下。每节体操重复做 10 次。

（1）第一节，先用一条腿站立，然后用另一条腿站立，可用手指支撑；重复上述体操，每条腿站立时间为从 1 数至 10。重复上述体操，每条腿站立时间为从 1 数至 20。

（2）第二节，坐在餐椅上，躯干向左转然后向右转；重复上述体操，手臂外展；用右手碰到左足，然后用左手碰到右足。

（3）第三节，坐着从地上拾物体举起，然后放回到地面。

（4）第四节，站着从桌上慢慢地拿起物体，放在椅子上，然后再放回到桌子上；重复上述体操，但是这一次是把物体慢慢地放到地面上。

13. 保持精神活力 社交活动多的老年人跌倒发生率明显低于社会活动少的老年人，提示保持旺盛的精神活动可预防跌倒的发生。痴呆和抑郁症患者因注意力不集中，纠正不平衡的能力峰低，以及对环境产生危险感等原因，往往容易发生跌倒。动员患者参加保健班和做体操等活动，通过这些新型活动的刺激，能提高患者的注意力，有助于预防跌倒。

（四）用药护理

抗骨质疏松症的药物根据疾病发生的情况，主要有基本补充剂，抑制骨吸收药物和促骨形成药物。常用的基础药物是钙剂和维生素 D，具有方便、安全的特点。

1. 基本补充剂

（1）基础药物钙剂：我国营养学会制定的每日钙摄入推荐量成人为 800mg，绝经后妇女和老年人为 1 000mg，而我国老年人平均每日从饮食中获得的钙约为 400mg，故每日应补充的元素钙为 500~600mg。

老年人应遵医嘱合理使用钙制剂，在服用钙剂时应注意以下几点：

1）老年人分泌的胃酸量较少，在一定程度上会影响钙的吸收，服用钙剂时最好与饮食同时进行。

2）钙剂不要与牛奶同时服用，防止钙的吸收下降，避免钙质的浪费，另外钙剂还可导致牛奶中的大分子产生胶质变性。

3）补钙时多喝水。钙剂是微溶性或可溶性的钙盐，增加饮水可在一定程度上增加钙的溶解，口服钙片时嚼碎后用清水服下可提高钙的吸收。

4）钙剂与四环素、异烟肼合用，会生成络合物，减少四环素、异烟肼的吸收；与含铝制酸药合用，会减少钙的吸收；碳酸钙与铁剂合用，可减少铁的吸收。因此，在服用钙剂时应注意药物的配伍禁忌。

5）长期服用正常剂量的钙剂，不良反应较少见。部分患者一般可能出现便秘和腹胀等症状，若服药过量，患者可能出现维生素 D 中毒或其他综合征的表现。

（2）基本补充剂维生素 D：维生素 D 也是常用保护骨健康的添加剂，维生素 D 缺乏时补充维生素 D 能明显减少骨折的发生，但当维生素 D 充足时，补充维生素 D 的作用主要取决于体内 25– 羟维生素 D 的水平。作为活性维生素 D，更适用于老年人、肝胃功能不全及维生素 D 代谢障碍者，临床常见药物为骨化三醇胶丸（如罗盖全，盖三淳等）。补充维生素 D 时应当注意剂量范围，当 25– 羟维生素 D>150μg/L 时可能会出现维生素 D 中毒，引起血钙过高。出现便秘、头痛、呕吐等症状，重者可有心律失常、肾衰竭等。

2. 抑制骨吸收药物 抑制骨吸收的抗骨质疏松药物的作用主要机理是：减少破骨细胞的产生（雌激素类）和降低破骨细胞的活性（双膦酸盐类），促进破骨细胞的凋亡，进而抑制骨吸收和骨重建空间。减缓骨吸收，维持骨量，不能高效的刺激骨形成和增加骨量。

（1）激素替代治疗及雌激素受体调节剂：雌激素替代治疗（Estrogen replacement treatment.ERT）曾被认为预防和治疗绝经期骨质疏松的经典药物。该类药物的主要作用机制是：①雌激素阻止生长因子和白细胞介素（主要是 IL-6）的激活。IL-6 是骨吸收的高效的刺激剂，雌激素抑制破骨细胞的 IL-6 的合成，阻断 IL-6 受体。②雌激素还可以增加破骨细胞凋亡；③雌激素延缓甲状旁腺激素 PTH 的骨吸收作用。但是该类药物的毒副作用限制了其作为抗骨质疏松一线药物的长期使用。雌激素除了作用于骨外，还强烈的刺激其他组织，如乳房和子宫，引起乳房痛和子宫出血。单用雌激素替代治疗 5 年以上的妇女，其乳腺癌的发生率约增 120%。此外，服药后常见恶心、食欲不振，还可引起子宫内膜过度增生及子宫出血。

（2）双膦酸盐类（Bisphosphonates）：双膦酸盐类抗骨质疏松药物已经在临床上得到广泛应用。其作用包括抑制破骨细胞的活性，促进破骨细胞的凋亡进而抑制骨吸收，降低骨转换，维持骨的正平衡，有效地降低腰椎和髋骨骨折的发生率，Actonel 被美国 FDA 在 2000 年 4 月批准为预防和治疗绝经后骨质疏松症。双膦酸盐实际上是一类骨转换抑制剂，对成骨和破骨细胞均有抑制，在发挥抗骨吸收作用的同时也抑制骨的形成和钙化，目前该类药物分为四代，第一代产品为羟乙膦酸盐（Eidronate，依膦，又名邦得林），其抗骨吸收特异性较差，第二代品氯膦酸盐（Clodronato，骨膦）、帕米膦酸盐（Pamidrornate）和替鲁膦酸盐（Tludronate）都具有较高的抗骨吸收特异性，副作用也明显减少，第三代产品包括阿仑膦酸盐（Alendronate，福善美，Fosumax. 又名固邦）和利塞膦酸盐（Risedronate）等，第四代双膦酸盐类有 lbandronate（Boniva），Zoledronic acid（Reclast）。双膦酸盐的副作用包括肾脏、血液和肝脏的毒副作用、胃肠道副作用及免疫抑制等。

3. 促进骨形成 促进骨形成的药物主要有甲状旁腺激素、前列腺素 E_2、他汀类降脂药以及氟化物等，该类药物主要的作用机制是诱导骨衬细胞或成骨前体细胞变为成骨细胞，增加成骨细胞数量，促进成骨细胞分化和钙化，提高成骨细胞的活性，并抑制成骨细胞的凋亡，而起到促进骨形成，增加骨量的作用。

（1）甲状旁腺激素（Parathyroid hormone，PTH）是第一类 2002 年 12 月被 FDA 批准用于刺激骨形成的促骨合成药，该类药物的主要作用机制是促骨合成药，改善骨结构，减少骨吸收空洞，增加骨密度和骨强度，增加骨量，起到降低骨质疏松患者骨折风险的作用。临床研究证明，每日皮下注射 PTH 可有效降低椎体与非椎体骨折。但其持续应用促成骨作用会减弱，且停药后骨密度会逐渐下降。甲状旁腺激素用于临床治疗骨质疏松时，药效会受其他抗骨质疏松药物的影响，如与双膦酸盐合用的疗效较单独应用 PTH 疗效差。由于价格昂贵，该药一般应用于严重骨质疏松症或对其他抗骨质疏松药物不耐受的患者。

（2）前列腺素 E$_2$ 是强烈的骨形成药，通过刺激成骨细胞分化、增殖而促进骨合成。但因全身作用多，选择性低，未推广临床。同样，他汀类降脂药也仍处于基础和临床研究阶段。氟化物也具有促进骨形成的作用，但长期使用氟化物可导致新生小梁骨的不良连接，从而增加皮质骨空洞，引起非脊柱骨折增加。氟化物增加松质骨骨量，减低骨折发生率的作用可被其增加皮质骨空洞所抵消。因此，氟化物现已很少使用。

4. 抗骨吸收和促骨形成双重作用

锶盐是主要的既具有抗骨吸收和促骨形成的药物。雷奈酸锶（srontiumranelate）是新一代的抗骨质疏松药物，可同时作用于成骨细胞和破管细胞，其有抑制骨吸收，促进骨形成的双重作用，可显著提高骨密度，降低绝经后骨质疏松症患者椎骨（40%~50%）及非椎骨骨折（16%）的风险。锶盐可作为治疗绝经后骨质疏松症双膦酸盐的替选药。锶盐作为独特的抗骨质疏松药物，可以减少绝经后妇女椎体和非脊柱骨折的发生率，并有良好的耐受性，其代表了骨质疏松症治疗的一个重要发展。与其他抗骨质疏松药物不同，锶盐在骨重建上减少骨吸收同时增加了骨的合成，促进了骨在量和强度上的增加。

5. 中医认为肾主骨生髓，肾阳不足，阳虚生内寒，寒多则气结，气机不畅，气滞血瘀，血液不能有效滋养骨骼，骨骼营养不良，引起骨质疏松。中成药金匮肾气丸配用右归丸，加用青娥丸，增加疗效，温补肾阳，散寒理气，服药期间禁食辛辣生冷食品。

（五）运动指导

运动是防治老年人骨质疏松症最有效、最基本的方法之一。运动可以增加骨骼的承受压力和血流量，促进骨骼对钙的吸收，有助于增加骨密度，达到强身健体的目的。运动还可以增加老年人机体的协调性、灵活性和平衡性，减少发生摔倒和损伤的概率。老年人可根据自身的健康状况、居住环境、生活方式及天气等情况选择适宜的运动方式，如散步、打太极拳、做广播操和跳舞等，每周运动 3~5 次，每次 30~60 分钟，运动后以无不适感为宜。同时还可增加日光照射时间，提高机体维生素 D 的合成量，促进骨钙化。因此，长期坚持运动对预防老年人骨质疏松症及其并发症的发生具有重要作用。

运动指导：运动项目的选择应依个体的年龄、性别、健康状况、体能等特点及运动时选择适当的方式、时间、强度等。一般来说，年轻人宜选择运动量大的体育运动，老年人宜选择逐渐加量的力量训练，强调户外运动至少 1h/d。根据患者的具体情况制定运动方案，采用散步、慢跑、爬楼梯和打太极拳等，运动量以身体能适应为原则，由小渐大，以轻度疲劳为限。运动强度要求适宜，根据心率判断运动量，老年人运动时的适宜心率为最大心率的 60%~80%；或运动中出现身体发热出汗、轻度疲乏、肌肉有酸痛感，但休息后次日能恢复，且精神愉快、精力充沛、食欲和睡眠正常表明运动量适宜。

（六）心理护理

老年人骨质疏松症具有治疗时间长、疗效慢、生活自理能力受到影响，因而有情绪低沉、悲观或烦躁、易激等负面心理。照护人员应与患者交朋友，理解尊重他们，与他们建立良好的护患关系。认真倾听患者的感受，了解他们的心理活动和生活情况，对有心理问题的患者给以开导，帮助他们纠正心理失衡状态，鼓励他们适当参加户外活动和社交活动，听音乐、冥想，使情绪放松以减轻疼痛。这样不仅有利于消除患者的心理压力、减轻症状、提高疗效促进康复，还有利于改善患者的生命质量。

（七）健康指导

根据患者的文化层次，不同年龄、爱好、生活习惯等人群，做好针对性的心理疏导。帮助他们从生理、病理等角度了解 OP 的预防，发病机制和康复等问题，有利于保持健康的心理状态，调动机体内在的抵抗力，积极配合治疗。所以，对骨质疏松患者健康教育和护理干预，选择有一定临床经验，并且熟练掌握骨质疏松症相关医学知识及健康教育方法的护理人员担当护理干预。在治疗过程中，观察并记录患者的病情变化，心理变化，知识掌握情况，并定期随访。

八、康复

（一）康复评定

1. 一般项目的评定

（1）疼痛评定：根据病情选用相应的评估方法，如简式 McGill 疼痛问卷（MPQ）、威斯康星疼痛简明问卷（WPI）或视觉模拟评分（VAS）法等。

（2）肌力评定：可采用徒手肌力检查法（MMT）。对骨质疏松症患者进行此项检查时，阻力的施加要柔和，不要过猛，以免造成损伤。

（3）关节活动度评定：可采用关节量角器测量关节活动范围，包括主动活动度和被动活动度，主要对腰、膝关节进行评定。

（4）平衡功能评定：平衡功能下降是骨质疏松症患者易跌倒并因此而发生骨折的重要原因之一，通过平衡功能评定可预测被试者跌倒的风险及其程度，可用 Berg 平衡量表进行评定。

（5）日常生活活动能力评定：骨质疏松症给患者的日常生活带来了严重的影响，所以评定患者日常生活活动能力具有十分重要意义，常采用 Barthel 指数法进行评定。

2. 骨密度评定 骨密度下降是诊断骨质疏松症的重要指标，也是导致骨折发生的重要危险因素之一。骨密度测定包括单光子吸收测定法、单能 X 线吸收测定法、双能 X 线吸收测定法、定量 CT 法和定量超声测定法等多种方法，其中目前广为应用的评定方法是双能 X 线吸收法。可测量任意部位，测定部位的骨密度可预测该部位的骨折风险，常用的推荐测量部位是腰椎 1~4 和股骨颈。世界卫生组织推荐的诊断标准为：骨密度值低于同性别、同种族健康成人的骨峰值不足 1 个标准差属正常；降低 1~2.5 个标准差之间为骨量低下（骨量减少）；降低程度等于和大于 2.5 个标准差为骨质疏松；骨密度降低程度符合骨质疏松诊断标准同时伴有一处或多处骨折时为严重骨质疏松。现在通常用 T–Score（T 值）表示，即 T 值 ≥ –1.0 为正常，–2.5< T 值 <–1.0 为骨量减少，T 值 ≤ –2.5 为骨质疏松。

3. **生化检查**

（1）骨形成指标骨形成标志物是成骨细胞在其不同发育阶段直接或间接的表达产物，反映成骨细胞功能和骨形成状况，如血清碱性磷酸酶、血清骨钙素、I 型前胶原羧基端前肽等。一般认为，骨形成指标的增高与绝经后妇女明显增加的骨流失率相关。

（2）骨重吸收指标多数骨重吸收标志物都是骨胶原的代谢产物，如血清、尿 I 型胶原 C 端肽、尿羟脯氨酸、尿游离脱氧吡啶酚、尿胶原吡啶交联或 I 型胶原交联 N 末端肽，但也有非胶原蛋白标志物如血浆抗酒右酸盐酸性磷酸酶等。血清、尿 I 型胶原 C 端肽及尿游离脱氧吡啶酚水平的升高与髋骨、椎骨骨折的高风险性相关。

（3）血、尿骨矿成分的检测如血清总钙、血清无机磷、血清镁、血清磷酸酶、血沉、尿钙、磷、镁的测定。通常血清钙、磷和碱性磷酸酶值在正常范围，当有骨折时血清碱性磷酸酶值有轻度升高。

4. **X 线检查** X 线检查可观察骨组织的形态结构，也是对骨质疏松症所致各种骨折进行定性和定位诊断的一种较好方法，常用摄片部位包括椎体、髋部、腕部、掌骨、跟骨和管状骨等。X 线片可见骨结构模糊、骨小梁减少或消失、骨小梁间隙增宽、骨皮质变薄、椎体呈双凹变形或楔形变形等。一般认为，X 线片检查出典型骨质疏松时，其骨矿含量的丢失已达 30% 以上。

（二）康复治疗

1. **康复治疗目标** 骨质疏松症患者的康复治疗目标是缓解或控制疼痛；防治骨折；减缓骨量丢失，提高骨量；防止失用综合征；改善和恢复机体运动功能，提高日常生活活动能力，提高生活质量。

2. **康复治疗方法**

（1）运动治疗运动不仅是骨矿化和骨形成的基本条件，而且能促进性激素分泌，调节全身代谢状态；肌肉收缩对骨产生应力作用，改善骨组织的血液循环，使骨小梁的结构排列更加合理。例如：踏步、跳跃可刺激髋骨，抑制破骨细胞的吸收；负重训练利于腰椎增加骨密度；慢跑、爬楼梯能维持骨量和保持骨的弹性；等长抗阻训练有促进骨矿化作用，且由于训练时不产生关节的运动，不会引起剧烈疼痛，对合并有骨性关节病的骨质疏松症患者较为适合。若能坚持长期有计划、有规律的运动，建立良好的生活习惯，可延缓骨量丢失。

1）运动方式：据美国运动医学会推荐的骨质疏松预防和治疗运动方案指南，运动方式包括：承重耐力训练、抗阻力量训练、柔韧性和协调性训练。训练前应做适当的预备运动，以增加心肺及躯体运动适应性，防止运动性不适和损伤。预备运动包括全身柔软体操、慢跑、呼吸练习及牵伸肌群练习等，时间约 10 分钟。预备运动完成后，可进行抗阻训练和耐力训练。一般选择骨质疏松好发部位的相关肌群进行运动训练，如体操训练可预防腰椎骨质疏松所造成的骨折，蹬楼梯、踩功率车可预防骨质疏松造成的股骨和髋部骨折等，时间 20~40 分钟。老年患者可采取慢跑或步行为主的耐力运动，每日慢跑 2 公里或步行 3 公里左右。运动训练结束时，做 5~10 分钟的肌肉放松运动，以缓解运动中肌肉紧张度，调节神经体液，防止机体在运动结束后的不适反应。

2）运动强度及频率：视年龄和体力而定，一般应从低强度开始，在耐受强度范围内，每周 3~5 次，以次日不感疲劳为度。

3）运动治疗的禁忌证：严重的心功能不全及严重心律失常、近期的心肌梗死、主动脉瘤、严重的肝肾功能不全和严重的骨关节病。

（2）作业疗法有目的、有针对性地从生活活动、工作学习、社会交往等活动中选择一些作业，以完成任务的方式来对患者进行训练，既可以对骨质疏松症患者的躯体功能进行训练，还能提高其日常生活活动能力，从而改善其躯体、心理功能，达到全面康复的目的。

（3）物理因子疗法：选择性地运用各种物理因子（如中频、低频电疗）对骨质疏松症引起的急慢性疼痛应作为首选方法。此外，物理因子疗法还能减少组织粘连、防止肌肉萎缩、改善局部血液循环、促进骨折愈合、预防深静脉血栓和继发性骨质疏松、增强局部应力负荷、促进钙磷沉积以及改善肢体功能活动。如超短波和微波可以减轻继发骨折所引起的急性期的炎症性疼痛；功能性电刺激、电体操、感应电，可减少肌肉萎缩；经皮神经肌肉电刺激可以治疗慢性疼痛；直流电离子导入促进骨折愈合等。

（4）药物治疗：骨的重构包括三个阶段，即骨的重吸收、骨的形成和骨基质的矿化，药物治疗以促进骨形成与骨矿化、抑制骨吸收为基本原则。

1）抑制骨吸收药物：主要有雌激素（如己烯雌酚或 17β 雌二醇）、选择性雌激素受体调节剂（如雷诺昔芬）、降钙素、二膦酸盐（如阿仑膦酸钠）、黄体酮衍生物（如依普黄酮）等。

2）促进骨形成药物：此类药物主要有甲状腺素、氟化物、他汀类药物、细胞控制因子等，此类药物能刺激成骨细胞活性，使新生骨组织矿化成骨，减低骨脆性，增加骨密度及骨量。

3）促进骨矿化药物：此类药物主要有钙制剂和维生素 D，是防治骨质疏松症的基础药物。

（5）矫形器及辅助器具的使用：骨质疏松患者常出现疼痛、骨折，并伴有不同程度的步态异常和平衡障碍。因此使用一些日常生活活动辅助用具，如穿鞋器、长柄取物器、步行架等，可减轻活动的负担和难度。为确保治疗顺利进行，可在治疗中为患者制作合适的支具、保护器和矫形器，以缓解疼痛、减重助行、矫正畸形、预防骨折发生。如给胸椎骨折患者配置胸腰矫形器或胸围之类的保护器，限制脊柱的过度屈伸，缓解症状并预防椎体骨折再次发生等。

（6）饮食疗法：注重多种营养的补充，要多食入一些含钙、磷、维生素及蛋白质丰富的食品，以补充体内与骨代谢有关物质的不足。含钙高的食物如牛奶、蔬菜、水果、豆制品和鱼虾类等。另外，还应避免同时进食高钙食物与高脂食物。

（7）其他

1）心理治疗：向患者介绍有关疾病的知识，帮助患者认识自己所患疾病的病因、治疗、预防及预后，给患者以解释、暗示、鼓励等心理支持，增强其战胜疾病的信心，消除悲观、焦虑情绪。鼓励患者参加社交活动，适当娱乐、听音乐，使情绪放松以减轻疼痛，这样不仅有利于缓解患者的心理压力，减轻症状，提高疗效，促进康复，还有利于改善患者的生命质量。

2）外科治疗：骨质疏松性骨折复位、固定很关键，可以增强骨结构的稳定性，防止骨折再次发生。

3）病因治疗：继发性骨质疏松症的病因治疗是最基础的治疗方法。

（三）预防

本病的预防比治疗更重要，预防包括三个层次，即无病防病（一级预防）、有病早治（二级预防）和康复医疗（三级预防）。

1. 一级预防从儿童、青少年期起，建立科学的生活方式，合理营养、足量运动、避免不良生活习惯的养成，以尽可能提高峰值骨量。围绝经期妇女应避免加速骨丢失的高危因素，给予及时、有效的雌激素替代治疗，以避免或延缓骨质疏松症的发生。

2. 二级预防着重于对高危人群的骨密度检测，以早期发现骨质疏松症患者，并进行有针对性、有效的治疗，防止骨量继续快速丢失和骨折发生。

3. 三级预防对已发病或已发生骨折的患者进行必要的康复治疗，尽可能地改善生活质量，并避免再发生骨折。

（曹锦兰　张晔芳）

参考文献

1. 缪荣明.粉尘危害与尘肺病防治读本.北京：人民卫生出版社，2018.
2. 孙红，尚少梅.老年长期照护规范与指导.北京：人民卫生出版社，2018.
3. 南登崑，黄晓琳.实用康复医学.北京：人民卫生出版社，2009.
4. 石凤英.康复护理学.北京：人民卫生出版社，2006.
5. 尤黎明，吴瑛.内科护理学.第5版.北京：人民卫生出版社，2016.
6. 葛均波，徐永健，王辰.内科学.第9版.北京：人民卫生出版社，2018.
7. 吴欣娟.护理管理工具与方法实用手册.北京：人民卫生出版社，2015.
8. 张绍岚，何小花.疾病康复.第2版.北京.人民卫生出版社.2017
9. 李俊英，余春华，符琰.肿瘤科护理手册.第2版.北京：科学技术出版社.2015.
10. 郑彩娥，李秀云.实用康复护理学.第2版.北京：人民卫生出版社，2018.
11. 王玉龙.康复功能评定学.第2版.北京：人民卫生出版社，2013.

08